Dr. Thomas Häusler
Prof. Dr. med. Christian Kühn

BAKTERIOPHAGEN

Dr. Thomas Häusler
Prof. Dr. med. Christian Kühn

BAKTERIO-PHAGEN

Wenn Antibiotika nicht mehr helfen – mit Viren gegen multiresistente Keime

südwest

INHALT

Vorwort 8

Wie man dieses Buch am besten nutzt 11

1. Kapitel: An den Grenzen der Medizin 13

Waël lebt 14

Hilfe in höchster Not 17

Keine Methode wie jede andere 21

2. Kapitel: Ein endloser Wettlauf gegen die Evolution 25

Lebensretter mit Verfallsdatum 26

Schreckensszenarien 29

Die Schicksale hinter den Zahlen und Abkürzungen 32

Die Resistenzspirale dreht sich weiter 35

Die fatalen Nebenwirkungen der Lebensretter 39

Mühsal wird manchmal belohnt 40

Bankrott trotz Forschungserfolg 41

Mobilmachung 44

3. Kapitel: Wie Phagen heilen können 49

Natural Born Killers 50

Forscher Start 54

Nach der Blüte im Osten ein holpriger Neustart im Westen 56

Wichtige Prinzipien der Phagenbehandlung 57

Forschung am lebenden Patienten 63

4. Kapitel: Phagentherapie vertieft betrachtet 67
Medizinisches Kunsthandwerk 68
Phagen überwinden hartnäckige Biofilme 71
Aus der Not wird eine Tugend 75
Nah dran ist besser 77
Wie fleißige Studentinnen und brillante Forscher einem Mädchen das Leben retteten 79
Ein internationales Phagennetzwerk entsteht 82

5. Kapitel: Die Phagentherapie kritisch durchleuchtet 87
Es bleibt viel zu lernen 88
Phagen lindern chronische Ohrenentzündungen 92
Enttäuschte Hoffnungen I 94
Enttäuschte Hoffnungen II + III 97
Hohe Sicherheit 99
Die nächste klinische Studie muss liefern 101
Die wichtigsten offenen Fragen in der Phagentherapie 103
Wie die Phagen in den Körper gebracht werden und wie sie sich dort verhalten ... 103
Was das Immunsystem mit den Phagen anstellt 106
Welche Dosis wird benötigt? 110
Und die Nebenwirkungen? 111
Nachteile im Vergleich zu Antibiotika 112
Mögliche Wege, um Hürden zu überwinden und Nachteile auszugleichen 114
Vor- und Nachteile von Phagen und Antibiotika auf einen Blick 117

6. Kapitel: Phagentherapie konkret 121
Ein Exot im modernen Medizinalltag 122
Welche Indikationen infrage kommen 122
Infektionen im Zusammenhang mit Gelenkprothesen, Infektionen nach Knochenbrüchen und Knocheninfektionen (Osteomyelitis) 123
Chronische Wunden und Entzündungen (Ulcus, oft im Zusammenhang mit einer Diabeteserkrankung), infizierte Wunden, meist nach einem chirurgischen Eingriff ... 124

Lungenentzündung, Atemwegsinfekte, Infekte nach Lungentransplantationen (oft im Zusammenhang mit zystischer Fibrose) . . . 126
Infektionen am Herzen, an herzunterstützenden Implantaten und Gefäßprothesen . 127
Schwere Infektionen und Abszesse in Organen und anderen Geweben, Empyem (Eiteransammlung in einer natürlichen Körperhöhle), Sepsis (»Blutvergiftung«). . . 128
Infekte der Harnwege und Prostata . . . 128
Phagentherapie bei Kindern, Jugendlichen und Schwangeren . . . 130
Wie es sich auswirkt, dass die Phagentherapie noch nicht zugelassen ist . . . 133
Wie man abklärt, ob Phagen eine Option sind, und wie es dann weitergeht . . . 135
Was man von einer Behandlung mit Phagen erwarten kann . . . 138
Interessante Entwicklungen in Belgien, Frankreich, den USA, Australien (und ein bisschen in Deutschland) . . . 140
Therapie in den traditionellen Phagenländern . . . 145
Wer übernimmt die Kosten? . . . 149

7. Kapitel: Phagen-Zukünfte . . . 151
Forschung auf Hochtouren . . . 152
Verschiedene Wege . . . 153
Ein Platz für die personalisierte Phagentherapie . . . 157
Wie die Phagentherapie verbessert werden soll . . . 159
Phagencocktails, strategisch gemixt . . . 159
Könnte Phagenresistenz zum verbreiteten Problem werden? . . . 161
Gentechnisch aufgerüstete Phagen . . . 162
Phagenlysine: Könnte ein Teil besser sein als das Ganze? . . . 164
Hightech für eine 100 Jahre alte Therapie . . . 166

8. Kapitel: Die geheimen Herren der Welt . . . 169
It's a Phage World . . . 170
Mehr Viren auf der Erde als Sterne im Universum . . . 171
Die Gewinner im Spiel des Lebens . . . 173
»Virocells«: die von Phagen infizierte Bakterienzelle als eigene Lebensform . . . 176
Komplexe Beziehungskisten . . . 178

Soziovirologie . . . 181
Félix d'Hérelle würde triumphieren . . . 183
Ein reges Tauschnetzwerk über Artengrenzen hinweg . . . 185

Epilog . . . 188

Anhang . . . 190
Ablauf der Phagentherapie . . . 190
Eine Auswahl von Institutionen im Bereich Phagentherapie . . . 192
Bakterienliste . . . 194
Kleine Literaturliste . . . 199
Bildquellen . . . 202

Register . . . 203

Impressum . . . 208

Abbildungen . . . 209

VORWORT

Viren, die heilen – was könnte angesichts der Coronapandemie absurder klingen? Und doch: Es gibt Viren, die Menschenleben retten können. Von ihnen handelt dieser Ratgeber.

Diese Viren lassen Menschen in Ruhe. Sie infizieren nur Bakterien, vermehren sich in ihnen und töten sie. Darum wurden diese Viren Bakteriophagen getauft (kurz: Phagen), ein Kunstwort aus »Bakterium« und dem altgriechischen Begriff *»phagein«*, der so viel wie »fressen« bedeutet. Den unersättlichen Appetit der Phagen auf Bakterien kann man nutzen, um Infektionen im menschlichen Körper zu bekämpfen. Das funktioniert sogar bei Bakterien, die gegen Antibiotika resistent sind.

Die Phagentherapie wirkt also nach dem Prinzip »Der ärgste Feind meines Feindes ist mein Freund«. Klingt elegant und simpel, und das ist es eigentlich auch. Aber in der Realität erweisen sich medizinische Therapien oft als wesentlich komplizierter als erhofft. Das ist bei den Phagen nicht anders und so haben wir diesen Ratgeber geschrieben. Wir, das sind Christian Kühn und Thomas Häusler.

Christian Kühn: Ich bin Professor für Herzchirurgie an der Medizinischen Hochschule Hannover (MHH) und leite das Nationale Zentrum für Phagen-Therapie der MHH. Ich betreue immer wieder Patienten und Patientinnen mit Infektionen, bei denen wir trotz großen Aufwands und höchster Sorgfalt keine Therapie mit Antibiotika finden, die Heilung bringt. Zum Beispiel bei einem 13-jährigen Jungen, nennen wir ihn Paul. Paul leidet an zystischer Fibrose, einer Erbkrankheit, die unter anderem die Lunge betrifft. Pauls Lunge war so geschädigt, dass wir schließlich beide Flügel durch ein Spenderorgan ersetzen mussten. Nach der Transplantation entwickelte sich in der Operationswunde eine Infektion. Selbst mit intensiver Behandlung konnten wir sie nicht heilen, da wir das Immunsystem mit Medikamenten unterdrücken mussten, damit die transplantierte Lunge nicht abgestoßen wurde.

Wegen solch schmerzhafter Erfahrungen habe ich nach Wegen gesucht, um trotzdem helfen zu können. Dabei stieß ich mit meinem Chef,

Prof. Dr. Axel Haverich, auf die Phagentherapie. Seit September 2015 habe ich mit meinem Team mehr als 25 Menschen damit erfolgreich behandelt. Auch Paul. In den letzten Monaten und Jahren erreichen uns immer mehr Hilferufe von Patientinnen und Patienten, denen Antibiotika nicht mehr helfen können.

Thomas Häusler: Ich bin promovierter Biochemiker und Wissenschaftsjournalist. Ich hörte Ende der 1990er-Jahre zum ersten Mal von der Phagentherapie, die damals als noch exotischer galt als heute. Ich war fasziniert von der heilenden Kraft der Phagen und der schillernden Geschichte dieser Therapie, die vor über 100 Jahren ihren Anfang nahm. Im Jahr 2003 veröffentlichte ich ein erstes Buch über die Phagentherapie und ihre Geschichte. Seither kontaktieren mich regelmäßig verzweifelte Menschen, die von bakteriellen Infekten gequält werden und denen scheinbar niemand helfen kann.

Lange war es schwierig, diesen Menschen vernünftigen Rat zu erteilen. Die Phagentherapie war den allermeisten Ärzten in Westeuropa unbekannt. Eine Behandlung wurde fast ausschließlich im fernen Georgien, in Russland oder Polen angeboten. Heute fasst die Phagentherapie auch in Westeuropa allmählich Fuß, aber noch immer ist der Zugang für Patienten aufwendig und schwierig. Darum ist es Zeit für einen Wegweiser zu dieser Heilmethode.

Auch wenn Phagen vielen Menschen Hoffnung bringen können, sind sie kein Allheilmittel. Man muss in jedem einzelnen Fall prüfen, ob ihr Einsatz sinnvoll ist. Und trotz ihrer langen Geschichte ist die Phagentherapie noch immer eine experimentelle Methode. Gegenwärtig gibt es kein Medikament, das Phagen enthält und in Europa regulär zugelassen ist. Warum das so ist und was es bedeutet, erklären wir in diesem Buch. Wir diskutieren, in welchen Fällen der Einsatz von Phagen helfen könnte, und wir zeigen Wege zu einer Behandlung auf.

Dieser Ratgeber baut auf der Arbeit und der Erfahrung zahlreicher Wissenschaftlerinnen und Ärzte auf. Mit vielen von ihnen haben wir über die Jahre gesprochen, von vielen haben wir die Publikationen studiert. Auch von Patientinnen und Patienten haben wir viel gelernt. Ohne sie alle wäre dieses Buch nicht möglich gewesen. Ihnen gebührt unser Dank. Wir danken auch Dr. Evgenii Rubalskii und Dr. Stefan Rümke. Sie sind Teil des Phagenteams an der MHH und haben zu diesem Buch wesentlich beigetragen.

Wir haben in diesem Buch weibliche, männliche und neutrale Formen im Wechsel verwendet. Selbstverständlich sind jeweils alle Menschen angesprochen.

Hannover und Basel, im September 2022

Christian Kühn und Thomas Häusler

WIE MAN DIESES BUCH AM BESTEN NUTZT

Das Thema Phagentherapie ist vielschichtig und man kann es bis in verschiedene Tiefen durchdringen. In dieser Disziplin wird viel geforscht – der Kenntnisstand ändert sich fast von Monat zu Monat. Wir sind überzeugt, dass eine umfassende Information, die wissenschaftliche Fakten erklärt und einordnet, Vor- und Nachteile diskutiert und offene Fragen benennt, Patientinnen und Patienten eine gute Grundlage für ihre Entscheidung gibt, ob Phagentherapie für sie eine Option sein könnte.

Unsere Erfahrung zeigt: Auch viele medizinische Fachpersonen wissen kaum etwas über die Phagentherapie. Wir haben den Ratgeber deswegen auch an sie gerichtet. Er bietet einen umfassenden und aktuellen Blick auf den Stand von Forschung und Praxis, um eine fundierte fachliche Einschätzung zu erleichtern. Denn Hausärzten, Infektiologinnen und anderen Fachpersonen kommt in unseren Augen eine zentrale Funktion zu: Für Patientinnen und Patienten ist der Rat einer vertrauten Fachperson entscheidend, um die richtige Therapie auszuwählen. Und weil gegenwärtig der Zugang zu Behandlungsmöglichkeiten mit Phagen im deutschsprachigen Raum noch eingeschränkt ist, können Hausärzte und Infektiologinnen mit Kontakten weiterhelfen, wie sie in Kapitel 6 aufgelistet sind. Aus der Not bestellen manche Patientinnen und Patienten im Internet Phagen und behandeln sich damit selbst. Dies gilt es aus unserer Sicht zu vermeiden: Eine kompetente Beratung, realistische Erwartungen und vor allem Know-how bei der Behandlung sind außerordentlich wichtig.

Um verschiedenen Informationsansprüchen gerecht zu werden, ist der Text mit Markierungen und Kästen so strukturiert, dass Eilige sich auf das Wesentliche konzentrieren und Wissbegierige ergänzende Aspekte erkunden können. Am Anfang jedes Kapitels listen wir auf, welche Fragen darin erörtert werden. Man kann die Kapitel getrost in der bevorzugten Reihenfolge angehen oder einzelne auch ganz auslassen.

Unsere Empfehlung: Kapitel 6 fasst die wichtigsten Eckpunkte und konkreten Angaben zur Phagentherapie zusammen. Die Kapitel 1, 3 und 4 bauen das Wissen über die Phagentherapie schrittweise auf. Kapitel 5 diskutiert offene Fragen und Nachteile. Kapitel 7 wirft einen Blick auf die weiteren Entwicklungen. Zwei weitere Kapitel richten sich an besonders Interessierte: Kapitel 2 liefert Fakten und Hintergründe zur Antibiotikaresistenz-Krise und Kapitel 8 beleuchtet die enorm wichtige Rolle, die Phagen in den Ökosystemen der Welt spielen – sie sind die heimlichen Herrscher des Planeten.

Eine kleine Auswahl wissenschaftlicher Literatur listen wir im Anhang auf. Die Studien zur Phagentherapie sind in den letzten Jahren immer zahlreicher geworden, die ausführliche Liste von Publikationen, die unserem Text zugrunde liegen, findet sich frei zugänglich online: www.bacteriophagetherapy.info.

1. KAPITEL

AN DEN GRENZEN DER MEDIZIN[1]

LESEN SIE DIESES KAPITEL, WENN SIE ERFAHREN WOLLEN, ...

_ wie die Phagentherapie einem Kleinkind das Leben gerettet hat,

_ wie ein typischer Fall aussieht, bei dem die Therapie heute eingesetzt wird,

_ welche Schwierigkeiten dabei auftreten können.

Kurz: Bekommen Sie einen ersten spannenden Eindruck von der Phagentherapie.

1 Das erste Kapitel im ersten Buch über Phagentherapie, das einer von uns (TH) 2003 veröffentlichte (*Gesund durch Viren,* Piper, München), trug diesen Titel. Der Titel hier ist ein bewusstes »Eigenplagiat«, denn trotz fast zweier Jahrzehnte Forschung zeigen antibiotikaresistente Bakterien der Medizin nach wie vor ihre Grenzen auf.

WAËL LEBT

Manchmal würfelt die Natur und die betroffenen Menschen müssen sich mit den Folgen auseinandersetzen. Genauso die Ärzte, die ihnen zu helfen versuchen.

Der kleine Waël, zum Beispiel. Ein paar Wochen nach seiner Geburt verfärben sich seine Haut und das Weiße seiner Augen gelblich. Die Ärzte suchen nach der Ursache für die Gelbsucht und werden schließlich fündig: Waël leidet an einer Gallengangatresie. Dieses Leiden trifft eines von 10 000 bis 20 000 Neugeborenen. Bei ihnen ist die Verbindung von der Leber zum Zwölffingerdarm – also der Gallengang – blockiert. Da die Leber weiter Galle produziert, entsteht ein fataler Stau in der Leber. Wie es zu der Blockade kommt, ist nicht restlos geklärt. Klar ist aber, was ohne Behandlung folgen würde: Die Leber vergiftet sich selbst, sie vernarbt zunehmend und kann immer weniger leisten. Ohne Behandlung wäre eine Zirrhose unausweichlich, dann folgte der Tod.

Etwa zwei Monate nach der Geburt wird Waël operiert. Die Chirurgen entfernen die blockierten Gallengänge und die Gallenblase und verbinden den Dünndarm direkt mit der Leber. So kann die Galle abfließen. Doch diese sogenannte Kasai-Operation genügt in vielen Fällen nicht. Der Gallenfluss bleibt ungenügend und die Babys benötigen nach einiger Zeit eine Lebertransplantation.

Auch Waël. Seine Eltern reisen mit dem einjährigen Jungen aus der algerischen Heimat nach Brüssel, wo er im Krankenhaus Saint-Luc Stücke einer Spenderleber transplantiert bekommen soll. Weil innerhalb der nötigen Frist kein geeignetes Spenderorgan gefunden wird, hilft Waëls Vater aus, auch wenn seine Leber nicht vollständig passt. Am 26. September 2018 wird das Baby operiert.

Alles scheint gut zu verlaufen, nach kurzer Zeit kann Waël von der Intensiv- auf die normale Station verlegt werden. Doch dann Anzeichen eines septischen Schocks: Fieber, Herzjagen, schnelle Atmung. Eilends untersuchen die Ärzte den Bauchraum mit Ultraschall und sind schockiert: Sie sehen Flecken, wo keine sein dürften – vermutlich Darminhalt, der in den Bauchraum gelangt ist.

Waël wird sofort operiert. Die Chirurgen entfernen die Ansammlungen von Fäkalien aus seinem Bauchraum, sie sind erschreckend groß. In der Verbindung zwischen Darm und Leber, die sie während der Transplantation hergestellt hatten, damit die Galle ihren Weg findet, entdecken die Chirurgen kleine Öffnungen. Im Blut und im Eiter aus Waëls Körper wachsen im Diagnoselabor *Escherichia-coli*-Bakterien. Waël erhält Antibiotika.

Nun scheint sich alles gegen das Baby zu verschwören. Im Blut tauchen weitere Bakterien auf: Klebsiellen und Enterokokken. Dann tritt erneut ein Schock auf, weil Waël das Medikament nicht verträgt, das die Abstoßung der transplantierten Leber unterdrücken soll. 15 Tage nach der Transplantations-OP muss Waël erneut auf die Intensivstation – wieder Verdacht auf einen septischen Schock, obwohl die Ärzte diesmal keine Bakterien finden. Trotzdem verabreichen sie dem Baby drei verschiedene Antibiotika. Kurz darauf braucht es zusätzlich Medikamente gegen Cytomegaloviren, die sich nun auch noch in seinem Körper vermehren.

Am 15. Oktober, 20 Tage nach der Transplantation, entdecken die Ärzte in einem Abstrich aus Waëls Enddarm ein weiteres Bakterium: *Pseudomonas aeruginosa* (Abb. 2 und 3, Seite 209 f.). Auf den ersten Blick scheint sich der Keim zwar nicht am mikrobiellen Angriff auf das Baby zu beteiligen. (Das gibt es öfter: Viele Bakterien, die potenziell Infektionen auslösen können, leben auf der Haut oder in der Nase eines Menschen, ohne Probleme zu machen.) Aber in diesem Fall werden die Ärzte nervös, denn sie dämpfen wegen der Organtransplantation das Immunsystem des Babys mit Medikamenten, und genauere Tests zeigen, dass dieser *Pseudomonas*-Keim gegen fast alle Antibiotika resistent ist.

Drei Wochen später beginnt die sich abzeichnende Katastrophe: Waëls Zustand verschlechtert sich, er rutscht in einen septischen Schock, die Cytomegaloviren vermehren sich plötzlich noch stärker, der Körper stößt die Spenderleber immer heftiger ab. Die Ärzte verabreichen verschiedene Antibiotika, trotzdem geht es dem kleinen Jungen sehr schlecht. Er hat hohes Fieber, eine stark entzündete Leber und zum ersten Mal taucht der *Pseudomonas*-Keim im Blut auf.

In den kommenden Tagen erleiden Waël und seine Eltern eine Achterbahnfahrt des Schreckens: Sein Fieber steigt, die Ärzte geben ihm einen Cocktail aus Antibiotika, dann wird es wieder besser, die Medikamente werden abgesetzt. Wieder hohes Fieber, wieder Antibiotika … Weil der *Pseudomonas*-Keim hochresistent ist, müssen die Infektiologen sogenannte »Last line«-Antibiotika einsetzen, Antibiotika der letzten Hoffnung. Sie wirken zwar in diesem Fall, aber man erkauft sich ihren Effekt oft mit starken Nebenwirkungen.

Waël erhält unter anderem Colistin. Es ist seit den 1950er-Jahren bekannt, wurde zwischenzeitlich aber nicht mehr eingesetzt, weil es Nieren und Nerven schädigen kann. Heute müssen die Ärzte in verzweifelten Fällen wieder zu Colistin greifen, weil es das Letzte ist, was noch hilft. Ein Beelzebub. In einer Publikation von 2010 mit dem Titel »Colimycin: Ein altes Antibiotikum, das man kennenlernen muss« schrieb der französische Kinderarzt Robert Cohen: »Colimycin ist ein Antibiotikum, so komplex wie kein anderes (bis jetzt haben wir darüber mehr Fragen als Antworten), und es ist extrem schwer einzusetzen. Es sollte nur verwendet werden, wenn es absolut notwendig ist.«[2]

Die Lage ist also ernst, wenn man mit Colistin behandelt werden muss. Bei Waël, so stellt sich bald heraus, ist sie nahezu ausweglos: Weitere Labortests deuten darauf hin, dass der *Pseudomonas*-Keim selbst gegen Colistin resistent ist – und zusätzlich reagiert das Baby mit starken allergischen Reaktionen auf das Medikament. Waël liegt längst wieder auf der Intensivstation. Seine Eltern sind verzweifelt. »Tag und Nacht hat Waël Antibiotika bekommen«, erzählt seine Mutter Khadidja Rezig später. »Alles, was es auf der Welt gibt, wurde ausprobiert. Nichts hat geholfen.« Ihr Mann Sofiane hat auf seinem Mobiltelefon Videos aus diesen schrecklichen Tagen gespeichert. Sie zeigen ein abwechselnd apathisches, dann wieder rastloses Kind. Seine Haut ist gelb, der Bauch aufgedunsen, vermutlich von großen Abszessen in der Leber. »Er zitterte die ganze Nacht, schlief nicht, trotz all der Medikamente. Es gab Momente, in denen wir jede Hoffnung verloren«, erinnert sich Khadidja Rezig.

2 Colimycin ist ein anderer Name für Colistin.

Am 19. November, 53 Tage nach der Lebertransplantation, enthüllen Untersuchungen ein Bild des Schreckens in Waëls Leber: Mehrere Abszesse, verengte Gallengänge im Innern des Organs, die Gänge Richtung Darm sind entzündet. In seinem Körper tobt eine schwere Sepsis, verursacht durch die hochresistenten *P. aeruginosa.* Angesichts der Abstoßung würden die Ärzte normalerweise eine weitere Lebertransplantation ansetzen, um das zerfressene Organ auszutauschen. Wegen der akuten Infektion ist daran nicht zu denken.

Vier Tage später spitzt sich die Lage weiter zu, berichtet der Infektiologe Dimitri Van der Linden später auf einem Kongress. Er hat Waël behandelt. Selbst ein Cocktail aus vier Antibiotika habe die Pseudomonaden nicht aus dem Blut des Babys vertreiben können. Waël zittert, Schüttelfrost peinigt seinen kleinen Körper. »Wir waren in einer Sackgasse angelangt.«

HILFE IN HÖCHSTER NOT

Dimitri Van der Linden wählt die Nummer von Patrick Soentjens, einem Arzt am Königin-Astrid-Militärkrankenhaus. Es liegt keine acht Kilometer von der Klinik Saint-Luc entfernt auf der anderen Seite Brüssels. An diesem Krankenhaus gibt es ein Team, das die Phagentherapie erforscht, Phagenpräparate herstellt und sie Ärzten zur Verfügung stellt. Patrick Soentjens koordiniert die Zusammenarbeit der Phagenforscherinnen und der behandelnden Ärzte. »Ich fragte ihn, ob sie uns Phagen schicken können«, erzählt Van der Linden. Weil die Phagentherapie nicht regulär zugelassen ist, muss er die verzweifelten Eltern informieren. Khadidja Rezig: »Ich erinnere mich noch genau, als die Ärzte kamen und uns sagten, dass sämtliche Antibiotika nichts mehr ausrichten würden, und uns zum ersten Mal von der Phagentherapie erzählten. Zuerst waren wir sehr beunruhigt, weil wir davon noch nie etwas gehört hatten. Aber nach zehn Minuten Nachdenken stimmten wir zu, wir wussten ja: Wir können sonst nichts mehr für Waël tun. Es war unsere letzte Chance, entweder die Phagen oder – nichts.« Auch das Ethikkomitee der Klinik wird eiligst einberufen und um Zustimmung gebeten.

In denselben Stunden machen die Forscher im Königin-Astrid-Krankenhaus das Phagenmedikament fertig und lassen es eiligst in die Klinik Saint-Luc bringen. Um 17 Uhr trifft es dort ein. Kurz darauf beginnt die Behandlung. Per Infusion schleusen die Ärzte die Viren in Waëls Blut. Ein Radiologe nimmt seine Leber mit Ultraschall ins Visier und es gelingt ihm, eine Nadel in einen der Abszesse im Organ vorzutreiben – darauf pumpen die Ärzte durch die Nadel langsam eine Lösung mit Phagen direkt in den Eiterherd, direkt in die Bakterienbrutstätte.

Wie alle Viren haben Phagen nur ein Ziel: sich auf Kosten ihrer Opfer zu vermehren. Dazu dockt ein Phage ans Äußere eines Bakteriums an und injiziert sein Erbgut ins Innere. Dort überlistet es die bakterielle Zellmaschinerie, sodass diese nur noch neue Phagen produziert. Schließlich wird die Bakterienhülle aufgelöst und die jungen Phagen strömen hinaus – bereit für neue Beute. Werden die Bakterienkiller in den Körper eines Patienten geschleust, können sie die Bakterien so weit dezimieren, dass das Immunsystem den Rest erledigen kann. Ist die Infektion besiegt, verschwinden die Phagen aus dem Körper des Geheilten, weil es dort keine Bakterien mehr gibt, in denen sie sich vermehren könnten. (Wir erläutern diese Vorgänge in den Kapiteln 3 bis 5 ausführlich.)

Waëls Zustand ist derart verzweifelt, die Ärzte müssen so schnell handeln, dass sie sogar eine der wichtigsten Regeln bei der Behandlung mit Phagen außer Acht lassen müssen. Phagen sind äußerst wählerisch. Es gibt unzählige Arten,[3] die jeweils nur eine einzige Bakterienart attackieren. Zum Beispiel *P. aeruginosa*, jene Spezies, die Waël bedroht. Oder *Staphylococcus aureus*, eine Spezies, die Haut, Weichteile oder Knochen infizieren kann. Die meisten Phagenarten sind sogar so spezifisch, dass sie nur einzelne Unterarten einer Bakterienart befallen (auch zu all dem später mehr).

Für den Infektiologen heißt das normalerweise: Er muss verschiedene Phagen zur Hand haben und er muss vor einer Behandlung testen, welcher Phage gegen die Bakterien seines Patienten aktiv ist. Bei Waël ist dies allerdings graue Theorie, berichtet Dimitri Van der Linden später auf dem Kongress: »Wir schickten Proben der Bakterien für diese Tests ins Königin-Astrid-Krankenhaus. Aber auf die Ergebnisse warten konnten wir nicht.« Die Ärzte spritzen Waël sofort, was an *Pseudomonas*-Phagen vorrätig ist – ein Cocktail aus zwei verschiedenen Phagenarten –, und bangen. Die Ergebnisse der Tests wollen sie später berücksichtigen – sofern es die Möglichkeit dazu überhaupt noch geben wird.

Zuerst sieht es ganz so aus, als vollführten die Phagen die Magie, die sich Waëls Eltern und Ärzte von ihnen erhoffen. Bereits 36 Stunden nachdem die ersten Phagen in die Venen des Babys geströmt sind, sind in seinem Blut keine Bakterien mehr nachzuweisen. Doch sechs Tage später tauchen sie dort und in Proben aus Abszessen wieder auf. Die Phagenspezialisten des Königin-Astrid-Krankenhauses raten zur doppelten Phagendosis. Infektiologe Van der Linden folgt dem Rat. Doch am nächsten Tag muss er die regelmäßige Injektion der Phagen in den Leberabszess stoppen, Waël reagiert mit Unruhe auf diese Behandlung. Die Phageninfusionen aber – jeden Tag während sechs Stunden – werden fortgesetzt, und auch Antibiotika bekommt der Kleine nach wie vor.

---

3 Organismen wie Bakterien, Tiere oder Pflanzen werden in der Biologie nach demselben System geordnet und in einzelne Arten und Verwandtschaftsgruppen eingeteilt. Viren passen nur bedingt in dieses Ordnungsschema, da sie von Natur her deutlich anders sind: Sie sind auf sich gestellt nicht lebensfähig, sondern benötigen für ihre Vermehrung einen Wirtsorganismus – das HI-Virus zum Beispiel den Menschen, verschiedene Phagen unterschiedliche Bakterienarten. Phagen verändern (wie alle Viren) ihr Erbgut ständig, es ist deswegen gar nicht so einfach zu entscheiden, welche Varianten jeweils in dieselbe Spezies-Schublade gehören und welche sich schon so verändert haben, dass sie eine eigene Spezies bilden. Forscher verwenden deshalb den Begriff »Art« oder »Spezies« bei Viren zurückhaltend und weichen auf Bezeichnungen wie »virale Population« aus oder sprechen einfach von »Phage«, wenn eine solche Population gemeint ist. Wir halten es ähnlich, benutzen aber manchmal bewusst »Phagenspezies« oder »Phagenart«, um deutlich zu machen, dass es sich um eine zusammengehörende Population oder Art handelt.

Langsam tritt Besserung ein. Das Fieber verschwindet, die Haut nimmt eine normale Farbe an, Waël wird lebendiger. Zwar finden die Ärzte an zwei Tagen nochmals Bakterien in seinem Blut, danach aber nicht mehr. Die Heilung schreitet voran. Vollständig wird sie allerdings erst möglich sein, wenn Waël erneut eine neue Leber bekommen haben wird. Das Organ in seinem Körper ist durch die Abstoßung und die lang anhaltende Infektion unrettbar geschädigt. Zudem vermögen die Phagen *P. aeruginosa* im Innern der Leber nicht vollständig zu vernichten.

Am frühen Morgen des 3. Februar, an einem Sonntag mehr als vier Monate nach der ersten Transplantation, klingelt auf Waëls Krankenstation das Telefon: Irgendwo in Europa ist ein Mensch zu Tode gekommen und seine Leber passt. Das Organ wird express nach Brüssel geschickt und die Chirurgen öffnen erneut den Körper des Jungen. Sie blicken auf eine schwer malträtierte Leber, übersät mit großen, schwarzen Flecken: Infektionsherde, abgestorbenes Gewebe. Die Ärzte trennen die Gefäße, die das alte Organ mit Waëls Körper verbinden, und entfernen es. Dann waschen sie die Körperhöhle mit 250 Milliliter Phagenlösung aus. Sie soll die *Pseudomonas*-Keime neutralisieren, die da vielleicht noch lauern. Dann setzen sie die neue Leber ein.

Proben, während der Operation entnommen, kommen positiv aus dem Labor zurück: Noch immer lebt im Innern Waëls ein halber Bakterienzoo: *P. aeruginosa*, *Enterococcus faecium*, *Stenotrophomonas maltophilia*. Darum bekommt er für weitere zwei Wochen täglich Phageninfusionen und einen Cocktail verschiedener Antibiotika. Dann werden sie abgesetzt. Waël hat während 86 Tagen Infusionen mit Phagen bekommen, so lange wie nur wenige vor ihm. Er wird gesund, meistert den schweren, hartnäckigen Infekt, obwohl er wegen der Transplantation Medikamente bekommt, die sein Immunsystem dämpfen.

Als einer von uns (TH) vier Monate später Waël und seine Eltern in Brüssel kennenlernt, trifft er auf einen quicklebendigen Jungen, der sich energisch meldet, wenn die Erwachsenen zu lange quatschen. Die unvorstellbaren Strapazen sind ihm nicht anzumerken – seinen Eltern allerdings schon, ebenso die enorme Erleichterung, dass ihr Kind trotz allem überlebt hat. Die junge Familie trifft an diesem Tag zum ersten Mal auf die Forscher des Königin-Astrid-Militärkrankenhauses, die für Waël die Phagen hergestellt haben. Es kommt zu rührenden Szenen. Khadidja Rezig bedankt sich »für das Wunder«. Jean-Paul Pirnay, der Leiter des Forschungsteams, ist sichtlich gerührt, aber auch etwas verlegen. Er sagt: »Es ist schon befriedigend, wenn man nach den vielen Stunden, Tagen und Wochen Arbeit im Labor die Menschen trifft, denen man damit helfen konnte.«

Weil die Behandlung mit Phagen eine experimentelle Therapie ist und weil zumindest in Westeuropa vor Waël selten ein so kleines Kind damit behandelt worden ist, sagt Khadidja Rezig: »Bevor die Ärzte uns an jenem Tag gefragt haben, hatten wir noch nie von dieser Therapie gehört. Waël war das erste Baby, an dem man sie ausprobiert hat. Er war so etwas wie ein Versuchskaninchen. Diese Entscheidung war wirklich schwierig … Aber was kann man tun? Man kann doch ein Baby nicht einfach sterben lassen.«

Am Tag dieses Treffens findet am Königin-Astrid-Militärkrankenhaus ein kleiner Phagentherapie-Kongress statt, an dem Waëls Infektiologe, Dimitri Van der Linden, seinen Vortrag mit folgenden Worten beendet: »Ohne die zweite Lebertransplantation hätte Waël nicht überlebt – aber wir behandelnden Ärzte sind überzeugt davon: Die Phagen haben für ihn den Unterschied gemacht.«

KEINE METHODE WIE JEDE ANDERE

Waëls Geschichte rückt wichtige Aspekte der Phagentherapie in den Blick. Einen haben wir bereits mehrfach erwähnt:

! Es gibt noch *keine regulär zugelassenen Phagenpräparate*, die Methode gilt als experimentell. Dies hat eine Reihe von Folgen, die wir besprechen werden.

! Es gibt *keinen geregelten Zugang* zur Phagenbehandlung. In vielen Fällen kennt ein behandelnder Arzt die Methode kaum und zieht sie nicht in Erwägung. Man muss sich als

Patient oder Angehörige oft selbst um eine Abklärung bemühen, ob der Einsatz von Phagen sinnvoll sein könnte.

! Ob und wie man eine Behandlung mit Phagen erhält, ist *in den Ländern unterschiedlich geregelt*. Grundsätzlich gilt Artikel 37 der Helsinki-Deklaration des Weltärztebundes: Sind in einem Krankheitsfall alle zugelassenen Behandlungsoptionen ausgeschöpft, kann ein Arzt alternative Ansätze einsetzen. Die Patientinnen oder gesetzlich berechtigte Vertreter müssen umfassend über die gewählte Methode informiert werden und sie müssen ihr zustimmen. In manchen Ländern, zum Beispiel Belgien, gibt es spezifische Regeln für die Phagentherapie, die den Einsatz erleichtern – in Deutschland, Österreich und der Schweiz ist dies gegenwärtig nicht der Fall (mehr dazu in Kapitel 6).

! Phagentherapie hat, verglichen mit Antibiotika, einige *Eigenheiten*, zum Beispiel die erwähnte Spezifität der Phagen. Darum muss vor ihrem Einsatz mit Labortests geprüft werden, welche Phagen gegen die Bakterien eines Patienten Wirkung zeigen. Dies erschwert den Einsatz in akuten Notfällen. Darüber hinaus führen die Eigenschaften der Phagenbehandlung dazu, dass sie für manche Infekttypen geeigneter erscheint als für andere. Ein simples Beispiel: Wenn für ein bestimmtes Bakterium keine Phagen verfügbar sind, ist keine Behandlung möglich (mehr dazu in Kapitel 3).

! Es gibt bei vielen Aspekten der Phagentherapie *Fragen und Unklarheiten*, zum Beispiel wie sich Phagen im Körper genau verhalten (Pharmakologie, Pharmakokinetik und Interaktion mit dem Immunsystem[4]). Das macht es für die behandelnden Ärzte und Ärztinnen manchmal schwierig zu entscheiden, ob und wie sie die Phagen im konkreten Fall einsetzen sollen. Im Gegensatz dazu gibt es für die meisten Anwendungsgebiete von Antibiotika Richtlinien, die von den Fachgesellschaften erarbeitet und fortlaufend angepasst werden (Kapitel 5).

---

4 Auch wenn Phagen als Viren keine pharmazeutischen Präparate im klassischen Sinne sind, werden auch für sie die Begriffe »Pharmakologie« und »Pharmakokinetik« angewendet.

! Die Wirksamkeit der Phagen ist *nicht mit großen klinischen Studien belegt*. Es gibt jedoch viele Hinweise aus verschiedenen Quellen: wissenschaftlich gut dokumentierte Fallberichte, Tierversuche, alte klinische Studien, die heutigen wissenschaftlichen Ansprüchen nicht genügen, aber zumindest als Indizien gewertet werden können. Allerdings wurden auch negative Resultate gemeldet, diese dürfen nicht vergessen werden. Sie geben Hinweise darauf, für welche Indikationen die Phagen ungeeignet sein könnten oder welche Bedingungen für einen erfolgreichen Einsatz erfüllt sein müssen (Kapitel 5 und 6).

! Bisher wurden nach dem Einsatz von Phagen *kaum Nebenwirkungen* gemeldet – wenn die Qualität der eingesetzten Präparate hoch war. Selbst bei langem Einsatz nicht, wie bei Waël, dem fast drei Monate lang Phagen intravenös verabreicht wurden. Phagen kommen in unvorstellbar großer Zahl in allen Ökosystemen der Erde vor – überall dort, wo auch ihre Beute lebt, die Bakterien. Das heißt, auch wir Menschen sind unser ganzes Leben lang von Phagen besiedelt, sei es im Darm, auf der Haut oder im Mund. Täglich nehmen wir sie mit der Nahrung auf. Phagen sind für den Körper nichts Unbekanntes (mehr dazu in Kapitel 8).

2. KAPITEL

EIN ENDLOSER WETTLAUF GEGEN DIE EVOLUTION

LESEN SIE DIESES KAPITEL, WENN SIE ERFAHREN WOLLEN, ...

_ wie groß das Problem der Antibiotikaresistenz ist und welche fatalen Folgen dies hat,

_ warum dieses Problem überhaupt entstand,

_ was Ärzte und Forscher dagegen tun können,

_ was Sie dagegen tun können,

_ warum die aktuellen Maßnahmen ungenügend sind und wie groß das Problem noch werden könnte.

Kurz: warum die Entwicklung von Antibiotikaalternativen dringend nötig ist.

LEBENSRETTER MIT VERFALLSDATUM

Hygiene und Antibiotika gehören zu den wichtigsten Errungenschaften der Medizin. Bevor das Penizillin Anfang der 1940er-Jahre das antibiotische Zeitalter einläutete, nahmen bakterielle Infektionen die vordersten Ränge in der Todesstatistik ein: 1900 starben über 16 Prozent der Menschen in Deutschland an Tuberkulose oder Lungenentzündung. Scharlach, Keuchhusten und Diphtherie (der »Würgeengel der Kinder«) verursachten fünf weitere Prozent der Todesfälle, allermeist waren Kinder betroffen. Bis um 1880 tötete *Mycobacterium tuberculosis*, der Erreger der Tuberkulose, gar 30 bis 40 Prozent aller Erwachsenen.

Damit nicht genug, es gab weitere unsichtbare Killer. Ein Dornenstich beim Rosenschneiden konnte das Ende bedeuten, wenn sich zum Beispiel *S. aureus* darin festsetzte. Eine Frau in Deutschland durfte 1880 hoffen, ganze 38 Jahre zu leben; ein Mann 36 Jahre.

Im Jahr 1913 begann Thomas Mann das Manuskript zum »Zauberberg«, angeregt durch den Aufenthalt seiner Frau in einer Davoser Tuberkuloseklinik. Als er den Roman elf Jahre später beendete, war die Sterblichkeit durch Tuberkulose bereits deutlich gesunken. Verantwortlich dafür waren sehr wahrscheinlich bessere Lebensbedingungen, also bessere Hygiene, wenn man den Begriff breit auslegt. Das erste Antibiotikum gegen Tuberkulose, Streptomycin, kam erst 1944 auf den Markt. Etwa zwei Jahre vorher war Penizillin erhältlich.

Medizin und Öffentlichkeit reagierten euphorisch auf die neuen Medikamente. Alexander Fleming, der Entdecker des Penizillins, wurde in kurzer Zeit zum Star, zum »größten Wissenschaftler des 20. Jahrhunderts«, gefeiert auf dem Titelbild des Magazins *Time*. 1945 folgte der Nobelpreis. Die Hoffnung der Menschen war berechtigt: In den 1950ern kamen in rascher Folge weitere Antibiotika auf den Markt – rund die Hälfte aller Präparate, die heute verwendet werden.

Fleming bewies auch mit seiner Voraussicht, dass er ein exzellenter Wissenschaftler war. Bereits in seinem Vortrag zur Verleihung des Nobelpreises warnte er, Bakterien könnten gegen Antibiotika resistent werden, und prophezeite, dies werde Leben kosten. Wie kam Fleming auf diese düstere Prognose? Durch Experimente: Er konfrontierte Bakterien mit steigenden Konzentrationen von Penizillin und beobachtete, wie einzelne Mikroben überlebten und sich vermehrten. Sie taten in Flemings Kulturschalen, was sie in Millionen Jahren der Evolution gelernt hatten.

Penizillin wird vom Schimmelpilz *Penicillium notatum* hergestellt. Er schädigt damit konkurrierende Mikroben und hält sich so ein Plätzchen zum Wachsen frei. Penizillin wirkt, indem es viele Bakterienarten daran hindert, ihre Zellwand aufzubauen. Doch viele Konkurrenten des Schimmelpilzes zahlen es ihm mit ähnlicher Münze zurück und produzieren ebenfalls antibiotische Substanzen. Kurz: Antibiotika sind in der Welt der Mikroorganismen weitverbreitet.

Ein Gedankenexperiment: Ein außerirdischer Biologe bekommt die Aufgabe, sich ein Wesen auszudenken, das sich in dieser Welt der »Chemical Warfare« behaupten kann. Ziemlich sicher würde sein Entwurf so aussehen, wie die auf der Erde real existierenden Bakterien tatsächlich aufgebaut sind: kleine Automaten, die sich in kurzer Folge teilen und vermehren. Vor einer Teilung vervielfältigen sie ihren Bauplan, damit beide Tochterautomaten eine Version bekommen. Beim Kopieren passieren aber ab und zu Fehler. Damit ist er praktisch schon beschrieben, der Automat, der sich an nahezu alle Veränderungen in der Umwelt anpassen kann. Fehler bei der Reproduktion – das klingt zwar nachteilig, aber nur diese Fehler führen dazu, dass der Automat sich verändern kann, dass neue Varianten entstehen. Einige dieser neuen Varianten sterben sogleich, weil die Kopierfehler in einem Teil des Bauplans aufgetreten sind, der die Anweisungen für ein lebenswichtiges Organ enthält: Es kann nicht mehr korrekt hergestellt werden, Exitus. Aber weil es sehr viele Automaten gibt, spielt der Tod einzelner Individuen für das Überleben der Gruppe keine Rolle.

Viele der Fehler, der Veränderungen im Bauplan, haben aber erst einmal keine großen Auswirkungen. Sie nützen nichts und schaden nichts, sie werden einfach bei jeder Teilung an die Nachkommen weitergegeben. Doch plötzlich tauchen in der Welt der Automaten gefährliche Gegner auf mit einer schlagkräftigen Waffe, die für die Automaten neu ist. Und so kommen fast alle um – nur ein einziger Automat überlebt, weil sein Bauplan per Zufall eine Veränderung aufweist, die ihm nun hilft, die neuartige Waffe abzuwehren. Die Wahrscheinlichkeit eines solchen Zufalls ist hoch, da sich die Automaten schnell vermehren und es viele von ihnen gibt. Dies erhöht die Chance, dass mindestens einige von ihnen gewappnet sind, wenn in der Umwelt plötzlich eine Veränderung auftritt.

Wir haben eben in aller Kürze die Prinzipien von Mutation und Selektion, also die Evolution, beschrieben. »Survival of the fittest«, wie es der Begründer der Evolutionstheorie, Charles Darwin, nannte. Ein Beispiel aus der realen Welt: Automat = *S. aureus*. Gegner = Mensch. Neue Waffe = Penizillin. Staphylokokken können eine Vielzahl verschiedener Infekte auslösen, von Hautinfektionen über Blutvergiftungen bis zu Knochenentzündungen. Wie schnell die Bakterien reagieren können, zeigt die Medizingeschichte: Schon 1942, fast unmittelbar nach Einführung des Penizillins, tauchten in einigen Spitälern die ersten resistenten Staphylokokken auf. Die Waffe, die sie gegen das Penizillin einsetzten, war ein Enzym, die sogenannte Penizillinase. Sie kann das Penizillin chemisch verändern und damit unwirksam machen. Seither wurden über 2600 verschiedene Penizillinase-Enzyme in den unterschiedlichsten Bakterienarten identifiziert.

Bereits zwei Jahre zuvor, 1940, hatten die Forscher Ernst Chain und Edward Abraham im Labor *E.-coli*-Bakterien identifiziert, die Penizillinase produzierten. Dass damals schon zwei verschiedene Spezies – *S. aureus* und *E. coli* – dieses Resistenz-Enzym in ihrem Arsenal hatten, macht deutlich, wie flink Bakterien Teile ihrer Baupläne untereinander austauschen können. Vor allem, wenn es sich um Teile handelt, die einen Überlebensvorteil verleihen, wozu Gene, die Antibiotikaresistenz vermitteln, zweifellos gehören.

Es gibt also in der Mikrobenwelt nicht nur Konkurrenz, sondern auch Kooperation. Die Analyse eines Forscherteams aus den USA zeigte, wie umfassend diese ist. Die Wissenschaftler durchforsteten eine Datenbank von bakteriellen Genen und fanden Hinweise auf über 10 000 Gene in mehr als 2000 Bakterienarten, die vor Kurzem von einer

Art zur nächsten transferiert worden waren. Besonders tauschfreudig sind jene Bakterienarten, die uns Menschen als Lebensraum betrachten. Ein beliebtes Tauschgut: Antibiotikaresistenz-Gene.

Wie erfolgreich Bakterien miteinander teilen, demonstrierte *S. aureus* auch weiterhin, nachdem 1942 die ersten Resistenzen aufgetaucht waren. Der Anteil der Staphylokokken-Infektionen, gegen die Penizillin wirkungslos blieb, stieg rasch an und erreichte Ende der 1960er-Jahre einen Anteil von 80 Prozent. Nach und nach erwarben weitere Spezies diese Fähigkeit. Hilfe für die Patienten brachte in solchen Fällen ein chemisch verändertes Penizillin, Methicillin, das 1959 auf den Markt kam. Aber bereits zwei Jahre später tauchten die ersten Staphylokokken auf, die auch dagegen resistent waren.

SCHRECKENSSZENARIEN

Dieses verhängnisvolle Spiel hat sich seither viele Male wiederholt: Wann immer Forscherinnen ein neues Antibiotikum entwickeln, finden die Bakterien Mittel und Wege, um sich dagegen zu wehren. Manche Wissenschaftler sprechen von der »stillen Pandemie der Antibiotikaresistenz«, so auch der Mikrobiologe Christoph Dehio vom Biozentrum der Universität Basel in der Zeitung *NZZ am Sonntag*: Im Gegensatz zur Coronapandemie, die wie ein Tsunami über die Menschheit hereingebrochen sei, verlaufe die Resistenz-Pandemie schleichend, ähnlich dem Meeresspiegel, der wegen der Klimaerwärmung langsam ansteige: »Wir stehen jetzt knietief im Wasser, es geht langsam, aber wir können bereits abschätzen, wann es uns bis zum Hals stehen wird.«

Ein Bericht der britischen Expertenkommission »Review on Antimicrobial Resistance« schätzt, dass bis 2050 weltweit zehn Millionen Menschen pro Jahr an resistenten Bakterien sterben könnten, wenn nichts dagegen unternommen werde – so viele, wie heute Krebs zum Opfer fallen. Es stehen 100 Jahre medizinischer Fortschritt auf dem Spiel, warnt der Bericht. In einem Übersichtsartikel formuliert der Antibiotikaforscher Kim Lewis dies aus: »Es ist wichtig zu wissen, dass Antibiotika nicht nur Leben retten, sondern die moderne Medizin ermöglichen. Ohne sie werden chirurgische Eingriffe, Chemotherapie gegen Krebs oder Organtransplantationen hochproblematisch.« Der kleine Waël musste dies erfahren, und einer von uns (CK) erlebt es fast täglich auf seiner Krankenstation, auf der Patienten ein neues Herz oder künstliche Gefäße erhalten.

Bereits heute sterben Jahr für Jahr etwa 1,3 Millionen Menschen auf der Welt wegen einer Infektion, gegen die Antibiotika nicht mehr halfen. In der EU sind es schätzungsweise 33 000, wobei die Länder sehr unterschiedlich betroffen sind: In südlichen Staaten wie Italien und Griechenland ist die Resistenzlage besorgniserregend, in Skandinavien und den Niederlanden ist sie am besten, Deutschland, Österreich und die Schweiz liegen dazwischen.

Beispiel *S. aureus*: 2020 waren 47,3 Prozent aller Bakterienproben von Patienten in Rumänien gegen das Antibiotikum Methicillin resistent, in Deutschland 5,5 Prozent, in Österreich 4,4 Prozent und in den Niederlanden 1,4 Prozent. Weitere gefährliche Bakterien mit Resistenzen sind Enterokokken, die gegen das Präparat Vancomycin resistent sind, und eine Reihe von Keimen, die mithilfe sogenannter ESBL-Enzyme gleich mehrere Generationen von Antibiotika abwehren können – zum Beispiel haben manche *E.-coli-* und *Klebsiella-pneumoniae*-Stämme[1] diese Fähigkeit. Aber dies sind noch längst nicht alle Bakterienarten, die verschiedensten Antibiotika ein Schnippchen schlagen. Zwei Studien aus dem Jahr 2019 schätzten die jährliche Zahl an Infektionen mit den wichtigsten resistenten Bakterien in Deutschland auf etwa 54 500 Fälle, in Österreich auf rund 6600 und in der Schweiz auf 7200. In der Folge starben in Deutschland etwa 2360 Menschen, in Österreich und der

---

1 Wie bei anderen Organismen ist auch bei Bakterien die Spezies (auch Art genannt) die grundlegendste Einteilung, ihr Name ist zweiteilig: *S. aureus* oder *K. pneumoniae*. *Staphylococcus* respektive *Klebsiella* bezeichnet die übergeordnete Gattung. Auch innerhalb einer Spezies treten Unterschiede auf: Man kann eine Bakterienart in verschiedene »Unterspezies« mit bestimmten Eigenschaften unterteilen, zum Beispiel in solche, die eine Methicillin-Resistenz aufweisen. Solche »Unterspezies« werden Stämme genannt.

Schweiz jeweils circa 280. EU-weit stieg die Zahl der Todesfälle durch multiresistente *K. pneumoniae* zwischen 2007 und 2015 um das Sechsfache an. Auch in der Schweiz nehmen Krankheitslast und Todesfälle aufgrund multiresistenter Infekte zu.

Von nützlichen Mitbewohnern, lauernden Schwächlingen und gefährlichen Gegnern

Lange Zeit herrschte Kriegsvokabular vor, wenn es um das Verhältnis von Mensch und Mikrobe ging: Von Killern war die Rede, die bekämpft werden müssen. Das können alle gut nachvollziehen, die es selbst einmal mit einer lebensgefährlichen Infektion zu tun hatten. Gleichwohl hat sich heute ein differenzierteres Bild durchgesetzt: jenes vom Menschen als Ökosystem für Mikroorganismen. Auf und in uns leben unzählige Bakterien, Pilze und Viren, und im Normalfall hat sich unser Körper gut mit diesen Mitbewohnern, mit seinem »Mikrobiom«, arrangiert. Ein Erwachsener lebt nach neuesten Schätzungen mit etwa 200 Gramm Mikroben zusammen – das sind etwa gleich viel Mikroorganismen, wie der menschliche Körper Zellen zählt.

Mittlerweile ist anerkannt, dass das Mikrobiom für unsere Gesundheit unabdingbar ist. Bakterien im Darm helfen, Nahrung zu verdauen und gewisse Nährstoffe aufzunehmen, andere produzieren lebenswichtige Vitamine. Je genauer Mikrobiologinnen hinschauen, desto mehr Rollen finden sie, die Mikroben für unsere Gesundheit spielen. Harmlose Bakterien besetzen auf dem Körper Platz, den sonst gefährliche Keime einnehmen könnten. Andere helfen, das Immunsystem zu trainieren, und wieder andere sind für eine gesunde Entwicklung nötig.

Unter unseren nützlichen oder zumindest harmlosen Mitbewohnern finden sich viele Spezies, die auch als Krankheitskeime bekannt sind: *E. coli*, *S. aureus* und manch andere. Wenn solche Arten Krankheiten auslösen, kann das verschiedene Ursachen haben. Es kann sich um Varianten handeln, die für uns schädliche Stoffe produzieren. Ein Beispiel sind sogenannte enterohämorrhagische *E. coli* (EHEC), die das Gift Verotoxin herstellen. Sie kommen normalerweise im Darm von Wiederkäuern vor, ohne dass die Tiere erkranken. Im Menschen aber können sie schwere Darminfekte auslösen.

Manche Bakterien können auch jahrelang harmlos im Körper schlummern und erst dann Infekte auslösen, wenn der Organismus geschwächt ist, zum Beispiel im Alter, durch eine Krankheit oder Medikamente wie Immunsuppressiva. Viele Menschen tragen zum

Beispiel in der Nase oder auf der Haut unbemerkt *S. aureus* mit sich herum, die gegen bestimmte Antibiotika resistent sind (MRSA).

Manche Bakterien erkaufen sich ihre Resistenz mit einer reduzierten Gesamtfitness, zum Beispiel weil sie dafür zusätzliche Erbgutelemente aufnehmen mussten, die ihre Vermehrung bremsen. So geschwächt, haben sie kaum eine Chance, gesunde Menschen krank zu machen. Ein typisches Beispiel dafür sind vancomycinresistente Enterokokken (VRE), die normalerweise ohne Folgen im Darm leben. In Patienten, deren Immunsystem wegen einer Organtransplantation gedämpft wird, können VRE aber ins Blut vorstoßen und eine tödliche Infektion auslösen.

Gerade solche schwer kranken Patienten haben oftmals Operationswunden und müssen mit invasiven Methoden behandelt werden – mit Infusionen, Herzgefäß- und anderen Kathetern, Beatmungsschläuchen –, allesamt potenzielle Eintrittspforten für Krankheitskeime. Keine Überraschung, dass Problemkeime wie MRSA oder VRE häufig in Krankenhäusern übertragen werden. »Nosokomiale Infektionen« lautet der Fachbegriff dafür.

DIE SCHICKSALE HINTER DEN ZAHLEN UND ABKÜRZUNGEN

Marc Van Leynseele ist Wanderführer und er gibt Angelkurse. »Ich liebe es, in den Bergen unterwegs zu sein«, sagt er. Meist führt er seine Kunden durch das Massiv des Mont Blanc. Oder führte, muss man seit diesem verhängnisvollen Tag im November 2019 sagen. Der 47-Jährige war damals mit dem Snowboard unterwegs und stürzte in eine Senke, die er übersehen hatte. »Es passierte sehr schnell, ich konnte den Schlag nicht abfedern.« Den heftigen Stoß bekam das Schienbein ab. Es brach am oberen Ende unter dem Knie mehrfach. Van Leynseele wurde in einem regionalen Krankenhaus operiert, der Chirurg setzte ihm mehrere Schrauben und Platten ein. Als die Operationswunde nach einigen Wochen noch nicht zugewachsen war, beunruhigte ihn das noch nicht. Zumal der Arzt ihm sagte, es brauche einfach noch Zeit.

Zwei Wochen später bekam er hohes Fieber und Schmerzen im Knie. Er wurde von der Rehaklinik zurück ins Krankenhaus verlegt, wo der Chirurg das Knie öffnete und Eiter entfernte. Marc Van Leynseele erhielt Antibiotika, aber die Wunde schloss sich trotzdem nicht. »In diesem Moment war ich wirklich beunruhigt«, erinnert er sich. Er verlangte nach einem Spezialisten und wurde nach Lyon ins Krankenhaus eingewiesen. Dort öffneten die Ärzte das Knie erneut und kamen zum Schluss, dass die Schäden an Gelenk und Knochen so ernst waren, dass sie ein Stück des Knochens entfernen sowie ein künstliches Kniegelenk und eine Kunststoffplatte einsetzen mussten, um das System aus Kniescheibe, Muskeln und Sehnen zu reparieren, ohne das sich das Knie nicht strecken lässt. In Gewebeproben entdeckten sie neben der bereits bekannten Infektion mit *S. aureus* auch noch *Staphylococcus epidermidis.* Die Antibiotikabehandlung wurde intensiviert.

Die Bakterien hatten Van Leynseeles Knie so in Mitleidenschaft gezogen, dass er zusätzlich eine Hauttransplantation benötigte. Diese glückte erst im zweiten Versuch. Dann wieder zurück in die Reha, es waren rund 13 Monate seit dem Unfall vergangen. Langsam konnte Marc Van Leynseele sein Knie wieder bewegen, das Bein belasten: »Mir ging es laufend etwas besser.« Bis ihm eines Nachts im März 2021 ein »grausamer Schmerz« ins Knie fuhr. »Ich konnte weder gehen noch den Fuß auf den Boden aufsetzen.« Er wurde eilends nach Lyon in die Klinik gebracht, wo die Chirurgen das Knie punktierten und erneut einen Eiterherd feststellten, verursacht durch *S. aureus.*

Mit großer Wahrscheinlichkeit hatten die Bakterien auf Knochen und Prothese einen sogenannten Biofilm gebildet, hinter dem sie sich verschanzten und so besser gegen Antibiotika geschützt waren. Die Sache sah so schlimm aus, dass die Ärzte nur noch die Möglichkeit sahen, die Prothese auszutauschen. Weil aber eine Sehne im Knie völlig vereitert war, hätten sie die Restfunktionen des Gelenks nicht restaurieren können. So blieb ihnen nur, eine andere Art von Prothese einzusetzen: eine, die das Knie völlig steif macht.

Es war, als hätte der Wanderführer und Bergenthusiast Marc Van Leynseele ein unbewegliches Holzbein erhalten.

Marc Van Leynseele, auch Waël Rezig, sie geben dem abstrakten Begriff der Resistenzkrise ein Gesicht: chronische Infekte, die das Leben über viele Jahre prägen. Todesängste, versteifte Gelenke oder amputierte Glieder – das ist das Schicksal Tausender von Menschen. Wenn es nach dem Einsetzen einer Gelenkprothese zur Infektion kommt, können die Ärztinnen in 10 bis 20 Prozent der Fälle keine Heilung erreichen. Diese ungewisse Situation sei eine schwere Belastung, sagt Van Leynseele: »Ich hatte während zwei Jahren drei Infektionen hintereinander. Während der ersten Infektion ist man noch stark, die Moral gut, aber mit jedem zusätzlichen Mal wird es schwieriger, schwindet die Hoffnung.«

Wir kennen diese Problematik aus eigener Anschauung: Bei Operationen im Herz- und Gefäßbereich kommt es nach einem Eingriff bei 4 bis 15 Prozent aller Patienten auf der Intensivstation zu einer Infektion, die oft langwierig und manchmal lebensbedrohlich ist. Sie gehört zu den gefürchtetsten Komplikationen der Herz- und Gefäßchirurgie. In vielen Fällen muss man die Gefäßprothese oder die herzunterstützenden Implantate auswechseln. Alternative Methoden, um solche Infektionen zu bekämpfen, sind dringend nötig.

Oft sind nicht einmal resistente Keime der Grund für die Schwierigkeiten. Wenn ein Infektionsherd im Knochen sitzt oder in anderem weniger durchbluteten Gewebe, erreicht man manchmal selbst mit hoher Dosierung den nötigen Antibiotikaspiegel nicht, um alle Bakterien abtöten zu können. Oder die erwähnten Biofilme schützen die Bakterien vor dem Zugriff des Immunsystems und der Antibiotika. Manche Bakterienarten können sich im Innern von Körperzellen verstecken, andere in eine Art Ruhemodus verfallen, in dem ihnen Antibiotika nichts anhaben können. Aber Jahre später kann erneut eine akute Infektion ausbrechen.

Große Probleme treten auch bei Diabetes-mellitus-Patientinnen und -Patienten auf. Im Verlauf der Krankheit wird die Durchblutung in den äußeren Extremitäten, Händen und Füßen, schlechter und die Nerven werden angegriffen, dadurch nimmt das Schmerzempfinden ab. In der Folge kommt es besonders an den Füßen zu Druckstellen und chronischen Wunden, die leicht infiziert werden, 20 bis 30 Prozent aller Menschen mit Diabetes sind davon betroffen. Allein in Deutschland müssen deshalb pro Jahr rund 25 000 Amputationen vorgenommen werden.

Für solche Fälle entwickeln Infektiologinnen und Forscher neue Therapieansätze. Das ist, neben der Erforschung der Antibiotikaresistenz und neben der Suche nach neuen Antibiotika, dringend nötig. Marc Van Leynseele entkam der Versteifung seines Knies in letzter Minute. In Lyon bauen Infektiologen ein kleines Zentrum für Phagentherapie auf – dort wurde er behandelt und die Knieprothese konnte gerettet werden. In den letzten Jahren wurden in verschiedenen Ländern Menschen mit Phagentherapie behandelt, unter anderem im Nationalen Zentrum für Phagen-Therapie der MHH. Mehr darüber in den späteren Kapiteln.

DIE RESISTENZSPIRALE DREHT SICH WEITER

Aktuell sorgen sich die Infektiologen besonders wegen Bakterienarten, die sich gegen die Antibiotikaklasse der Carbapeneme gewappnet haben. In diesem Fall wirken auch die Klassen der Penizilline und Cephalosporine nicht mehr. Oft bleibt den Ärzten fast nur noch Colistin, auf das auch Dimitri Van der Linden zurückgreifen musste, um den kleinen Waël zu behandeln, und das wegen seiner Schädlichkeit für Nieren und Nerven berüchtigt ist. Hinzu kommt, dass manche Bakterienarten wie *K. pneumoniae* während der Colistin-Behandlung öfter eine Resistenz dagegen entwickeln. Infektionen mit carbapenemresistenten Klebsiellen enden in Europa in 40 bis 50 Prozent der Fälle tödlich.

In Griechenland waren 2002 um die 20 Prozent der untersuchten *K. pneumoniae* resistent gegen Carbapeneme – Colistin wirkte aber noch in jedem dieser Fälle. 2016 betrug die Carbapenem-Resistenzrate bereits 67 Prozent – in 27 Prozent dieser Fälle half auch Colistin nicht mehr. *K. pneumoniae* verursacht Lungenentzündungen, Blutvergiftung oder Leberabszesse, meist bei immunsupprimierten Menschen. In Deutschland, der Schweiz und Österreich sind diese hochproblematischen Keime noch selten. 2020 lag die Rate bei 0,5 Prozent (Deutschland) respektive 0,9 Prozent (Österreich). In der Schweiz stieg die Zahl der Infektionen mit carbapenemresistenten Bakterien von 65 im Jahr 2013 auf 284 im Jahr 2019.

Sorglosigkeit ist fehl am Platz. Viele der carbapenemresistenten Bakterienstämme sind bestens gerüstet, um sich und ihre gefährlichen Eigenschaften in der Welt zu verbreiten. Ihre Multiresistenz geht auf unterschiedliche Gene zurück, die sie aber nicht in ihrem Haupterbgut tragen. Sie haben diesen Schatz auf kleine Erbgutstücke ausgelagert, sogenannte Plasmide. Diese geben sie häufig an andere Bakterien weiter, auch an andere Arten. Gleichzeitig sind manche dieser Bakterienstämme sehr ansteckend.

Einer ist unter Bakteriologen als *K. pneumoniae* ST307 bekannt. Analysen seines Erbguts lassen vermuten, dass er Mitte der 1990er-Jahre entstand. Wo, ist unklar, denn ST307 lebte rund 20 Jahre fast unerkannt. Erst als er nach 2008 in immer mehr Ländern und Krankenhäusern auftauchte, geriet er auf den Radar der Bakteriendetektive. In Houston, Texas, gibt es mehrere Methodisten-Krankenhäuser mit zusammen 2000 Betten. Über Jahre infizierte dort *K. pneumoniae* zahlreiche Patientinnen und Patienten, jeden Monat 20 bis 30. Die Ärzte hielten einen bereits bekannten Klebsiellenstamm für verantwortlich, bis sie erstaunt feststellten, dass mindestens die Hälfte der Fälle von einem anderen, eher unbekannten Stamm verursacht wurden – ST307.

Im selben Jahr nahm ein internationales Forscherteam ST307 unter die Lupe und bestätigte, was der Ausbruch in Houston nahelegte: Der Stamm war bestens ans Leben in der Klinik angepasst. Er hatte sich dafür verschiedene Gene zugelegt. Zum Beispiel solche, die es ihm erlauben, einen Nahrungsvorrat anzulegen, solange er im Körper eines Kranken lebt. Davon kann er zehren, wenn er später außerhalb seines Opfers auf neue Beute wartet. Mittlerweile ist ST307 in mindestens einem Dutzend Länder aufgetaucht.

Im Juni 2019 geschah das erstmals in Deutschland. In einer Routineuntersuchung stießen Laborärzte der Universitätsklinik Greifswald auf ST307. Der Keim steckte im Luftröhrensekret eines Patienten auf einer Intensivstation. Die Verantwortlichen waren alarmiert: Der Patient wurde in einem Einzelzimmer isoliert und sämtliche Kranken, die mit ihm Kontakt gehabt hatten, wurden auf ST307 untersucht. Ebenso solche, die danach auf die betroffene Intensivstation verlegt wurden oder sie verließen. Bald wurden die Gesundheitsbehörden von Land und Bund eingeschaltet. Doch trotz aller Schutzmaßnahmen identifizierte man in den folgenden Wochen in der Uniklinik und in drei weiteren Krankenhäusern der Region 19 weitere Patientinnen und Patienten, die mit ST307 infiziert waren. Die allermeisten waren zuvor an der Uniklinik behandelt worden, hatten sich dort vermutlich angesteckt und den Keim in die anderen Krankenhäuser eingeschleppt. Nicht nur die Behörden waren in Sorge: »MV zittert vor multiresistenten Darmbakterien«, titelte die Schweriner Volkszeitung am 25. September 2019. Sechs Patienten erkrankten an ST307, elf waren sogenannte Träger: Sie trugen das Bakterium ohne Symptome in sich (Kasten ab Seite 31). Und sechs Patienten starben, allerdings vermutlich an Krankheiten, an denen sie bereits vor der Infektion mit ST307 gelitten hatten.

Mehrere Forscherteams untersuchten den Ausbruch akribisch und machten beunruhigende Entdeckungen. Der ST307-Stamm von Greifswald hatte, verglichen mit seinen bereits bekannten Verwandten, aufgerüstet: Er besaß gleich zwei Enzyme, die Carbapeneme unschädlich machen können – nach allem, was bekannt ist, war dies der erste derartige Fall in Deutschland. Die Keime waren auch resistent gegen das »Last line«-Präparat Colistin. Den Ärztinnen blieben nur noch vier Antibiotika, wovon eines in Europa noch gar nicht zugelassen ist. Die Bakterien besaßen auch verschiedene Gene, die im Verdacht stehen, einen Keim virulenter zu machen, also gefährlichere Infektionen zu verursachen, zum Beispiel ein Gen, das helfen könnte, besser in den Harnwegen zu überleben. Besonders besorgt waren die Forscher über ihre Entdeckung, dass manche dieser Virulenzgene mit den Antibiotikaresistenz-Genen auf Plasmiden kombiniert waren – wie erwähnt tauschen Bakterien solche genetischen Elemente gerne untereinander aus. In diesem Fall bekommen die Empfänger auf einen Schlag ein hochpotentes Multipack: Antibiotikaresistenz und gesteigerte Virulenz.

Analysen wiesen nach, dass in manchen Patienten diese gefährlichen Plasmide tatsächlich von ST307 auf andere *K.-pneumoniae*-Stämme und auf andere Bakterienarten übertragen wurden. Ob so viel schlechter Nachrichten versuchten die Autoren ihre Studie mit einem Fazit zu beschließen, das trotz allem eine positive Note enthält: »Das Auftauchen eines umfassend antibiotikaresistenten, virulenten und fitten Erregers ist besorgniserregend, unsere Studie hilft aber dabei, Schutzmaßnahmen zu implementieren.« Das ist nötig, denn multiresistente Keime verursachen immer wieder Ausbrüche in Krankenhäusern und Altenheimen. »Besonders gefährdete Bevölkerungsgruppen sind Kinder, ältere Menschen, Personen mit Grundkrankheiten und hospitalisierte Patienten generell«, heißt es dazu in einem Übersichtsartikel zum Thema.

Genetische Untersuchungen verbinden die Greifswalder ST307-Fälle mit einem Patienten in Finnland, der den Keim wiederum aus einem russischen Krankenhaus mitgebracht hatte. Aber keine der deutschen Patientinnen hatte Kontakte nach Finnland. Auch wenn die genaue Reiseroute von ST307 nach Deutschland unklar bleibt, klar ist: Er reist gern und gekonnt. Bereits 2018 entdeckten deutsche Forscherinnen und Forscher eine ST307-Variante in Conakry, der Hauptstadt des westafrikanischen Guinea, und zwar in Ratten. Diese wurden vermutlich von Menschen damit angesteckt – können den gefährlichen Keim aber fleißig weiterverbreiten. Das Europäische Zentrum für die Prävention und die Kontrolle von Krankheiten (ECDC) warnt aus all diesen Gründen: Das Risiko sei hoch, dass ST307 weitere Ausbrüche in Krankenhäusern auslösen könne.

Dazu tragen viele Akteure bei, darunter wir alle, wenn wir in Länder reisen, in denen sich noch mehr resistente Bakterien tummeln als bei uns. So zeigte eine 2014 an Schweizer Touristen durchgeführte Studie, dass 86,8 Prozent aller Rückkehrer von einer Indienreise problematische multiresistente Bakterien auf sich trugen (sogenannte ESBL-Keime). Möglich ist dies auch bei Reisen in andere Länder mit besorgniserregender Resistenzlage, sagte Andreas Kronenberg, der Leiter des Schweizerischen Zentrums für Antibiotikaresistenzen (ANRESIS), dem *Züricher Tages-Anzeiger:* »Es besteht bei Reiserückkehrern immer die Gefahr, dass sich eingeschleppte multiresistente Keime auch hier vermehren können.« Die meisten Betroffenen erkranken zwar nicht daran und bei vielen verschwinden die Keime nach einiger Zeit, aber solange man sie mit sich trägt, kann man verletzliche Personen damit anstecken.

DIE FATALEN NEBENWIRKUNGEN DER LEBENSRETTER

Wenn ein hochresistenter Keim die Ärztinnen zur Verzweiflung treibt und sie zu »Last line«-Antibiotika greifen müssen, hat das für die Patienten oft negative Konsequenzen – selbst wenn sie von ihrer Infektion geheilt werden. Denn gerade Antibiotika der letzten Chance haben oft schwerwiegende Nebenwirkungen. Polymyxin B wurde wie das verwandte Colistin über Jahre nicht eingesetzt, weil es die Niere schädigt. Nun ist es als Nothilfe in verzweifelten Fällen wieder im Gebrauch. Daptomycin ist ebenfalls hauptsächlich als Notmedikament im Einsatz und wird trotzdem so häufig benötigt, dass sein Hersteller 2015 damit eine Milliarde Dollar Umsatz machte (danach erlosch der Patentschutz). Auch Daptomycin schädigt die Niere – und die Muskeln.

Meropenem ist ein Antibiotikum mit breitem Wirkspektrum (auch Waëls umfangreicher Antibiotikacocktail enthielt es zeitweise). Doch Meropenem, das Patienten eigentlich von einem Infekt befreien soll, brockt ihnen in manchen Fällen eine zusätzliche Infektion ein. Das kann im wahren Sinn des Worts fatale Folgen haben. Wie viele Antibiotika tötet Meropenem im Körper nicht nur die Zielbakterien, sondern schädigt auch die nützliche Darmflora. In die entstandene Lücke springt oft *Clostridioides difficile* und löst eine Entzündung des Dickdarms und schweren Durchfall aus. Betroffen sind vielfach – aber nicht nur – ältere Menschen. In den USA ist die Lage so ernst, dass die Seuchenbehörde CDC von einer »vordringlichen« Gefahrenstufe spricht. Dort müssen jedes Jahr über 200 000 Menschen mit einer *C.-difficile*-Infektion hospitalisiert werden, fast 13 000 sind 2017 daran gestorben. In Deutschland meldet das Robert-Koch-Institut (RKI) rund 1600 schwerwiegende Fälle pro Jahr, ein Fünftel davon verläuft tödlich. Der Bericht zur Deutschen Antibiotika-Resistenzstrategie (DART, 2020) warnt, dass die Infektionen mit diesem Darmkeim häufiger würden und dass sie zunehmend schwerer verliefen. Hauptursache der Krankheit sei der Einsatz von Antibiotika.

MÜHSAL WIRD MANCHMAL BELOHNT

Negative gesundheitliche Auswirkungen durch Antibiotika und die Resistenzkrise – beides hat Ärztinnen, Wissenschaftler und Behörden schon länger dazu angespornt, den Umgang mit diesen Medikamenten zu verbessern. Unter dem Begriff »Antibiotic Stewardship« wurden verschiedene Maßnahmen entwickelt. Es geht vor allem darum, Antibiotika nur einzusetzen, wenn es unbedingt nötig ist, dies so gezielt wie möglich zu tun und die Verbreitung resistenter Keime zu vermindern.

Die Rezeptpflicht für Antibiotika ist eine der bekannten Maßnahmen. In dieselbe Kategorie gehört es, Öffentlichkeit und Ärzteschaft über Antibiotika aufzuklären. Etwa darüber, dass sie bei viralen Infekten außer Nebenwirkungen nichts bringen – im Gegenteil: So wird die Resistenzbildung befeuert. Das ist Grundlagenwissen, und trotzdem gibt es Raum für Verbesserung, fand eine Studie heraus, die den Antibiotika-Einsatz in Schweizer Allgemeinpraxen untersuchte. Ihr Fazit: Es würden trotz aller Aufklärung zu viele Antibiotika bei akuter Bronchitis eingesetzt, denn diese werde in 90 Prozent der Fälle durch Viren verursacht.

In vielen Kliniken gibt es mittlerweile ausgeklügelte »Antibiotic-Stewardship«-Programme. Sie schreiben etwa vor, dass der verantwortliche Keim einer Infektion möglichst rasch identifiziert werden soll, damit er mit dem optimalen Antibiotikum bekämpft werden kann. So lässt sich der Einsatz sogenannter Breitbandantibiotika vermeiden, was die Nebenwirkungen für die Patienten und die Resistenzbildung reduzieren kann. Manche Studien haben gezeigt, dass in Spitälern, die auf Antibiotic Stewardship achten, weniger Patientinnen mit resistenten Bakterien und dem gefährlichen Durchfallkeim *C. difficile* angesteckt werden.

Nützlich sind auch simpel scheinende Hygienemaßnahmen, zum Beispiel, dass sich das Krankenhauspersonal regelmäßig die Hände wäscht. Für Laien vielleicht überraschend: Laut Studien ist das nicht immer der Fall. Auch der Verzicht auf unnötige Blasenkatheter könne die Übertragung multiresistenter Bakterien reduzieren, schreibt die Schweizer Expertengruppe Swissnoso. Pro Jahr würden in Schweizer

Krankenhäusern 350 000 Blasenkatheter gelegt, viele davon unnötig. Swissnoso schätzt, dass in der Schweiz rund 6 Prozent aller hospitalisierten Patientinnen und Patienten eine Krankenhausinfektion erleiden. 35 bis 55 Prozent dieser sogenannten nosokomialen Infektionen seien vermeidbar, mahnen die Fachleute. In Deutschland kommt es laut einer Studie, an der das Robert-Koch-Institut (RKI) beteiligt war, pro Jahr zu 400 000 bis 600 000 nosokomialen Infektionen, 10 000 bis 20 000 der Betroffenen sterben. Pro Kopf gerechnet sei das höher als in anderen EU-Ländern, schrieb das RKI in einer begleitenden Mitteilung. Grund sei vermutlich, dass in Deutschland mehr Patienten stationär behandelt würden als anderswo. Eine Reduktion vermeidbarer Klinikaufenthalte sei darum sinnvoll. In Österreich stecken sich jedes Jahr schätzungsweise 95 000 Patienten in Kliniken mit nosokomialen Keimen an, 5000 sterben.

Auch wenn viel zu tun bleibt und manche multiresistenten Bakterienarten besorgniserregend zunehmen – bei einigen Spezies zeigen sich Erfolge. Zum Beispiel bei den methicillinresistenten *S. aureus* (MRSA). In den 1990ern und frühen 2000ern stieg ihr Anteil in Deutschland bis auf 20 Prozent aller untersuchten Fälle, seither ist er auf unter 6 Prozent gefallen. In Österreich und der Schweiz ist der Trend ähnlich.

BANKROTT TROTZ FORSCHUNGSERFOLG

Doch das große Bild bleibt düster. Damit die Prophezeiung des bereits zitierten britischen Berichts – zehn Millionen Menschen, die Mitte des Jahrhunderts jährlich an bakteriellen Infekten sterben werden – abgewendet werden kann, müssen sich viele Akteure anstrengen. Die Weltgesundheitsorganisation (WHO) hat 2017 eine Prioritätenliste jener Problemkeime erstellt, gegen die dringend neue Wirkstoffe entwickelt werden müssten. Auch Wissenschaftler lieben Wortspiele, und so haben sie die Crème de la Crème dieser Prioritätenliste mit dem Kürzel ESKAPE zusammengefasst – auf englisch heißt das »entfliehen«. Gebildet wird die Abkürzung aus den Anfangsbuchstaben der »most wanted«, die aufmerksamen Leserinnen und Lesern mehrheitlich bekannt sind: multiresistente Varianten von *Enterococcus faecium*, *Staphylococcus aureus*, *Klebsiella pneumoniae*, *Acinetobacter baumannii*, *Pseudomonas aeruginosa* und *Enterobacter*-Arten.

Doch die Entwicklung neuer Antibiotika ist alles andere als ein Selbstläufer. Im Gegenteil, es gibt beträchtliche Hürden. Nach fast 100 Jahren Antibiotikaforschung sind alle Wirkstoffe gefunden, die sich einfach identifizieren und zum Medikament entwickeln lassen. Tatsächlich sprechen Expertinnen von der »Entdeckungslücke«, die sich seit den 1990ern aufgetan habe. Seither wurde kaum mehr ein neues Antibiotikum mit völlig neuem Wirkprinzip entwickelt, nur noch Abkömmlinge und Varianten bereits bekannter Ansätze sowie neue Kombinationen bereits bekannter Wirkstoffe.

Die Pipeline ist nicht nur deswegen ausgetrocknet. Es gibt auch wirtschaftliche Gründe. In den letzten Jahrzehnten haben sich fast alle großen Pharmakonzerne aus der Antibiotikaentwicklung zurückgezogen, weil sich damit weniger Geld verdienen lässt als mit Medikamenten für chronische Krankheiten, die über Jahre eingenommen werden müssen und nicht nur für ein paar Tage oder Wochen. In der Folge hat die Zahl der zugelassenen Antibiotika verglichen mit den Jahrzehnten vor 1990 bis vor Kurzem stark abgenommen: Von 1983 bis 1987 bewilligte die US-Medikamentenbehörde FDA 16 Antibiotika, 2008 bis 2012 waren es noch zwei. Im Business blieben vor allem Start-ups und kleine Biotech-Firmen; 90 Prozent der Wirkstoffe in Entwicklung werden von kleineren Unternehmen vorangetrieben, meldet die Pew-Stiftung, die diesen Markt beobachtet. Über die Hälfte dieser Firmen habe noch kein einziges Produkt auf den Markt gebracht, mache also noch keinen Umsatz und sei auf Investoren angewiesen, um die teure Entwicklung finanzieren zu können.

Ökonomen sprechen von einem Marktversagen: Der medizinische Bedarf ist groß, aber der Markt liefert keine Anreize, ihn zu decken. Das Problem fängt damit an, dass die Zahl an Menschen, die an Infektionen mit hochresistenten Bakterien leiden, verglichen mit der Verbreitung anderer Krankheiten gering ist. Vor allem, weil es viele verschiedene Bakterien- und Infektionsarten gibt, die mit unterschiedlichen Wirkstoffen behandelt werden müssen. Dies wird verschärft durch ein Dilemma, das sich bei jedem neuen Antibiotikum ergibt: Man sollte es möglichst selten einsetzen, nämlich nur in jenen Notfällen, in denen nichts anderes hilft. Das maximiert die Dauer, bis Resistenzen aufkommen. Aber so kann ein Unternehmen kaum jene dreistelligen Millionenbeträge einnehmen, die für die Entwicklung eines Wirkstoffs und die aufwendigen klinischen Studien nötig sind.

Das belegen die Schwierigkeiten, in denen viele der Unternehmen stecken, die trotz allem neue Antibiotika entwickeln. Aufmerksamkeit erregte der Fall der US-Firma Achaogen. Sie erhielt im Juni 2018 von der FDA die Zulassung für den Wirkstoff Plazomicin, der bei komplizierten Harnwegsinfekten eingesetzt werden kann. Die WHO nahm Plazomicin in ihre Liste essenzieller Medikamente auf. Trotzdem musste Achaogen kein Jahr nach der Zulassung bankrott anmelden. Der Generikahersteller Cipla übernahm die Rechte an Plazomicin für 16 Millionen Dollar – ein Nichts, verglichen mit den Entwicklungskosten. Der Wirkstoff ist in den USA weiter erhältlich, in Europa aber nicht zugelassen.

Plazomicin wirkt sehr wahrscheinlich auch gegen multiresistente Enterobakterien, Mitglieder der exklusiven ESKAPE-Liste. Doch Achaogen hatte Mühe, für die klinische Studie genügend Probanden mit multiresistenten Enterobakterien zu finden – kein seltenes Problem bei eng definierten Indikationen. Schlussendlich erhielt das Unternehmen wegen fehlender Daten die Zulassung nur für die Anwendung bei komplizierten Harnwegsinfekten, die durch andere Keime als Enterokokken verursacht werden – und bei denen es noch mehr Alternativen gibt als bei multiresistenten Enterokokken.

In den letzten Jahren gerieten mindestens vier weitere Unternehmen in so ernste wirtschaftliche Schwierigkeiten, dass sie eingingen oder verkauft werden mussten – mit dem Effekt, dass von den 15 Antibiotika, die von der FDA zwischen 2010 und 2019 zugelassen wurden, fünf kaum mehr oder gar nicht mehr erhältlich sind. Das Biotech-Unternehmen Paratek kämpft noch ums Überleben, wie es ein Artikel in der Fachzeitschrift *Nature* beschreibt. Nach 20-jähriger Forschung, Entwicklung und klinischen Tests erhielt Paratek für sein Antibiotikum Omadacyclin 2019 in den USA die Zulassung für die Behandlung bestimmter Lungenentzündungen und Hautinfektionen. Doch die Verkäufe verliefen so schleppend, dass lange die Insolvenz drohte. Darum sprechen Fachleute vom »Tal des Todes«, das kleine Unternehmen mit ihren neu entwickelten Antibiotika durchschreiten müssen.

Es ist umstritten, wie hoch die effektiven Kosten für die Entwicklung eines Medikaments sind und wie viel Umsatz es braucht, um diese wieder hereinzuholen. Eine Schätzung geht davon aus, dass ein Jahresumsatz von mindestens 300 Millionen Dollar nötig sei. Analysen der Investmentfirma Needham zeigen: Die meisten Antibiotikahersteller nehmen lediglich zwischen 15 und 50 Millionen im Jahr ein. Andere Schätzungen gehen davon aus, dass es über 20 Jahre dauert, bis die gesamten Kosten für ein neues Antibiotikum hereingeholt sind.

MOBILMACHUNG

Die »eskalierende Krise« der Antibiotikaresistenz, wie es die US-Gesellschaft für Infektionskrankheiten (IDSA) nennt, wird seit 20 Jahren beschworen. Angesichts der aktuellen Lage könnte man zynisch fragen, ob diese Diagnose und die eindringlichen Warnungen vor dem »postantibiotischen Zeitalter« etwas verändert haben. Fairerweise muss man dies bejahen, zum Beispiel wegen der Antibiotic Stewardship. Auch gegen das Marktversagen wurden Maßnahmen ergriffen. Sowohl die USA als auch europäische Länder haben Geldtöpfe geschaffen, mit denen Forschungslabore an Universitäten und Unternehmen unterstützt werden, damit sie neue Wirkstoffe entwickeln können. Ein Beispiel ist die Organisation CARB-X in Boston, die unter anderem von den deutschen und britischen Regierungen finanziert wird, von den National Institutes of Health (NIH) der USA oder dem britischen Wellcome Trust und der Bill-und-Melinda-Gates-Stiftung. Seit der Gründung 2016 hat CARB-X 361 Millionen Dollar investiert, zum Beispiel in Biotech-Start-ups wie

BioVersys in Basel oder in das Helmholtz-Zentrum für Infektionsforschung in Braunschweig.

Viel Geld ausgeben kann auch BARDA, eine Behörde der USA, ursprünglich geschaffen, um Biotech-Unternehmen zu unterstützen, die militärisch wichtige Produkte entwickeln. Diese Begrenzung wurde später fallen gelassen. Seither hat BARDA eine Milliarde Dollar in die Antibiotikaforschung investiert. Ein ehemaliger Direktor, Rick A. Bright, kennt die Notwendigkeit dafür aus eigener Erfahrung. Bei der Gartenarbeit schnitt er sich in den Daumen, die Wunde entzündete sich. Hintereinander versagten sieben Antibiotika gegen die multiresistenten Staphylokokken. Die Infektion weitete sich aus und die Ärzte hielten dies für so gefährlich, dass sie einen Termin für die Amputation des Fingers ansetzten. Kurz vor dem Eingriff versuchte Brights Infektiologe noch ein letztes Antibiotikum, und dieses Mal trat innerhalb kurzer Zeit Besserung ein. »Hätte ich sofort das richtige Medikament erhalten, hätte ich nicht einmal zur Notfallaufnahme gehen müssen«, sagte Bright später der *New York Times.*

Viele Experten befürchten allerdings, Finanzhilfe für die Forschung genüge nicht. Denn die mit Abstand größeren Kosten fallen in den klinischen Studien an, mindestens hohe zweistellige und oft dreistellige Millionenbeträge. Es brauche darum auch Instrumente, um die Unternehmen in dieser Phase zu unterstützen. Dafür gibt es verschiedene Möglichkeiten. Zum Beispiel können die Medikamentenzulassungsbehörden der USA und Europas, FDA und EMA, heute die Zulassung für ein Antibiotikum erleichtern und beschleunigen, das auf problematische Keime zielt. In den USA bekommen Hersteller solcher Präparate auch einen fünf Jahre längeren Patentschutz.

Aber der Fall der gescheiterten Firma Achaogen zeigt, dass auch dies zu wenig sein kann: Sie wurde von BARDA unterstützt und die FDA gewährte ihr eine beschleunigte Zulassung und längeren Patentschutz. Darum fordern manche Experten und Expertinnen noch mehr Hilfe: Ein Unternehmen, das ein Antibiotikum gegen multiresistente Keime auf den Markt bringt, soll eine feste Prämie bekommen, eine Art Versicherung, um das »Tal des Todes« zu überleben. Pilotversuche laufen in Großbritannien und Schweden, in den USA wird ein ähnliches Gesetz im Kongress diskutiert.

Inzwischen haben auch Großkonzerne den Ernst der Lage erkannt. Unternehmen wie Roche, die einst aus der Antibiotikaforschung ausgestiegen sind, haben sie wieder aufgenommen. Und der Branchenverband IFPMA hat von seinen Mitgliedern eine Milliarde Dollar gesammelt, um die Entwicklung wieder anzukurbeln. Nachdem die Pipeline an neuen Antibiotika seit den 1980er-Jahren zunehmend austrocknete, wurden in der Periode 2013 bis 2017 zum ersten Mal wieder einige Präparate mehr zugelassen (sieben) als im Zeitraum davor (zwei). Auch danach gab es zaghafte Fortschritte, zum Beispiel wurde mit dem Präparat Lefamulin zum ersten Mal seit Langem ein Wirkstoff zugelassen, der mehr ist als eine bloße Abwandlung bereits bekannter Vorgänger. Ob die diskutierten Maßnahmen daran schon einen Anteil haben, ist schwierig zu sagen – der Weg bis zur Zulassung eines neuen Medikaments ist lang und die meisten Maßnahmen sind neueren Datums.

Die große Trendwende ist all dies nicht. Die Pew-Stiftung bleibt vorsichtig: Es seien aktuell zwar 43 Präparate in klinischen Studien, aber da erfahrungsgemäß einige dieser Medikamente scheiterten, sei klar: Der medizinische Bedarf könne damit nicht abgedeckt werden. Man solle »aufhören, über die kommende postantibiotische Ära zu reden, denn sie ist schon da«, hat Robert Redfield 2019 gesagt, der damalige Direktor des US-Zentrums für Krankheitskontrolle und Prävention (CDC). Und die US-Gesellschaft für Infektionskrankheiten IDSA fordert, die Antibiotikaforschung müsse dringend intensiviert werden, vor allem auch, um neue Wirkstoffklassen und Ansätze in die Hand zu bekommen. Es reiche nicht, nur einige wenige Wirkstoffe zur Verfügung zu haben, denn die Infektarten seien zahlreich und nicht jedes Medikament wirke bei jedem Patienten gleich. Der kleine Waël aus dem ersten Kapitel kann dies bestätigen – mehr als ein bewährtes Antibiotikum schlug in seinem Fall nicht an und auf das lebensrettende Colistin reagierte er stark allergisch.

Selbst wenn die diskutierten Maßnahmen fruchten und künftig wieder mehr neue Antibiotika auf den Markt kommen sollten: Die Evolution sorgt dafür, dass Resistenzen dagegen eher früher als später auftauchen werden. Oder wie es die Fachleute des Antibiotikanetzwerks ReAct ausdrücken: »Das Problem kann nur gemanagt, aber nicht gelöst werden.«

Zum Management beitragen kann die Phagentherapie, auch das kann Waël bestätigen. Der Phageneinsatz ist nicht in allen Fällen sinnvoll, wirksam oder praktikabel. Phagen sind weit davon entfernt, die Antibiotika zu ersetzen. Aber sie können manchmal Leben retten, wenn Antibiotika versagen. Dies sieht auch die Organisation CARB-X so, die nun auch Phagenprojekte unterstützt. Weitere Expertengruppen stimmen dieser positiven Einschätzung zu, auch wenn sich alle einig sind, dass die Phagentherapie trotz 100-jähriger Geschichte noch am Anfang steht und dass viel Forschung notwendig ist. Über all dies berichten die folgenden Kapitel.

3. KAPITEL

WIE PHAGEN HEILEN KÖNNEN

LESEN SIE DIESES KAPITEL, WENN SIE ERFAHREN WOLLEN, ...

_ weshalb Phagen so effiziente Bakterienkiller sind und wie die Phagentherapie dies ausnutzt,

_ wie die Phagentherapie vor 100 Jahren erfunden wurde und wie es dann weiterging,

_ warum die Phagentherapie trotz dieser langen Geschichte noch immer eine experimentelle Methode ist,

_ wie einige spektakuläre Behandlungen mit Phagen Leben retteten, was man daraus gelernt hat und wie dies der Methode Schub verliehen hat.

Kurz: warum die Phagentherapie Menschen mit resistenten Infektionen Hoffnung gibt.

NATURAL BORN KILLERS

»Gestatten, mein Name ist T4, Bakteriophage T4. Mein ganzes Wesen ist auf meine Beute ausgerichtet: auf E. coli. Gäbe es diese Bakterienart nicht, gäbe es mich nicht. Würde das letzte E.-coli-Bakterium vom Antlitz der Erde verschwinden, wäre dies auch für mich das Ende: Ich bin vollkommen auf die Existenz meiner Beute angewiesen, aber das mit tödlicher Leidenschaft.«

T4 ist so etwas wie der prototypische Phage. Dies aus forschungshistorischen Gründen, weil er zu einer kleinen Gruppe von Phagen gehört, die schon früh und intensiv in allen Facetten studiert wurde. Und weil die Gestalt von T4 recht häufig ist im Reich der Phagen – und ziemlich cool: Er sieht den Mondlandefähren der US-amerikanischen Apollo-Missionen verblüffend ähnlich. Ein etwas eckiger Kopf sitzt auf einem Stiel, an dessen anderem Ende sechs faltbare Tentakel befestigt sind (Abb. 7, Seite 212, und Abb. 11, Seite 216). T4-Enthusiasten (die gibt's!) würden sagen, alle anderen Phagenformen sind mehr oder weniger verkümmerte Variationen davon (auch wenn das nicht gerade wissenschaftlich ist).

Als Viren sind Bakteriophagen im Niemandsland zwischen belebt und unbelebt angesiedelt: Sie sind so spartanisch ausgestattet, dass sie allein nicht wachsen und sich vermehren können. Sie brauchen einen Wirtsorganismus und haben deshalb zu diesem ein inniges, wenn auch oft tödliches Verhältnis.

Bekannte Viren des Menschen sind SARS-CoV-2, HIV oder Influenzaviren. Manchmal schaffen Viren den Sprung zwischen verschiedenen Arten, so kam das HI-Virus vermutlich von Affen auf den Menschen. Auch bei SARS-CoV-2 ist ein Ursprung in einem Tier sehr wahrscheinlich, möglicherweise in einer Fledermaus.

Unser Held T4 parasitiert Bakterien der Spezies *E. coli*, und auch ihre nahen Verwandten, die *Shigella*-Arten, verschmäht er nicht. Aber anderes Futter: nein, herzlichen Dank. Auch menschliche Zellen lassen T4 kalt, er rührt sie nicht an. Aus diesem eingeschränkten Appetit – der für Phagen typisch ist – folgen zwei wichtige Eigenschaften der Phagentherapie:

! Wird die Phagentherapie korrekt durchgeführt, hat sie kaum Nebenwirkungen.

! Phagen, die für eine Behandlung benutzt werden sollen, müssen sorgfältig ausgewählt werden, damit sie die zu bekämpfenden Bakterien tatsächlich angreifen.

Zu beidem später mehr (in diesem Kapitel und in den Kapiteln 4 und 5). Folgen wir erst T4 auf seinem Beutezug. Trifft er auf ein *E.-coli*-Exemplar, landet er mit den Spitzen seiner Tentakel auf der Bakterienoberfläche und tastet sich zur besten Stelle vor, um das Opfer zu entern. Die Tentakelspitzen erkennen dafür zwei verschiedene Andockstellen. Passt alles, kontrahiert der Stiel des Phagen und dies stößt eine spitze Kanüle aus dem Innern des Stiels durch die beiden Hüllmembranen des Bakteriums. Durch diese Kanüle injiziert der Phage sein Erbgut aus seinem Kopf ins Bakterium (Abb. 7, 11 und 12, Seite 212 und 216 f.).

Nun folgt die feindliche Übernahme der bakteriellen Zellmaschinerie. In normalen Zeiten produziert diese Maschinerie Proteine und andere Stoffe, mit denen das Bakterium seinen Organismus aufbaut und sich vermehrt. All dies stoppt das Phagenerbgut; stattdessen produziert die umprogrammierte Zelle nun neue Phagenkomponenten: Köpfe, Stiele, Tentakel und weitere Teile. Nach deren Endmontage kommen Enzyme zum Einsatz, die die Hülle des Bakteriums von innen auflösen. Die neugeborenen Phagen drängen hinaus – hungrig auf neue Opfer. Damit dies alles reibungslos funktioniert, müssen die Proteine des Phagen – seine Werkzeuge, um die Zellmaschinerie zu manipulieren – genau auf die Teile dieser Maschinerie abgestimmt sein. Darum kann der Phage auch nicht aktiv in menschliche Zellen eindringen und sich dort vermehren.[1]

---

1 Es gibt ganz wenige Studien, die nahelegen, dass es Ausnahmen von dieser Regel geben könnte. Falls dies tatsächlich stimmt, sind diese Ausnahmen vermutlich sehr selten und ändern die grundsätzliche Einschätzung nicht, dass die Phagentherapie sicher ist, wenn sie korrekt durchgeführt wird. Im Übrigen leben im menschlichen Körper natürlicherweise Milliarden von Phagen: dort, wo es auch Bakterien gibt, im Verdauungstrakt zum Beispiel. Und dort kommen sie auch mit den Zellen des Körpers in Kontakt (Kapitel 5 und 8).

Die effizientesten Phagen brauchen unter optimalen Umständen für einen Vermehrungszyklus eine halbe Stunde, dabei entstehen bis zu 200 Viren in einer Bakterienzelle. Innerhalb kurzer Zeit können so in einer Ansammlung von Bakterien Milliarden neuer Phagen entstehen. Als die Ärzte Marc Van Leynseele (Kapitel 2) vor der Phagentherapie diese grundlegenden Prozesse erklärten, hatte er zu Recht ein paar Fragen, darunter diese:

Was passiert im Innern meines Körpers, nachdem die Phagen appliziert wurden? Und vor allem: Was passiert mit den Phagen, wenn sie alle Bakterien abgetötet haben und die Infektion geheilt ist?

Man kann darauf in unterschiedlicher Vertiefung antworten – und das werden wir in diesem Buch auch tun. An dieser Stelle die Kürzestantwort:

Wenn die Phagen an den Ort der Infektion gelangt sind, attackieren sie die Bakterien und vermehren sich so lange, bis diese verschwunden sind. Danach haben die Phagen nichts mehr zu futtern. Sie können sich nicht mehr vermehren und werden von Immunzellen und Organen wie Leber und Milz eingefangen und abgebaut oder via Niere und Urin ausgeschieden, bis keine mehr übrig bleiben. Man kann sagen, das Phagenmedikament sorgt selbst für die korrekte Dosierung.

Dies ist ein grundlegender Unterschied zur Therapie mit Antibiotika, bei der so viel Wirkstoff in den Körper gelangt, wie man einnimmt oder spritzt. Dadurch kann es je nach Dosis, Therapiedauer und Infektion zur Über- oder Unterdosierung kommen; zum Beispiel bei Infektionsherden in minderdurchblutetem Gewebe, wie in Kapitel 2 erwähnt. Bei der Phagentherapie vervielfältigt sich der Wirkstoff an der richtigen Stelle im Körper selbst – dort, wo die Bakterien stecken. Sind sie weg und der Wirkstoff wird nicht mehr benötigt, verschwindet er wieder. Diese Selbstdosierung könnte in manchen Fällen den Unterschied erklären, warum Phagen eine Infektion stoppen konnten, nachdem Antibiotika erfolglos geblieben waren. Aber Sie ahnen es: In der Realität ist es manchmal komplizierter. Auch darauf werden wir zurückkommen.

Champions der Evolution

In Kapitel 2 haben wir gesehen, dass Bakterien von Natur aus Meister der Anpassung sind. Sie surfen die Welle der Evolution perfekt – aber nicht nur, wenn es um Antibiotika geht. Sie lassen auch die Phagen ihr adaptives Supertalent spüren. Manche Bakterien verändern die Moleküle an ihrer Oberfläche, an die Phagen mit ihren Tentakeln binden. Dann müssen die Phagen draußen bleiben. Andere Bakterien produzieren Stücke leerer Bakterienhüllen: ein Köder, der Phagen anzieht und sie von ihrer wahren Beute abhält. Manchmal greifen einzelne Bakterien sogar zum Suizid, wenn sie merken, dass sie von Phagen übermannt werden. Sie opfern sich, um ihre Artgenossen vor einer Phagenepidemie zu schützen.

Aber auch wenn die Phagen es ins Schlaraffenland im Innern der Bakterien schaffen, treffen sie auf eine Phalanx von Abwehrmaßnahmen. Mikrobiologen sprechen vom Immunsystem der Bakterien. Eine Verteidigungsstrategie baut auf Enzyme, die das eindringende Erbgut der Phagen als fremd erkennen und zerstören. Fast die Hälfte der Bakterien verfügen sogar über ein noch raffinierteres Immunsystem: CRISPR-Cas heißt es. Es kann sich an frühere Phagenangriffe erinnern und vernichtet das Erbgut von Phagen, die ein zweites Mal in das Bakterium eindringen. Nicht nur Menschen besitzen ein Immunsystem mit Memory-Funktion! Und dies ist nur eine Auswahl des bakteriellen Abwehrrepertoires.

Doch auch Phagen sind Hexenmeister der Evolution: Kaum haben Bakterien ihre Abwehr aufgerüstet, tauchen Phagen auf, die durch einen Trick die Oberhand gewinnen. Selbst gegen das ausgeklügelte CRISPR-Cas-System haben Phagen Abwehrmethoden entwickelt (Seite 182). Es herrscht ein ständiges Wettrüsten. Dies muss man bei der Phagentherapie berücksichtigen, und zwar so:

! *Vor der Behandlung* muss man im Labor testen, ob die Phagen, die zum Einsatz kommen sollen, gegen die zu bekämpfenden Bakterien tatsächlich aktiv sind.

! *Während der Behandlung* können die Bakterien gegen die eingesetzten Phagen resistent werden. Man kann diesen Effekt mit klugen Strategien hinauszögern und wenn er trotzdem eintritt, gibt es Mittel dagegen. Später mehr dazu.

FORSCHER START

Die Geburt der Phagentherapie lässt sich auf den Tag genau datieren. Am Abend des 1. August 1919 wird ein erschöpfter Junge ins Hôpital des Enfants malades in Paris eingeliefert. Er leidet an Bakterienruhr, einer Infektion des Darms mit *Shigella*-Arten, oft charakterisiert durch heftigen Durchfall und hohes Fieber. In der präantibiotischen Ära eine tödliche Gefahr.

Der Elfjährige, den wir nur als Robert K. kennen, entkommt dem Tod. Der Zufall will es, dass kurz zuvor ein ehrgeiziger Forscher beim Direktor der Klinik vorgesprochen hatte. Dieser Félix d'Hérelle behauptet, ein neuartiges Medikament gegen die Ruhr zu kennen. Einen Bakteriophagen, wie er es nennt. Er schlägt Tests an Patienten vor. Als Evidenz für die Wirksamkeit seiner Arznei führt d'Hérelle an, dass er diesen Phagen im Stuhl von Ruhrpatienten gefunden habe. Er tauche dort kurz vor deren Heilung auf. Die genaue Natur dieser rätselhaften Mikrobe kennt d'Hérelle nicht. Aber er hat mit eigenen Augen gesehen, wie sie im Labor dichte Shigellenkulturen in wenigen Stunden auflöst und sich dabei rasch vermehrt.

Der Direktor ist mit Behandlungsversuchen einverstanden, falls d'Hérelle nachweisen kann, dass der Phage für Menschen harmlos ist. Dies wird erfüllt, indem erst d'Hérelle etwas Phagenkultur schluckt, danach seine Frau und die beiden Töchter und schließlich 20 Ärzte des Hôpital des Enfants malades. Darauf schreitet man beherzt zur Tat und behandelt Robert K. Er bekommt 2 Milliliter Phagenlösung zu schlucken. Wenige Stunden darauf geht es ihm besser, am nächsten Tag sind die Symptome weg. Einige Wochen später erhalten drei weitere junge Ruhrpatienten die Phagenmedizin und werden ebenfalls geheilt. D'Hérelle berichtet in wissenschaftlichen Publikationen von dieser Entdeckung und den Heilungserfolgen. Andere Forscher folgen bald seinem Beispiel und führen eigene Versuche an Mensch und Tier durch.

Die Phagentherapie ist also schon über 100 Jahre alt – und gilt doch noch immer als experimentelle Therapie. Noch immer gibt es kein Phagenmedikament, das in westlichen Ländern regulär zugelassen ist. Wie kann das sein? Ein Teil der Erklärung liegt in der schillernden Geschichte der Phagentherapie – wir legen dies hier kurz dar. Nach d'Hérelles forschem Start erlebt seine Heilmethode in den kommenden Jahren eine Ära, die man durchaus als Blütezeit bezeichnen kann. Sie wird in Europa, den USA und anderen Ländern von zahlreichen Ärzten praktiziert, Millionen von Patienten werden behandelt. Der Anwendungsbereich wird auf immer weitere Infektionsarten und Bakterienspezies ausgeweitet: Durchfall, Harnwegsinfekte, Abszesse, Atemwegsinfektionen und einige mehr. Glühende Verfechter der Methode, von denen der Pionier d'Hérelle stets die höchste Betriebstemperatur entwickelt, publizieren zahlreiche Studien und Erfolge. Große Arzneimittelhersteller produzieren Phagenmedikamente.

Es gibt aber auch kritische Stimmen. Viele Publikationen berichten von Misserfolgen. Zwei umfangreiche Übersichtsstudien von 1934 und 1941 ziehen ein durchzogenes Fazit. Für Infektionen mit Staphylokokken und für Cholera gebe es zwar genügend Hinweise darauf, dass die Phagen wirkten. Für alle anderen Infektionsarten erachten die Autoren die Evidenz aber als ungenügend. Es ist von heute aus schwierig, dieses Urteil im Detail zu würdigen. Aber in vielem haben die kritischen Reviewer recht. Viele Studien waren von schlechter Qualität, sie waren etwa zu klein, um statistisch fundierte Schlüsse ziehen zu können. Oft gab es auch keine Kontrolle – also eine Gruppe von Patienten oder Versuchstieren, die mit einem Scheinmedikament, einem Placebo, behandelt worden waren. Gerade bei Versuchen mit Phagen wäre dies wichtig gewesen, da man damals die Bakteriophagen nur mangelhaft reinigen konnte. So waren in einer Präparation immer noch Bruchstücke der Bakterien vorhanden, auf denen die Phagen gezüchtet worden waren. Solche Trümmer können das Immunsystem unter Umständen anregen und einen Heilungseffekt auslösen.

Die Phagentherapie konnte sich unter diesen Umständen nicht auf breiter Front durchsetzen. Für viele damalige Misserfolge gibt es eine wesentliche Erklärung: Das Wissen über die Bakteriophagen war zu mangelhaft. Erst ihre Erforschung mit molekularbiologischen Methoden, die in den 1930er-Jahren begann und bis heute nicht abgeschlossen ist, sorgte für ein tragfähiges Wissensfundament. Allerdings war das Verständnis unter den frühen Phagentherapeuten ungleich verteilt – aus einigen der älteren Berichte lässt sich der Schluss ziehen, dass manche von ihnen die Natur der Phagen gar nicht begriffen hatten. Andere, wie Félix d'Hérelle, machten die Wissenslücken mit Intuition und Beobachtungsgabe wett. So betonte der Phagenpionier zum Beispiel, dass es äußerst wichtig sei, vor der Behandlung einer Patientin eine Bakterienprobe zu entnehmen und im Labor zu prüfen, ob der ausgewählte Phage sie abtöten könne. Es gab in dieser Zeit auch eine Reihe hervorragender Tierversuche, die die Wirksamkeit der Phagentherapie eindeutig demonstrierten.

NACH DER BLÜTE IM OSTEN EIN HOLPRIGER NEUSTART IM WESTEN

Als in den 1940ern die Antibiotika entwickelt wurden, stellten sie die umstrittene Phagentherapie rasch in den Schatten. Die neuen Wundermittel waren auch viel einfacher zu handhaben. In der Sowjetunion und ihren Satellitenstaaten bewahrten sich die Phagen aber eine beachtliche Nische.[2] Es wird oft behauptet, dass die Phagentherapie nach 1950 in Europa verschwunden sei, dies ist aber nicht korrekt. Vor allem in Frankreich gab es bis in die 1980er-Jahre an verschiedenen Pasteur-Instituten des Landes einen »Sérvice de Bactériophage«, der in Aktion trat und Patienten half, wenn die Antibiotika versagten.

Einer von uns (TH) hat in einem Buch über die Geschichte der Phagentherapie berichtet, das 2003 erschienen ist. Bei den Recherchen zeigte sich damals: Vielen westlichen Forschern war die alte Methode

2 Während der Sowjetzeit wurden auch Studien durchgeführt. Sie wurden allerdings auf Russisch und Georgisch publiziert und in Fachzeitschriften veröffentlicht, die bei uns kaum zugänglich sind. Phagenforscher aus Georgien haben in den letzten Jahren Teile davon ausgewertet und auf Englisch zusammengefasst. Diese Studien aus der Zeit von 1950 bis 1990 entsprechen nicht den heutigen Standards, enthalten aber wichtige Hinweise auf damals entwickelte Verfahren und damaliges Know-how.

unbekannt. Und die sehr wenigen anderen waren meist skeptisch. Der Wissenschaftshistoriker William C. Summers, der sich intensiv mit der Geschichte der Phagentherapie auseinandergesetzt hat, führt diese Vorbehalte zum Teil auf ein äußerst negatives Urteil des einflussreichen Phagenforschers Gunther Stent zurück. Stent betrieb in den USA Grundlagenforschung an Phagen, mit der Therapie hatte er nichts am Hut. Er äußerte aber seine Meinung in einem Lehrbuch, das über Jahrzehnte viele Wissenschaftler prägte. Summers schreibt dazu in einem Aufsatz: »Gunther Stent betonte, dass die Phagentherapie in abgelegene Gebiete verdrängt worden sei – damals ein stehender Ausdruck für die Sowjetunion. Und dies implizierte, dass die Wissenschaft dahinter unseriös sei, da politisch unseriös.«

Als die Sowjetunion zusammenbrach, konnte man wieder hinter die Mauer schauen, und dabei entdeckten einige westliche Wissenschaftlerinnen das Erbe der Phagentherapie. Es entstanden Start-ups, die auf Basis des östlichen Erbes versuchten, die Therapie im Westen auferstehen zu lassen. Doch sie kamen nicht vom Fleck, Investoren und Pharmakonzerne steckten kein Geld in diese Forschung. Zu exotisch, zu unsicher erschien diese wiederentdeckte Methode. Und da Phagen als natürliche Viren nur beschränkt patentierbar sind, waren sie wirtschaftlich uninteressant. Über lange Jahre bewegte sich die Phagentherapie im Kriechgang vorwärts, oft genug beschrieb das Motto »Zwei Schritte voran, einer zurück« die Lage.

WICHTIGE PRINZIPIEN DER PHAGENBEHANDLUNG

Doch in den letzten fünf bis sechs Jahren ist viel passiert. Das Interesse von Forschern und Ärztinnen ist gewachsen, die Zahl an Studien hat stark zugenommen. Wurden von 2000 bis 2010 im Schnitt circa 120 Studien pro Jahr publiziert, waren es 2020 über 500 und 2021 über 600. Dadurch wissen wir nun viel mehr über die Phagen, über ihr Verhalten im menschlichen Körper und über weitere Aspekte, die es leichter machen, die Therapie anzuwenden. Es wurden sogar einige klinische

Studien durchgeführt – sie fielen jedoch mehrheitlich enttäuschend aus (Kapitel 5).

Trotzdem gab es beim Einsatz von Phagen große Fortschritte. Weil Phagen die Bakterien auf ganz andere Weise angreifen als Antibiotika, können sie in der Regel auch multiresistente Problemkeime attackieren. Darum haben sich in verschiedenen Ländern Mediziner und Forscherinnen zusammengetan, um Menschen zu behandeln, bei denen die Antibiotika versagt haben. Diese Behandlungsteams bauen auf neuem Wissen auf, das in den Jahren zuvor erarbeitet wurde. Sie gehen systematischer vor und dokumentieren ihre Therapieversuche sorgfältiger, als dies in früheren Heilversuchen der Fall war. Dies hat nicht nur einige Leben gerettet, sondern es hat die Disziplin belebt und das Interesse gesteigert – auch bei Pharmaunternehmen und Behörden. In Deutschland wurde zum Beispiel das Projekt PhagoFlow ins Leben gerufen, das eine reguläre Anwendung der Phagentherapie in Deutschland etablieren will; beteiligt sind das Bundeswehrkrankenhaus Berlin, die Deutsche Sammlung von Mikroorganismen und Zellkulturen DSMZ und das Fraunhofer-Institut für Toxikologie und Experimentelle Medizin ITEM (Seite 141). Im August 2021 organisierten die US-Medikamentenzulassungsbehörde FDA und die National Institutes of Health eigens einen Kongress, um die Methode vorwärtszutreiben, und verschiedene US-Behörden unterstützen die Forschung nun finanziell. Es geht also voran – auch wenn noch viel zu tun bleibt, bis die Phagentherapie etabliert ist.

Einige spektakuläre Fälle, in denen Phagen Patienten vor dem wahrscheinlichen Tod gerettet haben, wurden von den Medien aufgenommen. Beim kleinen Waël Rezig in Belgien war dies der Fall (Kapitel 1). Diese Aufmerksamkeit trägt dazu bei, dass die Phagentherapie unter Patienten, Ärztinnen und in der Öffentlichkeit bekannter wird. In der Folge haben bei uns im Nationalen Zentrum für Phagen-Therapie der MHH die Anfragen Hilfesuchender stark zugenommen. Im Jahr 2015 behandelten wir den ersten Patienten, 2016 einen weiteren, 2017 waren es bereits vier und bis zum Redaktionsschluss dieses Buches Anfang 2022 fast 30. Kolleginnen und Kollegen von anderen Kliniken berichten Ähnliches.

Wir greifen zwei jüngere Fallbeispiele heraus, um herauszuarbeiten, was mit Phagentherapie bereits möglich ist, und um einige wichtige Prinzipien zu erläutern. Das MHH-Phagenzentrum ist in der Klinik für Herz-, Thorax-, Transplantations- und Gefäßchirurgie beheimatet. Hier konzentrieren wir uns auch bei der Phagentherapie auf Fälle aus diesem Bereich – und dies ist ein erstes wichtiges Prinzip:

! Der Einsatz von Phagen ist oft komplexer als jener von Antibiotika. Es gibt noch keine Richtlinien für unterschiedliche Indikationen, wie dies bei den Antibiotika der Fall ist. Umso wichtiger ist es, dass das Behandlungsteam Erfahrung im Umgang mit Phagen hat und sich auf Indikationen konzentriert, auf die es spezialisiert ist.

Wir mussten deswegen auch schon viele Anfragen von Patienten und ihren Ärztinnen ablehnen. Da sich die Phagentherapie im Aufbau befindet, kann man dieses Prinzip jedoch nicht konsequent umsetzen. Immer wieder sind Phagenmediziner mit Notfällen konfrontiert: Patientinnen mit einer Infektion, die phagenmedizinisches Neuland bedeutet. Dann ist die Zusammenarbeit zwischen Ärzten und Phagenexpertinnen besonders wichtig. Dafür bilden sich immer mehr Netzwerke heraus, national und international (Kapitel 5 und 6).

Unser dritter Patient war ein 59-jähriger Mann, der 2014 eine sogenannte Aortendissektion erlitten hatte. Die Aorta führt das sauerstoffreiche Blut von der linken Herzkammer in die verschiedenen Bereiche des Körpers. Manchmal reißt die innere Schicht der Gefäßwand auf und das Blut dringt zwischen die innere und äußere Schicht der Aortenwand. Dies ist immer eine ernste Sache: Bis zu einem Drittel der Patienten sterben, bevor sie das Krankenhaus erreichen. Wenn die innere Gefäßwand nah beim Herzen einreißt, im sogenannten Aortenbogen, muss dieser Teil durch eine Prothese ersetzt werden, durch ein Gewebe aus Kunststoff. Manchmal wird das Ersatzgefäß nach dem Eingriff von Bakterien besiedelt. So auch bei Rainer Kissling.[3] Er litt zunehmend an Beschwerden und man stellte schließlich *S. aureus* in seinem Blut

3 Name geändert.

fest. Bildgebende Verfahren zeigten, dass der Infektherd um die Gefäßprothese herum angesiedelt war. Eine lange und intensive Behandlung mit Antibiotika brachte keine Besserung, die Keime waren gegen fast alle Wirkstoffe resistent. Und so rieten wir Rainer Kissling zur Phagentherapie; er willigte ein.

Kurz vor Weihnachten 2016 entnahmen wir ihm Blut und fanden darin erneut *S. aureus.* Wir suchten in unserer Phagensammlung ein Exemplar heraus, das gegen den isolierten Bakterienstamm aktiv ist. Man bringt dazu die Bakterien und die zu testenden Phagen auf einem Nährmedium zusammen und beobachtet, welche Viren das Bakterienwachstum am besten unterbinden – bei diesen bilden sich die klarsten Lücken in der trüben Schicht der gewachsenen Bakterienkolonie. Die Lücken nennt man Plaques, die Bakterienschicht heißt Rasen (Abb. 20, Seite 223). Je kleiner die Menge an Phagen, die solche Plaques zustande bringen, desto wirksamer sind sie.

Man kann diese Analyse noch verfeinern und die Wirkung eines Phagen auf das Bakterienwachstum in flüssigen Kulturen beobachten. Nicht alle Phagen, die über Nacht Plaques in einem Bakterienrasen produzieren, können das Wachstum der Bakterien auch über längere Zeit in einer Flüssigkultur unterdrücken. Je länger dies gelingt, desto besser wirkt der Phage wahrscheinlich beim therapeutischen Einsatz im Körper der Patienten. Es werden darum jene Phagen ausgewählt, die das Wachstum am längsten unterdrücken. Und damit sind wir bei weiteren wichtigen Prinzipien:

! Die sorgfältige Auswahl der Phagen ist außerordentlich wichtig, weil die meisten Phagen ein enges Beuteschema haben. Oft ist es so eng, dass man verschiedene Phagen miteinander zu einem Cocktail kombiniert, um eine bessere Wirkung zu erzielen. Man könnte sagen, die Therapie funktioniert nach dem Schlüssel-Schloss-Prinzip: Die ausgewählten Phagen passen auf die Bakterien wie ein Schlüssel ins Schloss.

! Die wichtigste Funktion solcher Cocktails ist es aber, einer Phagenresistenz vorzubeugen. Im Zug des evolutionären Wettrüstens können solche Resistenzen während einer Behandlung durchaus auftreten. Setzt man einen Cocktail verschiedener Phagen ein, so ist die Wahrscheinlichkeit recht groß, dass einer oder mehrere Phagen wirksam bleiben.

! Zur Therapie eingesetzte Phagen muss man genau kennen. Manche Phagen tragen im Erbgut problematische Gene, die sie an Bakterien übertragen können und dadurch mit gefährlichen Eigenschaften ausstatten – zum Beispiel die Produktion toxischer Stoffe. Darum sollte das Erbgut und damit die Gene der »Therapiephagen« entschlüsselt sein (Seite 140, 185).

Auch Phagen haben unterschiedliche Lifestyles

Wir haben Phagen bisher als effiziente Killer beschrieben, die jedes passende Bakterium stracks entern, sich darin vermehren und es dabei abtöten. Es gibt aber auch sanftere Typen. Sie dringen zwar in die Zelle ein, wüten dort aber nicht wie die Berserker, sondern schleusen sich ins bakterielle Erbgut ein und fallen in eine Art Dornröschenschlaf. Bei jeder Teilung der Bakterienzelle wird auch der in die DNA eingebaute Phage in die Tochterzellen mitgegeben. Der Phage vermehrt sich also auch, nur einfach gemächlicher. Äußere Faktoren können den schlummernden Phagen aufwecken, zum Beispiel wenn sich die Lebensbedingungen des Trägerbakteriums verändern. Dann schneidet sich der sanfte Typ aus dem Erbgut des Bakteriums heraus und startet doch noch das Killerprogramm, vermehrt sich in der Bakterienzelle massenhaft und tötet sie ab. Dieser Lebensstil wird *lysogen* genannt, der »Killer only«-Style heißt *lytisch* (Abb. 13, Seite 218).

Wenn sich der lysogene Phage aus dem Bakterienerbgut herausschneidet, ist er manchmal etwas nachlässig und lässt auch Teile des Bakterienerbguts mitgehen. Es kann vorkommen, dass dabei Gene transferiert werden, die ein Bakterium für Menschen gefährlicher machen, zum Beispiel Antibiotikaresistenz-Gene oder Gene für toxische Stoffe. Viele lysogene Phagen tragen solche gefährlichen Gene mit sich und können sie an ihr nächstes Opfer weitergeben. Lysogene Phagen haben deshalb in der Sammlung eines Phagentherapeuten nichts verloren (ein weiterer Grund ist, dass ihre Killereffizienz wesentlich kleiner ist als jene der lytischen Phagen).

! Darum lautet ein weiteres wichtiges Prinzip der Phagentherapie: Es werden nur lytische Phagen verwendet.

> Über eine spektakuläre Ausnahme berichten wir auf Seite 81. Und über weitere spannende Details zu diesem phagenvermittelten Gentransfer sowie über einen dritten Phagen-Lifestyle, der erst vor Kurzem so richtig entdeckt wurde, auf den Seiten 179 und 185.

Doch zurück zu unserem Patienten Rainer Kissling. Vom 6. bis zum 8. Januar 2016 verabreichten wir ihm viermal Phagen. Unter Beobachtung in einem Röntgengerät setzten wir ihm eine Kanüle so ein, dass sie vom Äußeren der Brust zum Infektionsherd am Aortenbogen reichte. Durch diesen Zugang injizierten wir alle zwölf Stunden 20 Milliliter einer hochkonzentrierten Phagenlösung. Dies gemäß dem nächsten Prinzip:

! Die Phagen sollten so direkt wie möglich zum Infektionsherd gebracht werden.

Parallel zu den Phagen erhielt Rainer Kissling weiterhin eine Kombination zweier Antibiotika. Dies wird oft so praktiziert. Der Grund: Die Phagentherapie ist eine experimentelle Behandlung. Es wäre ethisch nicht vertretbar, auf Antibiotika zu verzichten, die gemäß Labortests möglicherweise noch eine Wirkung gegen die Infektion des Patienten entwickeln (auch wenn sie sehr klein ist). Dies macht es jedoch schwieriger abzuschätzen, welchen Anteil die Phagen an der Heilung hatten. Man kann in solchen Fällen also nicht eindeutig sagen, ob sie die Infektion gestoppt haben – auch wenn die Beobachtung dies in vielen Fällen nahelegt: Nach monatelanger Antibiotikabehandlung tritt eine Besserung erst auf, wenn auch Phagen eingesetzt werden.

Bei Rainer Kissling waren die Bakterien schon kurz nach der Phagenbehandlung nicht mehr im Blut nachweisbar. Der Infekt um die Gefäßprothese bildete sich zurück und verschwand, wie Untersuchungen mit dem sogenannten PET-Computertomografen sieben Monate später zeigten. Die Bakterien kehrten bis heute nicht zurück.

! Der Nachweis, dass die Bakterien tatsächlich aus dem Blut (und wenn möglich aus dem betroffenen Gewebe) verschwunden sind, ist Teil der Qualitätskontrolle bei einer Phagentherapie. Diese fehlte früher in vielen Fällen.

Bei manchen Infekten können Bakterienherde im Gewebe zurückbleiben, die manchmal erst nach Jahren wieder akute Infektionen auslösen. Bekannte Problemfälle sind Infektionen des Knochens und von Prothesen oder medizinischen Geräten wie Herzschrittmachern, an denen sich hartnäckige Biofilme bilden können (Abb. 5 und 6, Seite 211).

FORSCHUNG AM LEBENDEN PATIENTEN

Vielleicht der berühmteste Fall in der jüngeren Geschichte der Phagentherapie ist jener des US-Amerikaners Tom Patterson. Der Professor für Psychiatrie erkrankte 2016 an einer Bauchspeicheldrüsenentzündung, ausgelöst durch einen Gallenstein und eine Infektion mit *Acinetobacter baumannii* – einem gefürchteten Keim, weil oft multiresistent und schwer behandelbar. Die Ärzte versuchten, den Abszess in der Bauchspeicheldrüse durch mehrere Kanülen zu leeren, und behandelten ihn mit Antibiotika. Trotzdem verschlechterte sich der Zustand Pattersons über vier Monate zusehends. Seine Frau, Steffanie Strathdee, machte sich verzweifelt auf die Suche nach Hilfe und stieß dabei auf die Phagentherapie. Sie kontaktierte verschiedene Phagenforscher, und eine weltweite Suche nach passenden Phagen begann.

Innerhalb kurzer Zeit fanden Wissenschaftler eines Labors der US Navy in ihrer Sammlung vier Phagen, die in den Tests die *A.-baumannii*-Keime aus Pattersons Körper in Schach hielten. Wissenschaftler der Texas A&M University identifizierten vier weitere wirksame Phagen. Es war höchste Zeit: Tom Pattersons Nieren und Lungen versagten, er fiel ins Koma und musste beatmet werden. Die Ärzte pumpten einen Cocktail aus vier »texanischen« Phagen durch die Kanülen in die Abszesse in Pattersons Bauch und in die Gallenblase. Zwei Tage später tropften sie per Infusion (intravenös, i. v.) die vier »Navy-Phagen« in den Blutstrom. Auch Tom Patterson erhielt weiterhin Antibiotika.

Phageninfusionen direkt ins Blut galten lange als zu heikel. Die Phagen werden in einer Bakterienkultur vermehrt, danach separiert man die

Viren mit verschiedenen Methoden von den verbliebenen Bakterien und ihren Bruchteilen. Doch das Immunsystem reagiert sehr empfindlich, wenn geringe Mengen bestimmter Bakterientrümmer ins Blut gelangen. Es kann zu hohem Fieber und Schockzuständen kommen. Die Behandlung von Tom Patterson, Waël Rezig und anderen Patientinnen haben aber gezeigt, dass sich die Phagen so gut reinigen lassen, dass Infusionen möglich sind. Dies erweitert das Einsatzgebiet der Phagentherapie beträchtlich.

Drei Tage nach der ersten Phageninfusion wachte Tom Patterson aus dem Koma auf. Aber er war noch nicht über den Berg. Nach einiger Zeit zeigten Tests mit *A.-baumannii*-Bakterien, die die Ärzte aus seinem Blut isoliert hatten, dass die Keime gegen die eingesetzten Phagen resistent geworden waren. In aller Eile suchten die Navy-Forscher einen weiteren Phagen heraus, der die resistenten Bakterien bekämpfen konnte. Da Tests zeigten, dass dieser in Kombination mit einem der vier ursprünglichen »Navy-Phagen« besser wirkte als allein, erhielt Tom Patterson diesen Doppelcocktail für weitere zwei Wochen intravenös, dann wurden die Phagen und schließlich auch die Antibiotika abgesetzt.

Der Fall bestätigt, dass während einer Behandlung Resistenzen gegen Phagen auftreten können – und dass man in einem solchen Notfall tatsächlich neue Phagen finden kann.

Allerdings war dies nur möglich, weil zahlreiche Forscherinnen und Forscher intensiv danach gesucht haben. Heute arbeitet Tom Patterson wieder. Er hat zusammen mit seiner Frau ein Buch geschrieben, das sein Renkontre mit dem Tod und die Rettung durch die Phagen erzählt.

Der Fall Tom Patterson – und alle anderen, die wir bisher diskutiert haben – zeigt: Die Behandlung mit Phagen ist in höchstem Maß personalisierte Medizin.

Viele Phagenfachleute halten diese Personalisierung für den besten Weg, manche sogar für den einzig gangbaren. Das wirft allerdings eine Reihe von Fragen auf: zum Beispiel, wer bei diesem Modell die Phagenpräparate herstellt und wer sie bezahlt. Heute funktioniert die Therapie nur, weil Krankenhäuser und Forschungslabore meistens für die Kosten aufkommen.

Fraglich ist auch, ob man trotz des personalisierten Ansatzes die nötigen klinischen Studien organisieren kann, die man für eine reguläre Zulassung der Phagen durch die Behörden braucht – und ebenfalls für wissenschaftlich eindeutige Angaben, in welchen Fällen die Methode funktioniert. Klinische Studien sind das Gegenteil von Personalisierung: Sie funktionieren nach dem Prinzip, dass einige Hundert oder Tausend vergleichbare Fälle identisch behandelt werden und mit gleich vielen Fällen verglichen werden, die mit einem Scheinmedikament (Placebo) oder einer bereits etablierten Methode therapiert werden.

Wir werden all diese Fragen behandeln – im nächsten Kapitel schauen wir uns aber erst einmal das Modell der personalisierten Phagentherapie etwas genauer an.

4. KAPITEL

PHAGEN-THERAPIE VERTIEFT BETRACHTET

LESEN SIE DIESES KAPITEL, WENN SIE ERFAHREN WOLLEN, …

_ woher die Phagen stammen, die für die Therapie eingesetzt werden,

_ warum Phagen gegen Biofilme besser wirken könnten als Antibiotika,

_ mit welch cleveren Tricks man Phagenresistenzen bekämpfen kann,

_ wie Wissenschaftler und Ärztinnen mit »hyperpersonalisierten« Phagenbehandlungen Leben gerettet haben.

Kurz: wie intensive Forschung die Phagentherapie voranbringt.

MEDIZINISCHES KUNSTHANDWERK

Der Begriff der »personalisierten Medizin« wurde zwar in den letzten Jahrzehnten geprägt, aber die Natur der Phagen hat dafür gesorgt, dass die 100-jährige Phagentherapie im Kern seit Anbeginn personalisiert war: Schon der Pionier Félix d'Hérelle betonte, dass man vor einer Behandlung die Bakterien aus dem Patienten isolieren und im Labor testen müsse, ob sie von den ausgewählten Phagen abgetötet würden. Und es gibt weitere Gründe, warum viele Fachleute den personalisierten Ansatz favorisieren. Schon allein deswegen, weil es heute noch viele offene Fragen gibt und die Ärzte fast bei jedem neuen Fall die passgenaue Therapie finden müssen. Ihre Lernkurve der letzten fünf, sechs Jahre ist beeindruckend. Sie hat es möglich gemacht, dass sich die heilenden Viren in der modernen Medizin eine kleine Nische zurückerobert haben.

Die Fairness gebietet es jedoch, jenen Forscherinnen und Ärzten Anerkennung zu zollen, die die Phagentherapie bewahrt und weiterentwickelt haben, als sie in den westlichen Ländern so gut wie vergessen worden war: den sowjetischen Wissenschaftlern und ihren Nachfolgerinnen in Russland, Georgien und Polen. In Georgien und Russland ist die Therapie ein normaler Teil des medizinischen Angebots – einiges an Wissen und Erfahrung ist von dort in die westlichen Länder geflossen. Und nicht nur das: Viele der Phagen, die heute in Deutschland oder in Belgien eingesetzt werden, stammen aus den Phagensammlungen, die Institute in Georgien und Russland über Jahre angelegt haben.[1] Auch viele Phagen im »Medizinschrank« des Nationalen Zentrums für Phagen-Therapie der MHH haben ihren Ursprung in Moskau und anderen russischen Städten.

Beginnen wir den genaueren Blick auf die personalisierte Phagentherapie bei diesem Punkt: Woher kommen die heilenden Viren, die

1 Im Buch *Gesund durch Viren,* das einer von uns (TH) 2003 veröffentlichte, werden die spannende Geschichte der Phagenmedizin in Georgien und ihre Beiträge zum heutigen Wissen nachgezeichnet (Piper, München 2003).

Ärzte den Kranken spritzen oder auf eine Wunde träufeln? Ursprünglich stammen sie alle aus der Natur. Phagen kommen überall dort vor, wo sie ihr Futter finden, also jene Bakterien, die ihnen munden.

P. aeruginosa zum Beispiel lebt im Boden, im Wasser, auf Pflanzen, aber auch auf dem Menschen: auf der Haut, im Rachen oder im Darm. (Der Kasten ab Seite 31 erklärt, dass die meisten Bakterien, die geschwächte Menschen krank machen, Gesunde harmlos besiedeln können.) *K. pneumonia* tummelt sich auf Mensch und Tier, im Boden, in verschmutzten Bächen und Teichen und im Abwasser. Brauchen Phagenforscherinnen Nachschub, suchen sie überall dort, wo die entsprechenden Bakterien vorkommen – also im Boden, in Gewässern und ja, auch im Abwasser und anderen Quellen, die nicht gerade medizingerecht klingen: Vielversprechend ist etwa das Abwasser eines Krankenhauses, in dem problematische antibiotikaresistente Bakterien aufgetaucht sind. (Kapitel 8 erzählt ausführlich, wo Phagen überall in der Natur vorkommen und wie sie sämtliche Ökosysteme der Erde prägen.)

Einige Phagen, die wir im Nationalen Zentrum für Phagen-Therapie einsetzen, haben russische Forscher aus dem Abwasser von Moskau isoliert, andere aus jenem einer Rinderzucht, ein Virus stammt sogar aus den Wunden eines Patienten. Und einige Leserinnen und Leser erinnern sich vielleicht: Der *Shigella*-Phage, den Pionier Félix d'Hérelle zuallererst eingesetzt hatte, stammte aus dem Stuhl von Durchfallpatienten. Gut zu wissen: Neue Phagen werden im Verlauf der Isolierung und Charakterisierung im Labor und später bei der Herstellung sorgfältig gereinigt – ein Phagenpräparat, mit dem Patienten behandelt werden, hat nicht die geringsten Abwasser- oder Stuhlspuren an sich.

Manche der neuen Zentren, die Phagentherapie einsetzen, haben wie die traditionellen Institute in Georgien, Russland und Polen Sammlungen aufgebaut, sogenannte Phagenbanken. Die meisten konzentrieren sich auf eine bestimmte Zahl von Bakterienspezies mit den zugehörigen Phagen. Muss ein Patient behandelt werden, kann man in einer solchen Bank rasch nach passenden Phagen suchen (Seite 136).

In vielen Fällen werden zudem verschiedene Phagenarten zu einem Behandlungscocktail kombiniert, um das enge Wirkungsspektrum zu erweitern und um Resistenzen vorzubeugen (Seite 60). Dies funktioniert besonders gut, wenn die unterschiedlichen Phagen des Cocktails an unterschiedlichen Stellen an die Bakterien andocken, bevor sie in die Zelle eindringen: Verändert ein Bakterium einen dieser sogenannten Phagenrezeptoren, um einen Phagen abzuwehren, können die anderen Phagen im Cocktail noch immer an den anderen Rezeptoren angreifen.

Allerdings ist es aufwendig, bei jedem Phagen zu bestimmen, welche Eintrittspforte er benutzt. Die meisten Cocktails werden deshalb nicht nach dieser Methode zusammengestellt. Es gab aber interessante Ausnahmen, zum Beispiel als eine Patientin mit einer hartnäckigen Blaseninfektion behandelt werden sollte. Der verantwortliche Keim war ein *E.-coli*-Stamm und die Therapeutinnen wählten die zwei Phagen des Cocktails so aus, dass eine aufkommende Resistenz des *Coli*-Stamms gegen den einen Phagen die Wirkung des anderen nicht tangieren würde.

Die Phagentherapeuten aus Georgien setzen seit vielen Jahrzehnten routinemäßig Cocktails ein. Sie haben Methoden entwickelt, um diese stetig zu verbessern.

Abgesehen von der Notwendigkeit, die an einer Infektion beteiligten Bakterien »zu treffen«, geht es auch darum, die Phagenmischungen à jour zu halten: Die vorherrschenden Bakterienstämme verändern sich mit der Zeit und die Cocktails müssen an die veränderte »Bakterienlage« angepasst werden. Man testet dazu regelmäßig, welche Phagen aus der Bank gegen die aktuell vorkommenden Bakterienstämme noch wirken. Dank ausgeklügelter Zuchtverfahren können die Phagen in der Bank auch an neue Stämme angepasst werden. Grob gesagt funktioniert dies, indem ein Phagencocktail wiederholt mit Bakterienstämmen kultiviert wird, auf denen die einzelnen Phagen nicht mehr gedeihen. In der gemischten Kultur kombinieren einzelne Phagen ihr Erbgut miteinander, wenn sie gleichzeitig eine Bakterienzelle befallen (das kann auch passieren). So entstehen sogenannte rekombinierte Phagenarten, die neue Bakterienstämme attackieren können. Auf diese Weise kann man auch Phagen züchten, die eine größere Bandbreite von Bakterienstämmen angreifen – oder Phagenvarianten mit einer besseren Wirksamkeit.

PHAGEN ÜBERWINDEN HARTNÄCKIGE BIOFILME

Es ist das Schicksal einer exotischen Therapie, dass sie nur dann eingesetzt wird, wenn Standardmethoden nicht mehr helfen. Das heißt: Die Phagentherapie muss sich in besonders schwierigen Fällen beweisen. Schauen wir uns einige solche Fälle an, denn sie stehen für viele Patientinnen und Patienten, die auf Heilung hoffen. Als erstes Beispiel sollen chronische Infektionen dienen, bei denen Biofilme im Spiel sind (bereits kurz dargestellt in den Kapiteln 2 und 3 sowie in Abb. 5 und 6, Seite 211).

Falls Sie schon einmal einen Eimer reinigen wollten, den Sie im Garten vergessen haben, oder eine Trinkflasche, die über Wochen immer wieder aufgefüllt wurde, dann haben Sie bereits mit Biofilmen Bekanntschaft geschlossen: Diese schleimige und gleichzeitig zähe Schicht auf der Innenseite des Gefäßes, die sich auch mit energischem Schrubben kaum entfernen ließ, das war ein Biofilm. Aus Sicht der Bakterien sind Biofilme äußerst heimelige Wohngemeinschaften, die ihnen ein sicheres Leben garantieren. Um einen Biofilm aufzubauen, produzieren Mikroben besonders stabile, lange Moleküle, mit denen sie ihre WG umhüllen. Das verleiht ihr eine erstaunliche mechanische Resistenz (die erfolglose Schrubberei!) und Schutz gegen eindringende Stoffe.

Wenn Sie nun gesagt bekommen, dass Bakterien auch gerne Biofilme im Innern von Menschen bilden, und wenn Sie dann noch eins und eins zusammenzählen, so sehen Sie das Unheil: zusammengerottete Bakterien, die sich durch eine zähe Schicht schützen, welche das Immunsystem und Antibiotika von ihnen fernhält. Labormessungen haben gezeigt, dass es für manche Biofilme die 1000-fache Menge eines bestimmten Antibiotikums braucht, um die Bakterien darin bekämpfen zu können. Dies kommt einer Zauberformel zugunsten hartnäckiger, chronischer Infektionen gleich, zum Beispiel in der Lunge von Menschen mit zystischer Fibrose, einem angeborenen Leiden, das die Lebenserwartung in Deutschland auf durchschnittliche 55 Jahre verkürzt. Oder bei Knocheninfektionen und manchen Entzündungen der Blase. Bakterien lassen ihre Biofilme auch gerne auf Implantaten wachsen, die die moderne Medizin immer häufiger in den Körper pflanzt: Gelenk- und Gefäßprothesen, Herzschrittmacher, Pumpen, die das Herz unterstützen. Selbst »temporäre Implantate« können betroffen sein, etwa Blasenkatheter.

Was können Phagen gegen Biofilme ausrichten? Viele sind mit Enzymen ausgerüstet, die die Schutzschicht von Biofilmen auflösen können. Ist diese weg, können die Phagen oft auch die freigelegten Bakterien attackieren. Das wurde in zahlreichen Experimenten im Reagenzglas und im Tierversuch gezeigt. Diesen Vorgang im Körper zu verfolgen, ist zwar schwierig, es gibt aber Fälle, bei denen höchstwahrscheinlich ein Biofilm im Spiel war und in denen Phagen zumindest zur Heilung beitrugen.

In einem Fall wurde ein 88-jähriger Patient behandelt, dessen Knieprothese von *P. aeruginosa* besiedelt war. Er konnte sein krankes Bein deswegen nicht mehr benutzen. In einer solchen Situation wird das Knie geöffnet, der Infektherd und abgestorbenes Gewebe herausgeschnitten und es werden massiv Antibiotika eingesetzt. (Manchmal muss auch die Prothese gewechselt werden.) Doch sechs Monate nach der invasiven Putzaktion, die Chirurgen »Débridement« nennen, erlitt der Patient einen Rückfall. Der sehr betagte Mann litt an Herzinsuffizienz, ein erneuter Eingriff war zu gefährlich. Stattdessen injizierten ihm die Ärzte Phagen ins Gelenk und gaben ihm zusätzlich Antibiotika. Kurz darauf normalisierten sich die Entzündungswerte im Blut und sechs Monate nach der Operation konnte der Mann wieder problemlos an Krücken gehen. Der verantwortliche Infektiologe, Tristan Ferry vom Centre Hospitalier Universitaire de Lyon, hält es für sehr wahrscheinlich, dass die Phagen mitverantwortlich waren für den Erfolg – also den Abbau des Biofilms und die Heilung der Infektion (oder zumindest deren Unterdrückung). Normalerweise seien in einem solchen Fall die Heilungschancen ohne Phagen sehr gering. Auch am Nationalen Zentrum für Phagen-Therapie der MHH haben wir einige Patienten erfolgreich behandelt, bei denen sehr wahrscheinlich Biofilme beteiligt waren.

Wie zielgenau der personalisierte Phageneinsatz bei Biofilmen erfolgen kann, zeigt ein weiterer Fall. Ein 76-jähriger Patient litt an einem Aneurysma, einer Ausstülpung eines Blutgefäßes, in seinem Fall der Aorta. Das Blutgefäß könnte reißen, dann besteht akute Lebensgefahr. 2012 ersetzten Chirurgen einen Teil der Hauptschlagader mit einer Prothese aus Kunststoff. Später entstand ein Infektionsherd um die Prothese. Mehrfach öffneten die Chirurgen den Brustkorb, entfernten krankes Gewebe und behandelten danach die *Pseudomonas*-Infektion mit diversen Antibiotika. Erfolglos. *P. aeruginosa* ist von Natur aus gegen viele Antibiotika unempfindlich. Durch eine Fistel, eine schlauchartige Verbindung zwischen dem Infektionsherd und der Haut auf dem Brustkorb, drang immer wieder Sekret ins Freie. So lebte der Mann drei Jahre, bis der Ausfluss immer blutiger wurde. Die Ärzte fürchteten, dass die Infektion die Aorta angreifen und zerstören könnte. Dies hätte das Ende bedeutet. Doch eine neuerliche Operation erschien sehr riskant.

In dieser Situation schlug ein Team um die Phagenforscher Benjamin Chan und Paul Turner von der Yale University eine clevere Behandlungsstrategie vor. Sie hatten schon eine Weile mit einem sehr aktiven *P.-aeruginosa*-Phagen gearbeitet und konnten nun in Labortests zeigen, dass dieser einen Biofilm, den Bakterien des Patienten gebildet hatten, gut auflöste – um Längen besser als zwei Antibiotika, die sie damit verglichen. Damit nicht genug: Der Phage OMKO1 bindet bei seinem Angriff an ein Protein auf der Bakterienoberfläche, das Bestandteil einer Molekülpumpe ist. Mit dieser Pumpe spediert das Bakterium Antibiotika hinaus, die in sein Inneres vorgedrungen sind. Werden sie von OMKO1 angegriffen, verändern manche Pseudomonaden dieses Pumpenprotein und werden so gegen den Phagen resistent. (Erinnern Sie sich an den Kasten auf Seite 53, in dem wir den evolutionären Wettlauf zwischen Phagen und Bakterien erklärt haben?) Aber diese phagenresistenten Bakterien bezahlen einen Preis: Ihre Antibiotikapumpe funktioniert nicht mehr so gut und sie werden anfälliger gegenüber Antibiotika. Die Ärzte injizierten dem Patienten einen Mix aus OMKO1-Phagen und dem Antibiotikum Ceftazidim. Danach war alles ruhig, bis es etwa vier Wochen später aus der Fistel blutete – ein Zeichen, dass die Aorta beschädigt war. In einer Notoperation mussten dem Patienten Teile der Aorta und der Gefäßprothese ersetzt werden. Proben aus dem Eingriff zeigten danach: Der *Pseudomonas*-Keim war zur Zeit der Blutung schon verschwunden gewesen, die Combo aus OMKO1 und Ceftazidim hatte gewirkt.

Phagenexpertinnen gehen davon aus, dass die Kombination aus Phagen und Antibiotika auch ohne den OMKO1-Trick gewinnbringend sein kann.

Man kann sich das so vorstellen: Die Phagen lösen mit ihren Enzymen die Schutzschicht des Biofilms auf und verschaffen so sich und den Antibiotika Zugang zu den verschanzten Bakterien. Eine Laborstudie hat denn auch gezeigt, dass die kombinierte Wirkung am besten funktioniert, wenn zuerst die Phagen auf den Biofilm einwirken können und erst einige Stunden danach die Antibiotika eingesetzt werden.

Allerdings gibt es auch Publikationen, die von Behandlungsmisserfolgen berichten. Dafür sind verschiedene Gründe denkbar. Nicht alle Phagen können die Schutzschicht der Biofilme auflösen. In anderen Fällen könnten sogenannte »Persister Cells« die Ursache sein, Bakterienzellen im Biofilm, die in eine Art Winterschlaf verfallen sind. In diesem Zustand können sie von Phagen (und vielen Antibiotika) kaum angegriffen werden. Es scheint allerdings auch Phagen zu geben, denen selbst dieses Kunststück gelingt – zumindest in Labortests. Ein weiterer Grund für Misserfolge könnte sein, dass manche Biofilme von verschiedenen Bakterienarten gleichzeitig besiedelt sind. Man müsste in einem solchen Fall einen Phagencocktail einsetzen, der alle Arten abdeckt – oder eben Phagen und Antibiotika kombiniert anwenden.

AUS DER NOT WIRD EINE TUGEND

Lange war der kombinierte Einsatz von Phagen und Antibiotika der Not geschuldet: Weil die Phagentherapie als experimentell eingestuft ist, ist es ethisch und fachlich kaum vertretbar, bei lebensgefährlichen Infektionen auf Antibiotika zu verzichten, selbst wenn ihr Nutzen wegen vorhandener Resistenzen zweifelhaft ist. Mittlerweile aber sehen viele Phagenforscherinnen und Forscher in der Kombinationstherapie sogar einen vielversprechenden Ansatz. Sie gehen davon aus, dass die beiden grundverschiedenen Wirkstoffe oft synergistisch wirken – das heißt, dass sie in der Kombination wirksamer sind als die beiden addierten Einzelwirkungen es erwarten lassen. Oder dass die Wirkung der Phagen multiresistente Bakterien wieder anfälliger für manche Antibiotika macht, wie im Fall des OMKO1-Phagen beschrieben.

In der Zwischenzeit gibt es dafür eine Vielzahl experimenteller Hinweise. Zum Beispiel zeigten Forscher des US-Militärs, dass ein multiresistenter *P.-aeruginosa*-Stamm gegen vier verschiedene Antibiotika wieder sensitiv wurde, wenn er gleichzeitig mit einem Cocktail aus fünf Phagen konfrontiert wurde. Analysen des Erbguts der Bakterien ergaben, dass die Kombinationstherapie Mutationen in jenen Genen unterdrückte, die für eine Resistenz der Bakterien gegen Phagen wichtig wären. Eine Kombination aus dem Phagencocktail und dem Antibiotikum Ceftazidim konnte die Wunden von infizierten Mäusen nach vier Tagen sterilisieren, während dies Phagen oder Ceftazidim einzeln nicht gelang.

In derselben Studie zeigte sich ein weiterer positiver Effekt. In sehr seltenen Fällen konnten die Forscher auch nach der Kombinationstherapie einzelne Bakterien aus dem Wundgewebe isolieren. Aber diese Bakterien waren weniger virulent, sie hatten sozusagen weniger krank machende Energie. Weitere Versuche enthüllten: Manche Phagencocktails können eine solche Abschwächung der Virulenz auch allein hervorrufen. Im realen Fall einer Therapie beim Menschen kann dies unter Umständen den Unterschied ausmachen, der zu einer Heilung führt: Die Phagenbehandlung oder eine Kombinationstherapie aus

Phagen und Antibiotika reduziert die Zahl der Bakterien im Körper und schwächt die restlichen Keime so weit, dass das Immunsystem den Rest übernehmen kann und die Heilung eintritt. Experimente mit Mäusen konnten solch eine Zusammenarbeit zwischen Phagen und Immunsystem zeigen.

Dank cleverer Experimente haben Forscher enträtselt, was passiert, wenn Bakterien gegen einen Phagen resistent, dafür aber weniger virulent werden: In einem Fall veränderte sich die Zellhülle eines *Pseudomonas*-Stammes. Diese ist ein wichtiger Faktor, der die Gefährlichkeit des Bakteriums im Körper beeinflusst. In Experimenten erkaufte sich der Problemkeim *A. baumannii* die Phagenresistenz damit, dass er für das menschliche Immunsystem leichter angreifbar wurde und zusätzlich wieder sensitiv für sogenannte Betalactam-Antibiotika.

In einigen Fällen konnte eine Synergie zwischen Antibiotika und Phagen nicht nur im Labor gezeigt werden, sondern auch beim Einsatz in Patienten – oder sie erschien zumindest als sehr wahrscheinlich. Dies war zum Beispiel bei Waël aus Kapitel 1 der Fall, bei Tom Patterson ebenfalls, dessen Fall wir in Kapitel 3 beschrieben haben, und bei einer 63-jährigen Patientin aus China mit einer wahrhaft hartnäckigen Blasenentzündung. Sie machte sie zwischenzeitlich so krank, dass sie auf der Intensivstation behandelt wurde. Die Phagentherapeuten mussten nacheinander drei verschiedene Phagencocktails gegen die Klebsiellen in der Blase der Frau einsetzen, weil jedes Mal kurz nach Beginn der Therapie Phagenresistenzen auftraten. Als sie den dritten Cocktail mit zwei Antibiotika kombinierten, wurde die Frau gesund. Im Labortest waren sowohl der Phagencocktail als auch das Antibiotika-Duo einzeln eingesetzt nicht in der Lage, die Bakterien zu bekämpfen.

Ein Wort der Vorsicht: Es gibt auch Kombinationen aus Phagen und Antibiotika, die einander hemmen können. Wenn bei einer Behandlung die Zeit dafür bleibt, sollten die Ärzte also das Zusammenspiel zwischen den Phagen und Antibiotika, die sie einsetzen möchten, im Labor testen.

NAH DRAN IST BESSER

Die personalisierte Natur der Phagentherapie zeigt sich auch darin, auf welch unterschiedlichen Wegen die Phagen verabreicht werden: Man kann sie schlucken, injizieren, per Katheder in Körperhöhlen einflößen, inhalieren oder in Gele verpackt im Gewebe deponieren (die Liste ist nicht vollständig). Phagen sind aus klassisch medizinischer Sicht ungewöhnliche Wirkstoffe; es sind »lebende« Viren, sie sind verglichen mit den meisten chemischen Medikamenten groß und sie haben je nach Phagenart sehr unterschiedliche Eigenschaften. Darum ist noch viel weniger über ihr Verhalten im Körper bekannt, als jedem Arzt lieb sein kann – darüber mehr im nächsten Kapitel.

Hier wollen wir uns auf eine Maxime konzentrieren, die wir in Kapitel 3 gestreift haben: Meistens ist es am effektivsten, die Phagen möglichst nah zum infektiologischen Geschehen zu bringen.

Diese Maxime mag banal klingen, ist sie aber nicht. Es gab in der Geschichte der Therapie Anhänger einer oralen Gabe, obwohl die Phagen auf diesem Weg viele Hürden überwinden müssen, bis sie zum Beispiel bei einem Abszess im Fuß angelangt sind: Erst müssen sie durchs Säurebad im Magen, was viele Phagen gar nicht mögen, danach müssen sie vom Darm durch die Darmwand ins Blut gelangen und von dort bis zum Fuß, wo sie aus dem Blut ins Gewebe und zum Abszess vordringen müssen. Eine beschwerliche Reise, die wir in Kapitel 5 betrachten werden. Hier genügt die Bemerkung: Manche Phagen schaffen das zwar, aber oft ist es besser, sie direkt vor Ort zu bringen.

Wir haben in den vorangegangenen Kapiteln ganz nebenbei gehört, wie man das erreichen kann. Zum Beispiel, indem man während eines Eingriffs die Phagenlösung direkt in die betroffene Körperhöhle oder ins Gewebe appliziert. Verschiedene Teams, darunter auch wir am Nationalen Zentrum für Phagen-Therapie der MHH, haben eine weitere Möglichkeit entwickelt, um die Phagen im Gewebe zu deponieren – und zwar auf eine Weise, dass sie von diesem Depot aus kontinuierlich über längere Zeit abgegeben werden. Das kann sehr vorteilhaft sein.

Wir nutzen einen Gewebekleber, der in der Chirurgie seit Längerem verwendet wird. Es ist eine Art Zweikomponentenkleber aus dem Starter Thrombin und dem eigentlichen Klebstoff Fibrinogen. Beides sind menschliche Proteine. Zu diesem Mix kann man eine hochkonzentrierte Lösung von Phagen geben und das Ganze während der Operation in den Infektionsherd platzieren, zum Beispiel um eine infizierte Gefäßprothese herum. Es bildet sich um die Prothese ein Fibringel, das für den Körper nichts Fremdes ist und langsam Phagen abgibt. Wir haben solche Fibrin-Phagendepots bereits mehrfach erfolgreich eingesetzt (Abb. 21, Seite 223).

Eine etwas anders geartete Strategie hat ein Team um Anthony Maresso vom Baylor College of Medicine in Houston ersonnen. Die Forscher fanden einen *E.-coli*-Phagen, der bevorzugt an menschliche Schleimhaut im Darm oder in der Blase bindet. Auf diese Weise könnte der Phage namens ES17 besonders nah an die Bakterien gelangen, wenn diese auf einer Schleimhaut einen Biofilm bilden. Ärztinnen haben ES17 bereits einmal bei einer hartnäckigen Blaseninfektion eingesetzt. Ob seine Vorliebe für Schleimhäute zur Heilung beigetragen hat, konnten sie allerdings nicht nachweisen.

Im Tierexperiment demonstrierten die Baylor-Forscher, dass ES17 eine *E.-coli*-Darminfektion heilen konnte, gegen die andere Phagen machtlos waren. Es ist bekannt, dass sich manche Darminfektionen nicht einfach mit Phagen heilen lassen, vielleicht, weil sich die Bakterien in die verwinkelten Strukturen der Darmschleimhaut zurückziehen. Dort sind sie für viele Phagen kaum angreifbar – außer für Phagen wie ES17, die an Zuckermoleküle binden, welche in der menschlichen Schleimhaut vorkommen. Das Forscherteam vermutet: ES17 ist ein Jäger, der im Ökosystem des Darms entstanden ist, um dort Beute jagen zu können, die sich in der Schleimhaut versteckt (Seite 105 und 109).

WIE FLEISSIGE STUDENTINNEN UND BRILLANTE FORSCHER EINEM MÄDCHEN DAS LEBEN RETTETEN

Wir haben am Anfang dieses Kapitels geschrieben, dass die personalisierte Phagenbehandlung in den letzten fünf bis sechs Jahren eine steile Lernkurve hingelegt hat, und haben dies mit Beispielen illustriert. Dies zeigt, wie viel man für Patientinnen und Patienten herausholen kann, wenn man über genügend Wissen verfügt. Dies möchten wir mit einem abschließenden Fall bekräftigen, bei dem die personalisierte Medizin auf die Spitze getrieben wurde.

Am Anfang dieser Geschichte steht ein schwer krankes Mädchen, Isabelle Carnell. Sie leidet an zystischer Fibrose (CF), auch Mukoviszidose genannt. Die Krankheit ist angeboren; ein Gendefekt führt dazu, dass in manchen Organen des Körpers zäher Schleim entsteht. Besonders betroffen ist meist die Lunge, bei Isabelle Carnell wurden auch die Bauchspeicheldrüse, die Leber und der Verdauungstrakt in Mitleidenschaft gezogen. Schließlich schrumpfte ihre Lungenfunktion um zwei Drittel, im Blut stieg die CO_2-Konzentration an. In den meisten Fällen nisten sich in der Lunge multiresistente Keime ein, die eine große Gefahr darstellen. So auch bei Isabelle Carnell: Sie litt über Jahre an einer Infektion mit *P. aeruginosa* und *Mycobacterium abscessus*, einem Verwandten des Tuberkulosebakteriums, das notorisch schwer zu behandeln ist. Als sie 15 Jahre alt war, mussten ihr ihm September 2017 beide Lungenflügel durch ein neues Organ ersetzt werden.

Zur Sicherheit verabreichten ihr die Ärzte mehrere Antibiotika, mussten diese aber wegen schwerer Nebenwirkungen bald absetzen. Eine Woche nach der Transplantation wurde die Operationswunde tiefrot, *M. abscessus* meldete sich zurück. Wenn sie sehe, dass eine junge CF-Patientin nach der Transplantation eine Wundinfektion bekomme, werde ihr Herz schwer, weil sie den Fortgang kenne, sagte Isabelle Carnells Lungenärztin Helen Spencer dem Wissenschaftsmagazin *Science*: »Es ist ein quälender Verlauf, der für alle betroffenen Kinder, die wir behandelt haben, tödlich endete.« An mehreren Stellen auf Isabelles Haut bildeten sich dunkle, eiternde Stellen. Als ihre Leber immer schlechter arbeitete, musste sie auf die Intensivstation verlegt werden. Nun hatten sich auch im Innern des Körpers Infektionsherde etabliert. Die Ärztinnen sagten Isabelles Mutter, dass sie nichts mehr tun könnten.

Jo Carnell-Holdaway nahm ihre schwerkranke Tochter nach Hause. Sie habe damals ausgesehen wie ein Skelett mit übergezogener Haut, erinnerte sie sich später. Sie begann im Internet nach einem Ausweg zu suchen und stieß auf die Phagentherapie. Der Zufall wollte es, dass am Londoner Great-Ormond-Street-Krankenhaus, an dem ihre Tochter behandelt wurde, James Soothill arbeitete. Soothill hatte sich bereits in den 1990ern mit Phagentherapie beschäftigt. 1997 hatte er an einem Meeting in der georgischen Hauptstadt Tiflis teilgenommen; dort kamen westliche Forscher und Geschäftsleute mit georgischen Phagentherapeutinnen zusammen, um mehr über die exotische Therapie zu hören, die in der Sowjetunion praktiziert worden war. Am Treffen hatte auch der Phagenforscher Graham Hatfull partizipiert, der an der University of Pittsburgh seit vielen Jahren an Mykobakterien-Phagen forschte. Nun, 20 Jahre später, wusste Soothill genau, wen er anfragen musste, wenn es um Phagentherapie für Mykobakterien ging: Graham Hatfull. Noch niemand hatte es bisher gewagt, Phagen gegen *M. abscessus* einzusetzen. Wenn jemand dabei helfen konnte, dann Hatfull.

Hatfull übersieht eine Sammlung von 15000 Mykobakterien-Phagen. Wesentlich zu diesem Schatz beigetragen haben zahllose Studenten verschiedener Universitäten, die an »SEA-PHAGES« teilgenommen haben. Dieses Programm soll Studienanfängern einen konkreten Einblick in die Biologie vermitteln. Die Studentinnen gehen in der Umwelt auf Jagd nach Phagen des Bakteriums *Mycobacterium smegmatis* – einem Verwandten von *M. abscessus*. Sie isolieren die Phagen und untersuchen sie im Labor, neu entdeckte Varianten landen in Hatfulls Sammlung. Dort suchte er nun fieberhaft nach Phagen, die auch *M. abscessus* angreifen und so vielleicht der todkranken Isabelle Carnell helfen könnten. Nach langwieriger Suche fand Hatfulls Team genau einen Phagen, der aktiv gegen Isabelles Keime war. Die südafrikanische Studentin, die ihn 2010 im Erdreich unter einer angefaulten Aubergine gefunden hatte, hatte ihn »Muddy« getauft. Doch Hatfull wollte die Behandlung nicht mit »Muddy« allein beginnen. Er befürchtete, dass die zähen *M.-abscessus*-Bakterien eine lange Behandlung erfordern würden und dass deswegen die Gefahr einer auftretenden Phagenresistenz groß sei.

Bei der Suche waren zwar noch zwei weitere Phagen aufgetaucht, die Isabelles Keim attackierten. Aber »ZoeJ« und »BPs« erzeugten im Bakterienrasen keine sauberen und klaren Plaques, sondern nur trübe. Das war ein Hinweis darauf, dass diese Phagen nicht lytisch waren (also die Bakterien vollständig abtöteten), sondern lysogen (also sich in vielen Fällen ins Erbgut der Bakterien einbauten, um dort quasi zu überwintern). Einen Cocktail aus »Muddy« und diesen zwei bestenfalls halbaktiven Phagen zu mixen, das wollte Hatfull nicht wagen – auch wegen der Gefahr, die von lysogenen Phagen ausgehen kann (Kasten Seite 61). Stattdessen griff er auf Know-how zurück, das sich sein Team in jahrzehntelanger Arbeit mit Phagen angeeignet hatte (ohne an Phagentherapie zu denken): Die Forscher hatten eine gentechnische Methode entwickelt, um lysogene Mykobakterien-Phagen in lytische zu verwandeln. »Wir haben dieses Werkzeug vor einem Jahrzehnt entwickelt, aber das interessierte niemanden, bis wir es für eine klinische Anwendung einsetzen konnten«, sagte Hatfull der wissenschaftlichen Zeitschrift *PHAGE*.

Dieses Werkzeug nutzte man nun für Isabelle Carnell. Hatfulls Team verwandelte die lysogenen Phagen ZoeJ und BPs in lytische Varianten. Aber noch immer war Hatfull nicht am Ziel, denn BPs Appetit auf *M. abscessus* ließ zu wünschen übrig. Und so suchte sein Team nach Mutanten von BPs, denen *M. abscessus* besser schmeckte. Dies gelang – endlich war der Dreiercocktail einsatzbereit. Im Juni 2018, sechs Monate nach dem Notruf aus London, wurde Isabelle Carnell in der Great-Ormond-Street-Klinik die erste Dosis Phagen durch eine Kanüle in die Venen getropft. Innerhalb von 72 Stunden nässten ihre Wunden weniger, nach sechs Wochen täglicher Phageninfusionen waren die zahlreichen Infektionsherde so gut wie weg.

Die Ärztinnen verfolgten detailliert, wie das Immunsystem ihrer Patientin auf die Behandlung reagierte und wie viele Phagen im Blut zu finden waren. Das Ergebnis ließ den Schluss zu, dass sich die Phagen in Isabelles Körper vermehrten, sprich die Mykobakterien abtöteten.

Trotzdem ist wie in allen Fallberichten nicht eindeutig zu sagen, ob die Phagen die Heilung brachten. Im wissenschaftlichen Bericht schreibt das Behandlungsteam aber: »Patienten in klinisch vergleichbarem Zustand sind sehr krank und haben eine hohe Sterblichkeit. Der Zustand [der Patientin] verbesserte sich nicht im Zusammenhang mit dem Beginn oder Ende anderer medikamentöser Behandlungen und wir können zeigen, dass sich die Phagen [im Körper] vermehrten.« Sprich: Sie halten es für wahrscheinlich, dass die Phagen für die Heilung wichtig waren.

Heute ist aus der todkranken Isabelle Carnell ein Teenager mit einem fast normalen Leben geworden. Sie geht zur Schule, hat Autofahren gelernt, trifft Freundinnen. Aber die Ärztinnen fanden in einigen Hautknötchen noch Mykobakterien. Darum erhielt Isabelle auch ein Jahr nach dem Behandlungsstart noch zweimal täglich Infusionen. Bisher zeigen die Bakterien in ihrem Körper noch immer keine Resistenz gegen die drei Phagen. Aber sicherheitshalber suchte Hatfulls Team nach weiteren Phagen und wurde einmal fündig.

EIN INTERNATIONALES PHAGENNETZWERK ENTSTEHT

Isabelle Carnells Heilung liefert ein gutes Beispiel, wie die personalisierte Phagentherapie heute praktiziert wird. Meistens braucht es die Zusammenarbeit von Kliniken, Forschungslaboren und Firmen. Es hat sich ein Netzwerk von Expertinnen und Experten entwickelt, die weltweit zusammenarbeiten, um Patienten mit Phagen behandeln zu können. Oftmals läuft es wie in Isabelles Fall: Die Patientinnen oder ihre Angehörigen sprechen ihren Arzt auf die Phagentherapie an und dieser geht auf die Suche nach Spezialisten, die helfen können. Da viele Ärzte noch immer kaum etwas über die Phagentherapie wissen, recherchieren ihre Patienten im Internet und wenden sich direkt an Institutionen mit Erfahrung in Phagentherapie. Dann muss eine maßgeschneiderte Lösung gefunden werden, bei der verschiedene Akteure ihre Expertise beisteuern (Kapitel 6).

Am Nationalen Zentrum für Phagen-Therapie der MHH verfügen wir über eine kleine Sammlung von Phagen, die wir ständig erweitern. Aber manchmal finden sich selbst für gängige Keime wie *S. aureus* keine Phagen, die gegen den spezifischen Stamm aus einem Patienten aktiv sind, oder es geht um eine »exotischere« Bakterienspezies, gegen die wir gar keine Phagen vorrätig haben. Dann müssen wir bei anderen Institutionen und Firmen anfragen, einige besitzen umfangreiche Phagensammlungen. Die Organisation Phage Directory (phage.directory) betreibt eine Plattform, auf der Anfragen für Phagen platziert werden können. Zur Zeit der Niederschrift dieses Kapitels suchten deutsche Ärzte Phagen gegen *Mycobacterium kansasii* und Schweizer Ärztinnen solche gegen *P. aeruginosa*. Frühere Notrufe kamen aus ganz Europa, den USA, Indien, Australien. Bei einer Umfrage, die Phage Directory Ende 2020 durchführte, gaben zwei Dutzend Forschungslabore an, dass sie bereits Phagen für den klinischen Einsatz geliefert hätten.

Viele Institutionen, die Phagen zur Verfügung stellen, sind aber nicht in der Lage, diese in der nötigen Reinheit und Menge zu liefern. Dann muss ein Labor gefunden werden, das diese anspruchsvolle Aufgabe beherrscht: Die Phagen werden in einer Kultur auf ihren Wirtsbakterien gezüchtet. Danach enthält die Kulturlösung nicht nur Phagen, sondern auch Bakterienbruchstücke. Auf diese reagiert der Körper mit einer starken Reaktion, die lebensgefährlich sein kann – vor allem, wenn das Präparat ins Blut gespritzt wird. Deshalb müssen die gezüchteten Phagen sorgfältig gereinigt und sterilisiert werden. Am Phagenzentrum der MHH können wir die Phagen für den Einsatz in unserer Klinik selbst reinigen. Man muss im konkreten Fall mit den zuständigen Behörden klären, welche Voraussetzungen für den Einsatz einer solchen Phagenpräparation gelten, und zwar, weil Phagen als »Fertigarzneimittel« keine Zulassung haben (auch dazu mehr in Kapitel 6).

Oft ist eine Zusammenarbeit über mehrere Landesgrenzen nötig, um eine Behandlung möglich zu machen. Ein Beispiel aus dem Centre Hospitalier Universitaire de Lyon, an dem der Infektiologe Tristan Ferry Phagenbehandlungen durchführt. In einem Fall waren die *Pseudomonas*-Phagen, die er normalerweise einsetzt, inaktiv gegen die Bakterien eines

Patienten. Ferry setzte im informellen Netzwerk der Phagentherapeuten einen Notruf ab, und schließlich wurde Grégory Resch von der Universität Lausanne in seiner Sammlung fündig; drei Phagen schlugen an. Er schickte sie ins Labor von Jean-Paul Pirnay im Königin-Astrid-Militärkrankenhaus in Brüssel, der sie züchtete und daraus ein Präparat herstellte, das die französische Medikamentenbehörde ANSM akzeptierte. Pirnay hatte schon die Phagen für den kleinen Waël produziert (Kapitel 1).

Citizen Science: Bürger jagen Phagen

Seit Herbst 2021 gibt es an der britischen University of Exeter eine »Citizen Phage Library«. Die Gründer wollen Laien dazu animieren, zu Phagenjägern zu werden. Freiwillige bekommen von der Phagenbibliothek eine Anleitung und die Utensilien, um Phagen sammeln zu können: in Bächen, Flüssen, Weihern, Vogelbädern und so weiter. Die Forscher der Bibliothek suchen in den gesammelten Wasserproben jene Phagen, die medizinisch wichtige Bakterien attackieren. Diese Phagen werden sequenziert und im Labor untersucht, damit man sehen kann, ob sie für therapeutische Zwecke geeignet sind. Als Finderlohn dürfen die Phagenjäger »ihren« Phagen taufen. Zum Beispiel wurde im Fluss Lemon ein Phage gegen *A. baumannii* gefunden; er erhielt den Namen LemonAid. Solche Phagen sind dringend gesucht: Kapitel 3 erzählt die Geschichte des US-Amerikaners Tom Patterson, der fast von *A. baumannii* getötet wurde. Die Suche nach geeigneten Phagen erwies sich als Flaschenhals während der dramatischen Rettungsaktion (ab Seite 63). Ein anderer neuer Phage in der Bürger-Phagenbibliothek stammt aus einem Hühnerstall und ist gegen *P. aeruginosa* aktiv.

Phagenjäger sucht die Citizen Phage Library über Vorträge an Schulen oder auf »Science Fairs«, in Großbritannien populären Veranstaltungen, an denen Interessierte mehr über Wissenschaft erfahren können. Die Charakterisierung eines einzelnen Phagen koste bloß etwa 100 Euro, schreiben die Forscher der Bibliothek. Die Bürger-Phagenbibliothek wird ins entstehende internationale Netzwerk eingebunden, ihre Phagen stehen dann für Behandlungen in aller Welt zur Verfügung. Die Initiatorinnen hoffen, dass ihr Modell auch in anderen Ländern Schule macht (www.citizenphage.com).

Die Fallbeispiele in diesem und früheren Kapiteln zeigen: Die personalisierte Phagenbehandlung kann fast beliebig komplex werden. Immer wieder können neue Hürden auftauchen, weil es sich nicht um eine etablierte Disziplin mit definierten Einsatzgebieten, Behandlungsrichtlinien und zugelassenen Arzneimitteln handelt. So geschieht es immer wieder, dass nicht rechtzeitig passende Phagen gefunden werden. Zum Beispiel wartete fast zur gleichen Zeit wie Isabelle Carnell eine andere CF-Patientin auf rettende Phagen aus Graham Hatfulls Sammlung. Er wurde fündig, aber zu spät, die Patientin war bereits gestorben.

Das Phagenlabor am Brüsseler Königin-Astrid-Militärkrankenhaus (QAMH) analysierte die Anfragen, die es von Patienten und Ärztinnen zwischen April 2013 und April 2018 erhalten hatte. Von insgesamt 260 Anfragen erhielten schlussendlich nur 15 eine Therapie mit Phagen aus dem QAMH. Die Gründe waren vielfältig (zum Beispiel antworteten 70 Anfragende nicht mehr auf Nachfragen). Fast die Hälfte der interessierten Patienten litt an Infektionen mit Bakterien, gegen die das Phagenlabor der QAMH keine Phagen besitzt. In fünf Fällen gab es Phagen der betreffenden Spezies in der Sammlung, aber keiner davon war gegen den spezifischen Stamm der Patienten aktiv. 175 Hilfesuchende wurden an andere Phagentherapie-Zentren verwiesen, wie viele davon tatsächlich eine Behandlung erhalten konnten, ist unbekannt.

Nach der spektakulären Heilung von Tom Patterson (Kapitel 3) in der Klinik der University of California San Diego initiierte die Universität ein Phagentherapie-Zentrum, das IPATH (Center for Innovative Phage Applications and Therapeutics). Im Jahr 2020 zog es eine Bilanz der 785 Anfragen, die zwischen dem 1. Juni 2018 und dem 30. April 2020 gestellt worden waren. Viele Ersuchen kamen für eine Phagentherapie nicht infrage, weil es sich nicht um bakterielle Infekte handelte. 119-mal empfahlen die Spezialistinnen des IPATH eine Phagenbehandlung, aber in vielen dieser Fälle mussten zuerst passende Phagen aus bestehenden Sammlungen oder der Natur aufgetrieben werden – 31-mal gelang dies nicht oder zu spät. Zehn Patienten starben, bevor die Phagen bereit waren. Bis zur Publikation des Berichts im August 2020 wurden 17 Behandlungen durchgeführt. Zehn dieser Patienten wurden am

IPATH intravenös mit Phagen behandelt und in sieben Fällen sei dies erfolgreich gewesen, berichten die Autorinnen der Studie.

Diese beiden Auswertungen bestätigen unsere eigene Erfahrung: Das Wissen über die Phagentherapie in der Öffentlichkeit und auch bei vielen Akteuren im Gesundheitssystem ist klein. Obwohl der Bedarf groß ist, steht in der Realität einer Behandlung einiges im Weg. Es gibt noch viel zu tun.

5. KAPITEL

DIE PHAGEN-THERAPIE KRITISCH DURCHLEUCHTET

LESEN SIE DIESES KAPITEL, WENN SIE ERFAHREN WOLLEN, ...

_ warum es noch kaum klinische Studien zur Phagentherapie gegeben hat und was das bedeutet,

_ was die wenigen durchgeführten Studien gezeigt haben und was man aus ihnen lernen kann,

_ welches die wichtigsten offenen Fragen in der Phagentherapie sind und was das bedeutet,

_ welche Nebenwirkungen und Nachteile die Phagentherapie hat,

_ was ein Vergleich der Vor- und Nachteile von Antibiotika und Phagen uns lehrt.

Kurz: welche kritischen Punkte man bei der Phagentherapie bedenken muss.

ES BLEIBT VIEL ZU LERNEN

Wir haben es mehrfach erwähnt: Die Phagentherapie wird als experimentelle Methode eingestuft, sie ist in den meisten Ländern noch nicht zugelassen.[1] Damit ein Arzneimittel die Zulassung erhalten kann, müssen Wissenschaftlerinnen oder Firmen zeigen, dass es sicher, wirksam und von guter Qualität ist. Sie müssen klinische Studien durchführen, die den Anforderungen der Zulassungsbehörden genügen.[2] Zur Phagentherapie gab es bisher nur wenige moderne klinische Studien. Keine hat zu einer Zulassung geführt.

Was klinische Studien von Fallstudien unterscheidet

In den vorangegangenen Kapiteln haben wir überwiegend Fallstudien diskutiert. In solchen Studien wird zumeist die Behandlung eines einzelnen Patienten beschrieben, manchmal auch von einigen wenigen Patientinnen mit vergleichbaren Krankheiten und Behandlungsansätzen. Fallstudien können wertvolle Hinweise für die Behandlung liefern, zum Beispiel über ihre Wirksamkeit, ihre Sicherheit oder wie der Körper auf das Medikament reagiert und wie es sich im Organismus verhält. Fallstudien können aber keine abschließenden Erkenntnisse liefern. Gründe dafür sind unter anderem, dass viele Krankheiten auch spontan ausheilen können oder dass der Glaube an die Behandlung einen heilenden Effekt auslösen kann (Placeboeffekt). Wenn ein einzelner Patient mit einem Wirkstoff behandelt und wieder gesund wird, kann man in der Regel nicht zwischen diesen verschiedenen Ursachen

1 Die Ausnahme bilden Georgien, Russland, Kasachstan und die Slowakei. Vor allem in Georgien und Russland wird die Phagentherapie seit Jahrzehnten praktiziert (Kapitel 4 und 6).

2 In der EU ist dies die European Medicines Agency (EMA), in der Schweiz das Schweizerische Heilmittelinstitut Swissmedic, in den USA die Food and Drug Administration (FDA). In der EU hat jedes Land zusätzlich seine eigene Behörde, die gewisse Aufgaben wahrnimmt. In Deutschland sind das Bundesinstitut für Arzneimittel und Medizinprodukte (BfArM) und das Paul-Ehrlich-Institut (PEI) gemeinsam zuständig, in Österreich das Bundesamt für Sicherheit im Gesundheitswesen (BASG).

der Heilung unterscheiden. Auch eine lose Folge von Einzelbehandlungen genügt dafür nicht.

Man braucht klinische Studien mit einer größeren Zahl von Patientinnen, die nach den Vorschriften der Zulassungsbehörden wie der EMA durchgeführt werden müssen.[3] Auch ob eine klinische Studie begonnen werden darf, muss genehmigt werden; in Deutschland ist dafür das Bundesinstitut für Arzneimittel und Medizinprodukte (BfArM) zuständig, in Österreich das Bundesamt für Sicherheit im Gesundheitswesen (BASG) und in der Schweiz das Schweizerische Heilmittelinstitut Swissmedic.

Normalerweise muss sich ein Wirkstoff zunächst in Laborstudien und Tierversuchen bewähren. Zum Beispiel muss man zeigen, dass eine antibiotische Substanz die Zielbakterien im Reagenzglas bekämpfen und eine Infektion in Versuchstieren heilen kann. Oft ist die Fragestellung bereits in dieser Phase eingegrenzt: Es wird etwa getestet, ob ein Wirkstoff eitrige Entzündungen der Haut einer Maus heilen kann. Wissenschaftlerinnen sprechen von einem »Tiermodell« dieser spezifischen Krankheit, das als Vorbereitung im Hinblick auf klinische Studien am Menschen erforscht wird. Bereits in dieser Phase wird auch nach Hinweisen gesucht, ob der Wirkstoff für Menschen sicher ist – zum Beispiel indem getestet wird, ob er menschliche Zellen in Kultur schädigt oder bei den Mäusen unerwünschte Nebenwirkungen auslöst.

Erst wenn der Wirkstoff diese Hürden überwunden hat, darf er im Rahmen einer klinischen Studie an Menschen getestet werden. Dies läuft in vier Phasen ab.

In *Phase 1* geht es um die Sicherheit und um das Verhalten des Wirkstoffs im menschlichen Körper. Er wird in der Regel gesunden Probanden verabreicht und man untersucht, welche Nebenwirkungen auftreten, wie die Substanz durch den Körper wandert, wie sie sich darin verteilt und wie lange es dauert, bis sie abgebaut oder ausgeschieden wird. Diese Phase wird mit wenigen Probanden durchgeführt, üblich sind sechs bis zehn.

In *Phase 2* wird das Medikament zum ersten Mal an erkrankten Menschen untersucht. Meistens werden verschiedene Mengen des Wirkstoffs verabreicht, um die optimale Dosierung zu finden. In dieser Phase nehmen 100 bis 1000 Patienten teil. Sie erlaubt einen detaillierteren Blick auf die Nebenwirkungen und damit die Sicherheit und gibt erste Hinweise, ob das Medikament wirksam ist. Gelegentlich werden die Phasen 1 und 2 zusammengefasst.

---

3 Diese Vorschriften betreffen die Planung der Studien, die Durchführung, Dokumentation und Berichterstattung.

Phase 3 soll den endgültigen Nachweis bringen, dass der Wirkstoff in der getesteten Indikation wirksam ist. Sie liefert auch die Angaben, wie er am besten anzuwenden ist, und vertiefte Erkenntnisse zu den Nebenwirkungen. Dies ermöglicht es, Nutzen und Risiko der Therapie gegeneinander abzuwägen. Diese Abwägung wird unter anderem davon beeinflusst, wie einschneidend oder lebensbedrohlich eine Krankheit ist und ob es bereits andere Behandlungsmöglichkeiten gibt. Je lebensbedrohlicher eine Krankheit oder je größer die Einschränkung der Lebensqualität, desto tolerierbarer sind Nebenwirkungen. In dieser Phase nehmen zwischen 300 und 3000 oder mehr Patienten und Patientinnen teil.

Klinische Studien vergleichen normalerweise den Wirkstoff mit einem Scheinmedikament (Placebo). So kann man herausfinden, ob der neue Wirkstoff besser wirkt als der Placeboeffekt. Bei schweren Erkrankungen wie Krebs oder lebensgefährlichen Infektionen wäre es jedoch ethisch nicht vertretbar, Probanden ein Placebo zu verabreichen, wenn es bereits eine Therapie gibt. In diesem Fall wird der neue Wirkstoff mit der bekannten Standardtherapie verglichen.

Die Studien werden in den meisten Fällen randomisiert und doppelblind durchgeführt: Ob eine Patientin ein Placebo oder den Wirkstoff erhält, wird ausgelost. Und weder die Ärztin, die das Medikament verabreicht oder die Daten auswertet, noch der Patient wissen, ob es sich um ein Placebo handelt oder um das Medikament. Damit sollen bewusste und unbewusste Beeinflussungen der Resultate vermieden werden.

Ist die Phase 3 abgeschlossen, kann die Pharmafirma mit den gesammelten Daten die Zulassung beantragen. Grob gesagt wird sie erteilt, wenn das Medikament sicher und wirksam ist und wenn sein Nutzen und die Risiken in einem tragbaren Verhältnis zueinander stehen. Die Behörde prüft zudem, ob das Medikament in einer genügenden Qualität hergestellt wird – dafür steht der Begriff »Good Manufacturing Practice« (GMP).

Nach der Zulassung folgen *Phase-4*-Studien. Sie fördern zum Beispiel sehr seltene Nebenwirkungen zutage, die nur mit vielen Tausend Probanden gefunden werden können – mehr, als in Phase 3 teilnehmen.

Klinische Studien sind teuer. Die Organisation, um mehrere Tausend Patienten zu behandeln und wissenschaftlich zu begleiten, verschlingt Millionen von Euro. Ebenso die Herstellung eines Wirkstoffs nach GMP. Laut einem Bericht der wissenschaftlichen Kommission des französischen Parlaments schätzt das Phagentherapie-Unternehmen

Pherecydes solche Kosten auf 8 bis 15 Millionen Euro. Auch der Phagenforscher David Harper nannte in einem Interview eine ähnliche Schätzung. Beide sollten es wissen, denn Pherecydes und Harpers ehemalige Firma Biocontrol haben zwei der wenigen klinischen Phagenstudien durchgeführt.

Verschiedene Untersuchungen kommen allerdings zum Schluss, dass eine klinische Studie im Infektionsbereich sogar zwischen 26 und 102 Millionen Dollar kostet. Und es gilt zu bedenken: In der Phagentherapie sind fast ausschließlich kleine Firmen und Start-ups tätig, die selbst zehn Millionen Euro kaum aus der laufenden Rechnung begleichen können. Sie müssen solche Summen erst bei Investoren auftreiben. Biocontrol scheiterte bei diesem Versuch, als die Firma nach einer erfolgreichen Phase-2-Studie die Mittel für Phase 3 auftreiben wollte. Solche Schwierigkeiten sind ein wichtiger Grund, warum es bisher nur sehr wenige klinische Studien mit Phagen gegeben hat.

Große Pharmakonzerne kaufen oft Start-ups auf, die ein vielversprechendes Medikament entwickeln, und ermöglichen so klinische Studien. (Und ergänzen ihr Medikamentenportfolio, das aus eigener Forschungskraft und ohne Zukäufe zu mager wäre, wie Kritiker bemängeln.) Bisher halten sich die Konzerne bei den Phagen aber vornehm zurück. Dies hat mehrere Gründe. Wie in Kapitel 2 erwähnt, haben sie in den letzten Jahrzehnten den Infektionsbereich generell vernachlässigt. Die umstrittene Bilanz der frühen Phagenforschung und mangelnde Kenntnis des Ansatzes spielen ebenfalls eine Rolle. Der Enthusiasmus für Investitionen in Phagen wird zusätzlich gedämpft, weil es schwierig ist, Patente auf Phagenmedikamente zu erhalten. Dies deshalb, weil unveränderte Phagen in der Natur vorkommen und darum nur schwer zu patentieren sind – auch wenn es einzelne Ausnahmen gegeben hat.

PHAGEN LINDERN CHRONISCHE OHRENENTZÜNDUNGEN

Schauen wir uns die wichtigsten klinischen Studien mit Phagen an und analysieren, welche Schlüsse man daraus ziehen kann. Wir beschränken uns dabei auf die Studien, die seit Wiederentdeckung der Phagentherapie im Westen durchgeführt wurden. Zwischen 1950 und 1989 gab es in der Sowjetunion eine Reihe klinischer Studien, die manche Expertinnen und Experten als Hinweise auf die Wirksamkeit der Methode werten. Doch mehrere Faktoren machen eine Würdigung schwierig: Sprachbarrieren (die Studien wurden auf Georgisch oder Russisch publiziert) und Standards in Design, Durchführung und Dokumentation, die heutigen Anforderungen an klinische Studien nicht genügen.[4]

Als erste »richtige« klinische Studie der Neuzeit mit Phagen in einem westlichen Land gilt jene, die David Harper mit seiner damaligen britischen Firma Biocontrol in den 2000er-Jahren durchführte.[5] Eine kleine, aber feine Phase-2-Studie, weil sie sorgfältig geplant war. Harpers Team konzentrierte sich auf eine Patientengruppe mit einem Problem, bei dem die Medizin wenig Hilfe bieten konnte: chronische Entzündungen der Ohren, verursacht durch multiresistente *P. aeruginosa*. Die Probandinnen und Probanden litten zwischen 2 und 58 Jahren an der Infektion und hatten zahlreiche Therapien mit Antibiotika, chirurgische Eingriffe und andere erfolglose Heilungsversuche hinter sich. Die Studie war randomisiert und doppelblind (Kasten Seite 90). Die Behandlung bestand darin, dass der Arzt das kranke Ohr sorgfältig reinigte und eine Lösung ins infizierte Ohr träufelte, die einen Cocktail

4 Wer Berichte über diese Studien lesen möchte, findet Angaben dazu in der Literaturliste.

5 Kurz nach der Studie fusionierte Biocontrol mit einer US-Firma, die später mit weiteren Firmen zusammenging. Heute heißt der daraus resultierende Nachfolger Armata Pharmaceuticals, der immer noch an der Phagentherapie forscht. Eine Phase-3-Studie mit demselben Präparat und derselben Indikation hat es aber nie gegeben.

aus sechs Phagen enthielt. Im Placebo war nur Kochsalzlösung. Vor der Behandlung kontrollierten die Forscher, dass die Pseudomonaden aus dem Ohr in einem Labortest von mindestens einem der Phagen im Cocktail attackiert wurden. Nach 7, 21 und 42 Tagen reinigte der Arzt das Ohr erneut und nahm Wischproben. Er und die Probanden bewerteten an diesen Tagen nach verschiedenen Kriterien (zum Beispiel Rötung, Ausfluss oder Geruch), ob die Entzündung im Vergleich zum Tag 0 besser geworden war.

Alle Behandlungen wurden vom selben Arzt durchgeführt und gemäß Regeln wusste er nicht, welche seiner Patientinnen ein Placebo erhielt und welche die Phagen. Doch nach 24 Patienten war er überzeugt, zwei klar unterschiedliche Gruppen erkennen zu können: In einer zeigten sich deutliche Verbesserungen, in der anderen nicht. Eine Servicefirma, die mit der Auswertung betraut war, schaute sich daraufhin die Daten an. Sie kam zum Schluss, dass die Hinweise auf die Wirksamkeit so gut waren, dass es für die Planung einer Phase-3-Studie reichte. Phase 2 wurde darauf beendet. In der Gruppe, die Phagen erhielt, besserte sich die Situation im Ohr insgesamt deutlich mehr als in der Placebogruppe. Auch die Bakterienlast ging deutlicher zurück. Es gab in der Phagengruppe allerdings Unterschiede: Drei Patienten wurden nach jahrelanger Krankheit geheilt, bei zweien davon waren nach der Behandlung keine Bakterien mehr nachzuweisen. Sechs Probandinnen erfuhren immerhin eine deutliche Besserung, bei dreien schlug die Behandlung nicht an. Auch in der Placebogruppe besserte sich die Krankheit bei einigen Probanden, bei dreien verschlechterte sie sich. Statistisch war dieser Unterschied in der Wirkung zwischen Phagen und Placebo signifikant, ergaben die Analysen.

Das Studienteam konnte auch zeigen, dass sich die Phagen im Ohr der Patienten vermehrten – und dass sie verschwanden, als keine Bakterien mehr nachweisbar waren. Ein Beleg für das Konzept der Phagen als selbstdosierendes Medikament (Seite 52).

Es ist offensichtlich: Die Unterschiede zwischen Phagen und Placebo waren nicht schwarz-weiß. Die mehrfache Reinigung des Ohrs könnte ein Grund für die mindestens kurzzeitigen Verbesserungen in der Placebogruppe sein, zudem sind spontane Verbesserungen oder sogar Heilung bei Infektionen niemals ganz ausgeschlossen. In der alltäglichen Praxis hätte ein Arzt jenen Patienten, bei denen die einzelne Phagengabe nicht anschlug, zusätzliche Dosen gegeben. Ein solches Vorgehen ist aber im Rahmen einer klinischen Studie nicht erlaubt, wenn es das festgelegte Behandlungsschema nicht von vornherein vorsieht. Nach den Erfahrungen der letzten Jahre würde man heute vielleicht auch eine etwas höhere Dosierung der Phagen wählen. All dies wäre wohl in einer Phase-3-Studie getestet worden, aber dazu kam es nicht. Noch immer gilt diese klinische Studie als einzige in der neueren Zeit, die gezeigt hat: Phagen wirken.

ENTTÄUSCHTE HOFFNUNGEN I

Nur wenig später wagte sich das Schweizer Unternehmen Nestlé an die Phagentherapie. Wie es dazu kam, dass ausgerechnet ein Nahrungsmittelkonzern diesen Schritt machte, beschrieb der verantwortliche Forscher, Harald Brüssow, später in einem Artikel: Werden Lebensmittel verarbeitet, sind vielfach Bakterien im Spiel. Sie fermentieren zum Beispiel Milch zu Joghurt oder Käse. Macht sich ein Phage in der Produktion breit, ist das eine kostspielige Katastrophe. Darum, so Brüssow, habe sich die Nahrungsmittelindustrie viel Phagen-Know-how erarbeitet. Dieses Wissen wollte der Phagenexperte nun Kindern zugutekommen lassen, die an Durchfall erkrankt sind. Dafür arbeitete er mit dem International Centre for Diarrheal Disease Research in Bangladesch (icddr,b) zusammen. In Bangladesch ist Durchfall unter Kindern weitverbreitet, jedes Jahr sterben dort laut WHO 45 000 Kinder unter fünf Jahren daran. (Das ist eine deutliche Verbesserung gegenüber der Situation vor 20, 30 Jahren.) Das icddr,b in der Hauptstadt Dhaka gilt als globales Kompetenzzentrum für Durchfallerkrankungen.

Verschiedene Keime können Durchfall auslösen: Viren der Arten Noro und Rota, unter den Bakterien unter anderem *Vibrio cholerae*, der

Erreger der Cholera,[6] und gewisse Varianten von *E. coli*. Eine besonders aggressive Form dieser *E.-coli*-Durchfallerreger hat das Kürzel ETEC bekommen, und auf diese konzentrierte sich Nestlé Research. Die doppelblinde, randomisierte klinische Studie lief von 2009 bis 2011 in der Klinik des icddr,b. Teilnehmen konnten Kinder, bei denen ein *E.-coli*-Durchfall diagnostiziert wurde. Sie erhielten entweder eine Zucker-Salz-Lösung (Oral Rehydration Solution, ORS) und ein Placebo oder ORS und einen Phagencocktail. ORS ist die Standardbehandlung bei Durchfall, die normalerweise genügt, um den Flüssigkeitsverlust auszugleichen. Weitere Medikamente sind dann nicht nötig. Die Nestlé-Forscher testeten zwei verschiedene Phagencocktails. Den einen hatten sie aus elf Phagen selbst zusammengestellt. Sie wirkten gegen eine Reihe von *E.-coli*-Bakterien, die in Bangladesch zirkulieren. Den anderen verkauft die russische Firma Microgen; er enthält neben Phagen gegen *E. coli* auch solche gegen *Proteus*-Arten – Bakterien, die vor allem Harnwegsinfekte auslösen können.

Es war geplant, 375 Kinder in die Studie aufzunehmen. Aber nach der Behandlung der ersten 120 Kinder ergab eine Zwischenauswertung, dass die Phagen keine Wirkung zeigten, und der Versuch wurde abgebrochen. Harald Brüssow und seine Mitarbeiterin Shawna McCallin übten später in verschiedenen Analysen Manöverkritik, die etliche Probleme an den Tag brachte. In der harten Realität von Bangladesch findet ein Arzt, der genau hinschaut, im Darm eines durchfallkranken Kindes oft nicht nur eine Bakterienart, die Durchfall auslösen kann, sondern drei bis fünf. Labortests, ob die beiden eingesetzten Phagencocktails tatsächlich gegen die Bakterien im Darm eines kleinen Durchfallpatienten wirksam waren, wurden vor der Behandlung aber nicht gemacht. So musste man von vornherein mit einer gewis-

6 In den 1930er- bis 1940er-Jahren bekämpften die britischen Kolonialbehörden die Cholera in Indien, Pakistan und Bangladesch mit Phagentherapie. Es gab riesige Programme zur Prävention und Behandlung. Zu Beginn war auch der Phagenpionier Félix d'Hérelle beteiligt. Mehr dazu erzählt das Buch *Gesund durch Viren,* das einer von uns (TH) 2003 veröffentlichte (Piper, München).

sen Zahl von Fällen rechnen, bei denen die Phagencocktails nicht anschlagen konnten.

Und es gab noch weitere Probleme: Bei den kleinen Patienten in der Studie war die Menge an nachgewiesenen ETEC-Keimen erstaunlich tief. Im Vergleich zu anderen Bakterienarten im Darm sogar so tief, dass die Forscher nicht mehr sicher waren, ob sie tatsächlich die Ursache des Durchfalls waren. Und falls dem so wäre, ob die eingesetzten Phagen im Darm überhaupt genug Bakterienfutter finden konnten, um sich zu vermehren und ihre heilende Wirkung zu erzielen (es gibt Hinweise, dass für die Vermehrung eine gewisse Mindestmenge an Bakterien nötig ist; Seite 110).

Ein weiteres mögliches Hindernis für einen Erfolg der Studie: Die Forscher mussten darauf verzichten, den Kindern vor der Behandlung die Magensäure mit einem basischen Präparat temporär zu neutralisieren – eigentlich ein Muss, da viele Phagen sehr säureanfällig sind. Die Durchfallspezialisten in Bangladesch lehnten dies aber ab, weil die Magensäure einen Schutz gegen eindringende Bakterien bietet und sie befürchteten, die Kinder mit neutralisiertem Magen könnten von zusätzlichen Durchfallkeimen befallen werden.

Selbstkritisch fragten sich Brüssow und McCallin: Versagte die Phagentherapie oder wurde sie in einer ungeeigneten Situation angewendet? Ihre nachträgliche Analyse habe so viele Hindernisse und Unwägbarkeiten aufgedeckt, dass man aus ihrer klinischen Studie nicht den Schluss ziehen dürfe, die Heilmethode funktioniere nicht. Die beiden Autoren verglichen ihre Studie explizit mit der Ohrstudie von Biocontrol und sie arbeiteten mehrere Punkte heraus, die bei jener besser gemacht worden seien: Biocontrol habe eine Infektion mit klar definiertem Erreger an der Oberfläche des Körpers (im äußeren Gehörgang) ausgewählt, sodass man die Phagen gut an den Ort des Geschehens bringen und untersuchen konnte, was passierte – zum Beispiel, ob sich die Phagen vermehrten und ob die Bakterienmenge abnahm. Bei der Behandlung von Durchfall müsse man dagegen die Phagen in eine mehrere Meter lange Röhre (den Darm) geben, die auch noch konstant mit einer aggressiven Lösung gespült werde (den Magen- und Darmsäften), deren Aufgabe es sei, Material zu verdauen, das von außen komme. Der Infektionsort tief im Darm bedeute auch, dass man nur indirekt die infizierenden Keime bestimmen und den Fortgang der Phagentherapie verfolgen könne, in Stuhlproben nämlich – dies mache eine Analyse sehr schwierig.

Neben diesen etwas schmerzhaften Erkenntnissen hinterlässt die Nestlé-Studie aber ein weiteres wichtiges Erbe: Daten aus umfangreichen Sicherheitsuntersuchungen, die Brüssows Team durchführte. Sie analysierten detailliert das Erbgut und andere Eigenschaften der verwendeten Phagen und führten Phase-1-Studien mit gesunden Erwachsenen und mit kleinen Durchfallpatienten durch. Diese Studien zeigten keine Sicherheitsbedenken oder starke Nebenwirkungen einer oralen Phagenbehandlung.

ENTTÄUSCHTE HOFFNUNGEN II + III

Als 2013 die EU 3,8 Millionen Euro aufwarf, um das PhagoBurn-Projekt möglich zu machen, war die Freude unter Phagenenthusiasten groß und die Erwartungen – falls möglich – noch größer. Forscher, Ärztinnen, die französische Firma Pherecydes und Krankenhäuser aus Frankreich, Belgien und der Schweiz planten eine klinische Studie, die aufzeigen sollte, ob Phagen infizierte Wunden von Verbrennungsopfern sterilisieren können. Das Team wollte sich auf Infektionen mit *P. aeruginosa* und *E. coli* konzentrieren. Pherecydes stellte dafür je einen Cocktail mit rund einem Dutzend Phagen zusammen. Zum Vergleich sollte die Hälfte der Patienten die bisherige Standardtherapie erhalten: antibakterielle Silbersulfadiazin-Salbe. Die Zuteilung der Patienten zu den Behandlungsgruppen war zufällig, die Studie war also randomisiert, aber sie konnte nicht verblindet werden, weil der Unterschied zwischen der dicken Salbe und der wässrigen Phagenlösung offensichtlich war.

Doch es stellten sich bald Probleme ein. Verbrennungswunden sind oft mit mehreren Bakterienarten infiziert und so hatten die Kliniken Mühe, genügend Patienten zu finden, deren Wunden ausschließlich mit

P. aeruginosa oder *E. coli* besiedelt waren. Man konzentrierte sich daraufhin auf *Pseudomonas*-Infektionen, trotzdem konnten zwischen Juli 2015 und Januar 2017 nur 27 Patienten rekrutiert werden. Damit gehörten zu jeder Gruppe lediglich 13 Patienten (einer begann die Behandlung nicht). Nach einer Zwischenbilanz wurde die Studie schließlich sogar gestoppt, weil die Phagen die Bakterienmenge in den Wunden zwar senkten – aber deutlich langsamer als die Salbe. Die Enttäuschung war groß.

Was war schiefgelaufen? Nachträgliche Untersuchungen zeigten, dass die vor Studienbeginn zusammengemischten Phagencocktails sehr instabil waren. Während der Studie wurde dies nicht bemerkt. Die Konzentration an einsatzfähigen Phagen in der Präparation sank rapide und so wurden den Patienten 1000- bis 10 000-mal weniger Phagen verabreicht als geplant. Darüber hinaus zeigte sich, dass ein Drittel der Patientinnen in der Phagengruppe mit *Pseudomonas*-Stämmen besiedelt waren, gegen die der Cocktail gar nicht aktiv war. Dies war vor der Behandlung jedoch nicht getestet worden. Schaute man sich jene Patienten an, deren Bakterien vom Phagencocktail tatsächlich angegriffen werden konnten, so war bei ihnen eine Wirkung durchaus nachweisbar.

Die Studie machte auf schmerzhafte Weise mehrere Dinge klar: Die Herstellung eines fixen Phagencocktails, der über längere Zeit gelagert werden soll, ist anspruchsvoll. Man muss zwingend prüfen, wie lange er stabil und einsatzbereit ist. Auch wenn ein Cocktail mit relativ vielen unterschiedlichen Phagenarten eingesetzt wird, muss der Arzt vor der Behandlung prüfen, ob die Bakterien dafür anfällig sind. Und ähnlich wie zuvor bei der Durchfall-Studie: Man muss sich genau überlegen, welche Indikation für eine klinische Studie mit Phagen wirklich geeignet ist.

Eine weitere klinische Studie kam zustande, weil Phagenexpertinnen und Urologen aus dem Phagenland Georgien mit Schweizer Kollegen zusammenarbeiteten. Behandelt wurden Patienten in Georgien mit einer vergrößerten Prostata und einer Harnwegsinfektion, die nicht auf eine normale Behandlung ansprach. Den Männern wurde eine Woche lang zweimal täglich über einen Katheter Phagenlösung in die Blase gespült. Die Kontrollgruppe erhielt Blasenspülungen ohne Phagen. Eine weitere Gruppe wurde mit Antibiotika behandelt. Der Phagencocktail entsprach den etablierten Gepflogenheiten in Georgien: eine Mischung aus vielen verschiedenen Phagenarten, die periodisch an die vorherrschenden Bakterienstämme angepasst werden. Vor der Behandlung wurde im Labor geprüft, ob die Bakterien aus den Patienten auf den Cocktail ansprachen. Insgesamt nahmen 97 Patienten am Versuch teil.

Auch diese Studie endete ernüchternd: Am Ende der Behandlungswoche hatten 18 Prozent der Patienten aus der Phagengruppe keine Bakterien mehr im Urin, 35 Prozent der Patienten aus der Antibiotikagruppe und 28 Prozent aus der Placebogruppe. Statistischen Analysen gemäß lässt sich damit die Erfolgsquote zwischen den Gruppen nicht unterscheiden. Die Forscherinnen und Ärzte vermuten, dass schon allein das Ausspülen der Blase – also die Placebobehandlung – manchmal wirksam sein kann. Die einzelnen Phagenarten im vielköpfigen Cocktail hatten nur eine relative geringe Konzentration, die durch die Blasenspülung noch stark vermindert wurde – vielleicht sei die Wirkung deshalb geringer gewesen, als sie erwartet hätten, spekulieren die Forscher.

HOHE SICHERHEIT

Immerhin lieferten die bisherigen Studien beim wichtigen Punkt Sicherheit viel Evidenz: Es ergibt sich das Bild einer sicheren, gut verträglichen Therapie. Dies bestätigen mehrere Studien mit HIV-Patienten. Um die Funktion ihres Immunsystems zu testen, spritzten Forscher diesen und einigen Probanden ohne HIV-Infektion gut gereinigte Phagen ins Blut. Sie beobachteten kaum Nebenwirkungen, die auf die Phagen zurückgingen. Dasselbe trifft auf eine Phase-1-Studie zu, die 2017 bis 2018 in Australien mit einem Phagenpräparat der Firma Armata Pharmaceuticals durchgeführt worden ist: 13 Patienten mit schweren *S.-aureus*-Infektionen bekamen Infusionen des Phagencocktails. Auch bei ihnen traten keine unerwarteten schweren Nebenwirkungen auf. (Ab Seite 111 schauen wir uns einige seltene Nebenwirkungen genauer an.) Eine Aussage über die Wirksamkeit der Behandlung lässt sich aus dieser kleinen Studie nicht ziehen, zumal alle auch Antibiotika erhielten. Bei acht der 13 Patienten besserte sich die Infektion, fünf starben.

Die Standards im Bereich Sicherheit, die in den klinischen Studien erarbeitet wurden und die auch in vielen Heilversuchen der jüngeren Vergangenheit eingehalten wurden, kommen den Anforderungen der Zulassungsbehörden in den USA und Europa schon recht nahe. Stichworte sind:

! die Verwendung lytischer Phagen, damit keine gefährlichen Gene zwischen den Bakterien übertragen werden können (Seite 61),

! die Entschlüsselung des Phagenerbguts, um auszuschließen, dass sich gefährliche Gene darin befinden,

! ein Phagenpräparat, dessen Aktivität über eine bestimmte Zeit stabil bleibt und

! das nach hohen Standards hergestellt worden ist, damit keine schädlichen Mengen an Verunreinigungen vorhanden sind.

Allerdings gibt es zum letzten Punkt unterschiedliche Einschätzungen. Manche Behörden verlangen, dass Phagenpräparate zwingend nach den Regeln der sogenannten Good Manufacturing Practice (GMP) hergestellt werden. Gegenwärtig ist die Kapazität für die GMP-Herstellung von Phagen aber beschränkt und sie ist aufwendig und teuer. Manche Phagenfachleute fordern deshalb, dass auch Herstellungsverfahren zulässig sein müssten, die in den Laboren eines Forschungsinstituts durchgeführt werden können und die etwas günstiger sind, aber ebenfalls einen hohen Qualitätsstandard zulassen (diesen Punkt diskutieren wir eingehender auf Seite 158).

DIE NÄCHSTE KLINISCHE STUDIE MUSS LIEFERN

Viele Expertinnen und Experten denken, dass die mittlerweile zahlreichen Fallstudien einige Beispiele dafür liefern, dass Phagen nachweislich gewirkt haben. Der erfahrene Phagenforscher Stephen T. Abedon von der Ohio State University hat mit zwei Kolleginnen in einer Übersichtsstudie von 2021 viele dieser Studien analysiert. Sie führen besonders Fälle an, in denen Phagen ohne zusätzliche Antibiotika oder andere Zusatzbehandlungen (zum Beispiel eine Blasenspülung bei Harnwegsinfekten) eingesetzt wurden. Wenn bei einem Heilversuch mit positivem Ausgang ausschließlich Phagen in dieser Art eingesetzt worden seien, so sei es wahrscheinlich, dass sie für die Heilung tatsächlich verantwortlich gewesen seien, schreiben Abedon und seine Co-Autorinnen. Sie halten solche Studien sogar für wichtiger, um die Wirksamkeit zu beweisen, als randomisierte und doppelblinde Studien.

Aber die zuständigen Behörden in Europa, den USA und anderen Ländern haben mehrfach klargemacht, dass sie für eine Zulassung auf erfolgreichen klinischen Studien beharren. Diese müssten sich auf Indikationen konzentrieren, die für Phagen geeignet seien. Und sie müssten nicht nur zweifelsfrei die Wirksamkeit belegen, sondern auch wichtige Angaben liefern (zum Beispiel zur Dosierung) sowie die beträchtlichen Wissenslücken stopfen, etwa über das Verhalten der Phagen im menschlichen Körper (mehr dazu ab Seite 103).

Einige Aspekte dieser Position stoßen bei vielen Fachleuten auf Widerspruch. Sie stellen infrage, ob es sinnvoll und praktikabel ist, Phagenmedikamente mit einer festgefügten Zusammensetzung zu verwenden. Dies aus Gründen, die wir in den Kapiteln 3 und 4 diskutiert haben: die hohe Spezifität der Phagen, die große Zahl an Bakterienstämmen und die Evolution, die immer wieder für neue Phagenresistenzen sorgt. Darum brauche es einen personalisierten Ansatz. Dieser ist aber kaum mit den geltenden Regeln für die Zulassung in der EU, in den USA und in der Schweiz vereinbar (Seite 88 und 157 f.).

Die Not vieler Patientinnen und Patienten und das gestiegene Interesse an der Phagentherapie haben dazu geführt, dass über ein Dutzend klinische Studien angekündigt sind oder bereits laufen. Sie nehmen verschiedenste Bakterienarten ins Visier und decken ein breites Spektrum an Infektionen ab, von Harnwegsinfekten über Infektionen im Zusammenhang mit Gelenkprothesen bis zu chronischen Atemwegsinfekten bei Patienten mit zystischer Fibrose. Alle werden von kleinen Unternehmen durchgeführt, große Pharmaunternehmen mit tiefen Taschen sind bisher noch nicht mit auf den Zug aufgesprungen. Die Finanzierung der Studien ist darum nach wie vor kein Selbstläufer und manche Experten warnen davor, dass sich die Disziplin in einer kritischen Phase befinde. Harald Brüssow und Shawna McCallin schreiben dazu: »Es ist unklar, wie lange die günstige Phase andauert, die momentan für die Wiederbelebung der Phagentherapie herrscht.« David Harper sagte es in einem Interview noch deutlicher: »Weitere prominente Fehlschläge [bei klinischen Studien] könnten die Forschungsdisziplin erledigen.« Es gelte, aus allen Erfahrungen zu lernen und ein Einsatzgebiet für eine klinische Studie auszuwählen, in dem die Erfolgschance möglichst hoch sei.

Eine mögliche Strategie wäre es, auf jenem Weg weiterzugehen, den Harper und Biocontrol in ihrer Studie begonnen haben: Man wählt einen »relativ einfachen Fall« aus, also eine Indikation, bei der eher eine einfache Heilung zu erwarten ist und die wie eine Infektion im äußeren Ohr gut untersucht, gut erreicht und gut beobachtet werden kann. Im Gegensatz dazu handelt es sich bei den Notfällen, die aktuell mit Phagen behandelt werden, meist um äußerst anspruchsvolle Infektionen, die zuvor über Monate oder Jahre erfolglos mit anderen Therapien behandelt worden waren. Dies vermindert die Wahrscheinlichkeit, dass Phagen Heilung bringen können. Eine denkbare »einfachere« Indikation wäre zum Beispiel der diabetische Fuß (Seite 124). In der Tat sind klinische Studien für diese Indikation angekündigt.

Das Feld der Phagentherapie würde von klinischen Studien stark profitieren. Sie werden in der Regel sorgfältig vorbereitet: Spezialisten bestimmen, wie viele Probanden man aufnehmen muss, um statistisch gültige Aussagen zu treffen, und welche Daten – zum Beispiel Blutwerte, Immunparameter und so weiter – gesammelt werden müssen, um die Ergebnisse solide abzustützen. Bei individuellen Heilversuchen gibt es per definitionem keine Statistik. Und obwohl in Heilversuchen von immer mehr Fällen wertvolle Daten erhoben werden, die eine bessere Einschätzung der Phagenwirkung erlauben, ist dies mit den Daten aus einer umfassend geplanten klinischen Studie nicht zu vergleichen.

DIE WICHTIGSTEN OFFENEN FRAGEN IN DER PHAGENTHERAPIE

Besonders die Forscherinnen und Ärzte der Phagentherapie-Abteilung am medizinischen Zentrum des Instituts für Immunologie und experimentelle Therapie in Breslau, Polen, haben sich vertieft damit auseinandergesetzt, wie das Immunsystem und Phagen interagieren. Zusätzlich wurden im Rahmen von Tierversuchen und Notfallbehandlungen wichtige Daten dazu gesammelt, dennoch bleiben viele offene Fragen. Ihre Dringlichkeit hängt von der Art der Infektion ab. Zum Beispiel spielt die Immunreaktion bei einem kurzzeitigen Einsatz von Phagen auf der Haut viel weniger eine Rolle, als wenn die Viren intravenös und über längere Zeit verabreicht werden müssen. Andere offene Fragen sind, in welcher Form man die Phagen am besten verabreicht oder wie gut sie die unterschiedlichen Organe und Gewebe im Körper erreichen. Wir diskutieren im Folgenden einige dieser Aspekte, weil sie deutlich machen, wo die größten Unsicherheiten liegen.

Wie die Phagen in den Körper gebracht werden und wie sie sich dort verhalten

Es ist schwieriger, Vorhersagen über das Verhalten der Phagen im Körper zu treffen als über jenes von Antibiotika. Antibiotika sind meist einzelne, relativ kleine chemische Moleküle. Phagen sind Viren und damit komplexer, deutlich größer und bestehen aus verschiedenen Molekülen wie Proteinen und Nukleinsäuren (dem Erbgut). Es gibt verschiedene Typen von Phagen, mit unterschiedlicher Form (Morphologie) und Oberflächenbeschaffenheit. Phagen vermehren sich im Körper, wenn die passenden Bakterien vorhanden sind – diese Vermehrung quantitativ abzuschätzen, ist aber kaum möglich, da dies wiederum von vielen Faktoren abhängt, etwa davon, wie viele Bakterien am Infektionsort vorhanden sind. Weitere Unsicherheiten gibt es bei Kombinationstherapien mit Antibiotika, bei denen es zu einer verstärkten (synergistischen) Wirkung kommen kann oder auch zu einer negativen Beeinflussung (antagonistische Wirkung; Seite 75).

Grundsätzlich geht es bei der Therapie darum, dass genügend Phagen am Infektionsort ankommen. Wenn es auch theoretisch vorstellbar ist, dass ein einziger Phage ausreicht, um ein Bakterium zu infizieren und damit eine Vermehrungskettenreaktion auszulösen, braucht es in der Praxis deutlich mehr. Man kann Phagen über verschiedenste Art in den Körper bringen: In einer Lösung direkt auf eine Wunde auftragen, sie durch einen Katheder an den Infektionsort schleusen, man kann sie schlucken, intravenös spritzen, inhalieren oder, ja, in den Enddarm applizieren. All dies wurde schon angewendet und mehr oder minder eingehend untersucht.

Für eine oberflächliche Wunde, zum Beispiel bei einem diabetischen Fuß, scheint die direkte Applikation offensichtlich die Methode der Wahl zu sein. Wie aber erreicht man am besten einen Infektionsort in einem inneren Organ? Nach Injektion ins Blut wurden Phagen schon in vielen Organen nachgewiesen: in der Leber, der Milz, in Lymphknoten, im Herzen, im Thymus, in Muskeln, Nieren, der Blase und im Knochenmark. Das Gehirn ist durch die Blut-Hirn-Schranke abgeschottet, viele – auch kleinere – Medikamente können diese Barriere nicht überwinden. Versuche mit Mäusen haben aber schon in den 1940er-Jahren überraschenderweise gezeigt, dass Phagen nach einer Injektion in die Bauchhöhle ins Gehirn gelangen und dort eine bakterielle Infektion stoppen können. Aber wie erwähnt – es gibt verschiedene Phagenarten mit unterschiedlichen Eigenschaften, und ihr Verhalten im Körper (auch die Verteilung in den Organen) kann deshalb unterschiedlich sein.

Offene Fragen gibt es auch bei der Lunge. Manche Forscher haben infrage gestellt, ob ins Blut injizierte Phagen die Atemwege in genügender Menge erreichen können. In Tierexperimenten und Heilversuchen verabreichten Forscherinnen deshalb Phagen nicht nur intravenös, sondern auch per Inhalation. Dies hat in manchen Fällen funktioniert, aber noch ist einiges ungeklärt. Wichtig scheint die Wahl des Inhalationsgeräts, manche Geräte schädigen die Phagen und inaktivieren sie.

Darminfekte mit Phagen zu behandeln, scheint auf den ersten Blick einfach: Die Kranken schlucken die passenden Phagen in genügender Menge und »gut ist«. Nicht nur die klinische Studie in Bangladesch (Seite 94) zeigt: Dem ist leider nicht so. Der Magen-Darm-Trakt erweist sich für die Phagentherapie als schwieriges Terrain. Die zerstörerische Magensäure ist dabei die kleinste Hürde. Sie lässt sich temporär neutralisieren, wenn man vor den Phagen ein basisches Mittel schluckt. Überstehen sie die Magenpassage, können Phagen im Darm von Enzymen dezimiert und die Überlebenden von Zellen der Darmschleimhaut aufgenommen werden. Eine weitere Hürde: Die Gedärme sind verwinkelt, es gibt Darmzotten und andere Strukturen, die offenbar den Lebensraum für verschiedene Bakterien und Phagen in Zonen aufteilen. Noch ist vieles darüber nicht bekannt, aber eine faszinierende Untersuchung an Mäusen hat aufgedeckt, dass sich *E.-coli*-Bakterien in Teilen des Dünndarms in der Schleimhaut vor ihren gefräßigen Feinden regelrecht verstecken können.

Andererseits scheinen Phagen im Darm die Bakterien in manchen Fällen sogar besser vernichten zu können als in einer aufgeräumten Laborkultur ganz ohne Zotten. Dies zeigt eine interessante Studie eines Teams um die britische Phagenforscherin Martha Clokie von der University of Leicester. Wenn im Labor Phagen im Beisein menschlicher Darmzellen auf ihre *C.-difficile*-Wirtszellen angesetzt wurden, dezimierten sie diese deutlich effektiver als in einer Kultur ohne menschliche Zellen. *C. difficile* ist ein wichtiger Durchfallkeim. Das Team konnte zeigen, dass die Phagen sich an die Darmzellen anheften und dass dies für ihre höhere Killereffizienz wichtig ist – vermutlich weil auch *C. difficile* die Nähe zu den Darmzellen sucht und die Phagen sie so leichter finden und infizieren können.

Solche Laborversuche, in denen die Verhältnisse des menschlichen Körpers zumindest rudimentär nachgebildet werden, könnten wichtige weitere Erkenntnisse liefern. Vorderhand muss man aber konstatieren:

Unter dem Strich resultiert aus der mehrheitlich noch unverstandenen Komplexität, dass die Phagentherapie im Magen-Darm-Trakt höchst unterschiedliche Erfolgsquoten aufweist.

Was das Immunsystem mit den Phagen anstellt

Wenn man einem Versuchstier oder Menschen Phagen ins Blut spritzt, geschieht Wundersames: Nur wenige Minuten nach der Injektion ist die Phagenmenge im Blut viel tiefer, als zu erwarten wäre. Das stimmt selbst dann noch, wenn man bei der Berechnung (unrealistischerweise!) annimmt, dass die Phagen sich innerhalb weniger Minuten vom Blut aus gleichmäßig im ganzen Körpergewebe ausbreiten. Was tatsächlich passiert: Die Virenpartikel werden von speziellen Immunzellen aufgefischt, die in der Leber und der Milz konzentriert vorkommen. Gleichzeitig werden Phagen durch das Komplementsystem zerstört, eine weitere schnelle Eingreiftruppe des Immunsystems. Das Immunsystem erkennt also Phagen als Eindringlinge – aber offenbar in unterschiedlichem Ausmaß. Dies zeigen elegante Experimente, in denen Forscher Mäusen einen Phagen spritzten und nach einiger Zeit jene Phagen wieder aus dem Blut fischten, die noch immer darin zirkulierten. Diese Phagen wurden auf Bakterien in Kultur vermehrt und danach erneut Mäusen gespritzt. Wurde dieses Spiel mehrfach wiederholt, erhielten die Forscher schließlich Phagen, die deutlich länger im Blut zirkulierten als ihre Vorfahren – sie unterliefen die Abwehrmechanismen des Immunsystems. Für dieses Kunststück reichte eine kleine Veränderung in der Oberfläche des Phagenkopfs.

Am besten würde man alle Phagen, die intravenös eingesetzt werden sollen, vorab im Körper testen, damit man weiß, wie lange sie sich im Blut und im Gewebe halten können. Ist diese Spanne nur kurz, wäre der Phage für die Therapie eher ungeeignet – oder zumindest müsste man die Dosis nach oben anpassen und/oder öfter eine Dosis verabreichen. Mittlerweile haben zwar einige Forschungsteams gemessen, wie lange die Phagen bei einer Behandlung im Blut zirkulierten, aber systematische Untersuchungen mit sehr vielen Phagen wären sehr aufwendig.

Etwa zwei Wochen nach Beginn einer Infektion – als das betrachtet der Körper die Injektion von Phagen in manchen Fällen – hat die Immunabwehr eine weitere Waffe parat: Antikörper. Sie werden von den sogenannten B-Zellen hergestellt und heften sich an ihr Zielobjekt an. Normalerweise werden dadurch humanpathogene Viren wie SARS-CoV-2 daran gehindert, in eine Körperzelle einzudringen, um sich dort zu vermehren. Phagen, die einen oder mehrere Antikörper an sich gebunden haben, können vermutlich keine Bakterien mehr angreifen. Gleichzeitig werden sie in diesem Zustand leichter von Immunzellen erkannt, die sie auffressen. Für Phagenbehandlungen, die weniger als zwei Wochen dauern, und auch für jene, bei denen Phagen lokal eingesetzt werden, sind Antikörper kaum ein Problem. Aber für längere Therapien mit intravenösen Phagen kann dies durchaus der Fall sein – wenn es auch auf die eingesetzten Phagenarten und weitere Faktoren anzukommen scheint.

In einer Klinik der Johns Hopkins University in Baltimore wurde ein 81-jähriger Patient wegen eines chronischen Infekts der Atemwege mit Phagen behandelt. Er litt seit fünf Jahren an einer Infektion mit *M. abscessus*, demselben Keim, der den Körper von Isabelle Carnell belagerte. Wir haben im Kapitel 4 über ihre spektakuläre Heilung berichtet (ab Seite 79). In beiden Fällen war der Mykobakterien-Spezialist Graham Hatfull beteiligt und beide Male wurde derselbe Cocktail aus drei Phagen eingesetzt. Isabelle Carnell wurde damit geheilt, beim Patienten aus Baltimore aber versagte die Behandlung, weil das Immunsystem kraftvolle Antikörper gegen die Phagen entwickelte, die während eines halben Jahres per Infusion verabreicht wurden. Die Phagen büßten im Körper des Patienten mit der Zeit immer mehr an Wirkung ein. Isabelle Carnells Immunsystem musste nach der Lungentransplantation mit Medikamenten geschwächt werden, wohl darum waren in ihrem Fall Antikörper kein Problem. Es wurden auch Fälle beschrieben, in denen das Immunsystem zwar Antikörper gegen die eingesetzten Phagen produzierte, aber dieser Effekt die Therapie nicht behinderte.

In einem kürzlich beschriebenen Fall zeigte das Behandlungsteam einen Weg auf, wie man mit dieser Problematik umgehen kann. Ein schwer krankes, einjähriges Mädchen litt nach seiner dritten Lebertransplantation an einer *Enterococcus-faecalis*-Infektion im Bauchraum. Es wurde über 20 Tage intravenös mit Phagen behandelt. Wiederholt untersuchten die Ärzte, ob in seinem Blut Antikörper auftauchten, die die Phagen inaktivieren – dies war nicht der Fall. Vermutlich half wie bei Isabelle Carnell die Tatsache, dass das Immunsystem des Mädchens wegen des transplantierten Organs unterdrückt wurde.

Es stellt sich auch die Frage, was passiert, wenn jemand sich nach einer Behandlung erneut eine Infektion zuzieht und wieder mit Phagen derselben Arten behandelt werden muss: Entstehen während der ersten Behandlung Antikörper, die spätere Anwendungen unwirksam machen? Auch darüber ist noch zu wenig bekannt.

Der australische Phagenforscher Jeremy Barr von der Monash University untersucht akribisch, wie sich Phagen im Körper verhalten. Er tut dies vor allem mit Phagen, die natürlicherweise im menschlichen Verdauungstrakt leben – man kann sagen, er untersucht das Ökosystem Mensch (Kapitel 8). Barr vermutet, dass Phagen natürlicherweise immer mal wieder durch die Schleimhaut im Darm ins Körperinnere vorstoßen und dort Bekanntschaft mit dem Immunsystem machen. Einen Hinweis darauf liefern Untersuchungen, die im Blut von Menschen Antikörper gegen Phagen gefunden haben, obwohl diese noch nie eine Phagentherapie erhalten hatten.

Die natürliche Wanderschaft der Phagen vom Darm in den Körper könnte aber auch dazu führen, dass sich das Immunsystem in manchen Fällen an sie gewöhnt und gar keine Abwehr mehr entwickelt. Die menschliche Immunität fußt auf einem lernenden System. Es kann nicht von Geburt an sauber zwischen eigen und fremd unterscheiden, sondern trainiert dies über Jahre hinweg in speziellen Zonen des Körpers. Es könnte sein, dass die regelmäßige Anwesenheit von Phagen das Immunsystem ihnen gegenüber toleranter werden lässt. Gegenwärtig ist das eine Spekulation, aber Jeremy Barr schreibt in einem Review: »Die Immunantwort auf Phagen ist unglaublich mild, es wurde noch nie ein anaphylaktischer Schock beobachtet, der durch Phagen ausgelöst worden wäre. Dass solche Entzündungsreaktionen auf Phagen ausbleiben, geht wohl darauf zurück, dass sämtliche Vielzeller schon früh in ihrer Evolution mit Phagen in Berührung gekommen sind.«

Jeremy Barr machte eine faszinierende Entdeckung. Die äußerste Zellschicht in der menschlichen Darmröhre schützt sich mit einer Art Schwammschicht gegen die wilde Mischung aus Nahrungsbrocken, Verdauungssäften und Bakterien, die ständig an ihr vorüberzieht. Diese Schwammschicht besteht aus einem Geflecht von Proteinen, das viel Wasser aufnehmen kann. Entlang dieser Schicht tummelt sich eine Vielzahl von Bakterien und Phagen. Barrs Untersuchungen haben enthüllt, dass manche dieser Phagen direkt an Zuckerfortsätze binden können, die einige Proteine der Schwammschicht nach außen recken. Die Schwammschicht ist also gespickt mit Phagen, und Barr wirft die Frage auf, ob dies eine Abwehrstrategie des Körpers gegen bakterielle Eindringlinge im Darm sein könnte: eine Immunbarriere aus eingefangenen Phagen.

Das Immunsystem bekämpft die Phagen nicht nur, es kooperiert auch mit ihnen – ein charmanter Gedanke, der in einem anderen Zusammenhang sogar schon experimentell gezeigt wurde. Ein Team um den Phagenforscher Laurent Debarbieux vom Pasteur-Institut in Paris hat Mäuse mit gesundem und solche mit eingeschränktem Immunsystem mit *P. aeruginosa* angesteckt und manche davon mit Phagen behandelt. Dabei zeigte sich: Alle Mäuse starben an einer Lungenentzündung, wenn sie keine Phagentherapie erhielten. Mäuse mit einem beschädigten Immunsystem starben selbst mit Phagentherapie. Mäuse mit intaktem Immunsystem hingegen überlebten mit der Phagenbehandlung.

Dank eines cleveren Tricks konnten die Forscher den Infektionen in der Mäuselunge zusehen: Sie hatten den *Pseudomonas*-Bakterien ein Gen aus einer Bakterienart eingepflanzt, das die Pseudomonaden leuchten lässt, und zwar so stark, dass dies von außen mit geeigneten Instrumenten erkennbar war. Die Forscher konnten dadurch beobachten, wie in den immungeschädigten Mäusen die Bakterien erst zunahmen, dann durch die inhalierten Phagen reduziert wurden, nach 24 Stunden aber wieder zahlreicher wurden. Eine Untersuchung dieser Bakterien zeigte, dass sie gegen den eingesetzten Phagen resistent geworden waren. Bei den Mäusen mit intaktem Immunsystem traten keine resistenten Bakterien auf. Offenbar ist in manchen Fällen das Zusammenspiel von Phagen und Immunsystem notwendig, um die Infektion zu beenden.[7]

Welche Dosis wird benötigt?

Diese Frage klingt simpel, aber auch sie ist im Fall der Phagentherapie nicht einfach zu beantworten. Das liegt an vielen Unbekannten, die wir diskutiert haben: Wie schnell werden die Phagen im Körper abgebaut, welcher Prozentsatz kommt im Organ XY an, wie stark vermehren sie sich im Infektionsherd? In manchen Fällen sind diese Aspekte nicht wichtig, da Phagen normalerweise wenige Nebenwirkungen auslösen und deshalb im Zweifelsfall höher dosiert werden können. Meist geht es eher darum, die Phagen nicht unterzudosieren, da viele davon im Körper inaktiviert werden, bevor sie im Infektionsherd ankommen. Vor allem bei der intravenösen Therapie wäre es aber hilfreich, wenn man genauere Angaben zur Dosierung besäße.

Ein Präparat, das ins Blut gespritzt wird, darf nur minimale Spuren bakterieller Verunreinigungen aus der Zuchtkultur enthalten – je stärker man das Präparat aber aufreinigt, desto verdünnter wird die Phagenlösung und desto teurer wird die Präparation.

Was man in manchen Fällen auch kennen sollte, ist die Menge der Bakterien im Infektionsherd. Diese wird bei Infektionen kaum je bestimmt, weil es schwierig ist und für die Behandlung mit Antibiotika kaum relevant. Bei der Phagentherapie gibt es aber Anzeichen, dass dem so sein könnte: In manchen Experimenten zeigte sich, dass eine Mindestmenge von Bakterien nötig ist, damit die Phagen ihre Attacke überhaupt in Gang halten können. Ist die Bakterienmenge dafür zu klein, könnte

7 In Kapitel 8 erzählen wir eine weitere faszinierende Geschichte, bei der *Pseudomonas* eine Rolle spielt. Es geht um einen speziellen *Pseudomonas*-Phagen, der das Immunsystem so verwirrt, dass es die Bakterien nicht mehr wirkungsvoll bekämpfen kann: Seite 179.

man mit einer besonders hohen Phagendosis gegensteuern. In diesem Fall binden an jedes einzelne Bakterium viele Phagen. Sie können sich in diesem Fall zwar nicht darin vermehren. Aber Enzyme, die sie an ihren Tentakeln tragen, können die Bakterien von außen auflösen. Relevant könnte dies zum Beispiel bei manchen Durchfallerkrankungen sein. Die klinische Studie mit Kindern in Bangladesch (ab Seite 94) lieferte Hinweise, dass die Zahl an *E.-coli*-Bakterien, die für die Symptome verantwortlich war, sehr klein gewesen sein könnte.

UND DIE NEBENWIRKUNGEN?

Wir haben bereits an verschiedenen Stellen das Thema Nebenwirkungen gestreift und festgehalten, dass Phagen als grundsätzlich sicher gelten – wenn gewisse Vorsichtsmaßnahmen eingehalten werden, die auf Seite 100 aufgeführt sind. Aber auch jedes grundsätzlich sichere Medikament hat Nebenwirkungen. Eine Gruppe von US-Ärztinnen und Phagenforschern veröffentlichte 2021 eine Übersichtsanalyse, in der sie die Nebenwirkungen diskutieren, die in 69 Phagenstudien in den Jahren 2008 bis 2021 aufgetreten waren. Die Analyse berücksichtigte Tierversuche, Fallbeschreibungen und klinische Studien. Das Fazit: »In unserem systematischen Literaturreview identifizierten wir einige unerwünschte Ereignisse im Zusammenhang mit Phagentherapie, aber ernsthafte Ereignisse waren extrem selten.«

In Tierstudien sind Untersuchungen möglich, die am Menschen aus ethischen Gründen kaum zulässig sind. Zum Beispiel studierten Forscher an Schafen die Wirkung der Phagentherapie bei Nasennebenhöhlenentzündung. Den Tieren wurde während drei Wochen zweimal täglich Phagenlösung mit einer Kanüle durch den Knochen neben der Nase in die Stirnhöhle injiziert. Neben Blut- und Stuhlproben untersuchten die Forscher auch, wie die Flimmerhärchen in den Nebenhöhlen und das Gewebe in den Atemwegen, in der Lunge und in anderen Organen reagierte (Herz, Leber, Milz und Niere). Sie fanden keine Auffälligkeiten. Die Phagenbehandlung reduzierte den *P.-aeruginosa*-Biofilm.

Wenn ein großer Infektionsherd innerhalb kurzer Zeit aufgelöst wird, können toxische Stoffe aus den Bakterien frei werden oder solche, die das Immunsystem zu einer starken Reaktion stimulieren. Das gilt besonders, wenn es sich um sogenannte gramnegative Bakterien handelt. Die Folge können Fieber, Schüttelfrost und Schockreaktionen sein. Dieser Effekt ist von der Behandlung mit Antibiotika bekannt (wenn es auch über die genauen Zusammenhänge Unklarheiten gibt). Bei der Phagentherapie werden analoge Reaktionen erwartet, vor allem, weil die Vermehrung der Phagen – zumindest in Laborkulturen – fulminant vonstattengehen kann und in solchen Fällen in kurzer Zeit sehr viel problematische Substanzen freigesetzt werden können. In Fallstudien wurden einige wenige Vorfälle beschrieben, die auf einen solchen Prozess hindeuten. Die körperlichen Auswirkungen waren allerdings fast immer mild, sodass mit der Behandlung nicht pausiert werden musste, oder sie verschwanden vollständig nach einer Unterbrechung.

In einem Fall traten nach intravenöser Phagenbehandlung bei einem 72-jährigen Patienten erhöhte Blutwerte bestimmter Leberenzyme auf (Transaminitis). Die Phagenbehandlung wurde abgebrochen und die Werte normalisierten sich. Die Ärzte vermuteten, dass die Phagentherapie und eine bereits existierende Leberkrankheit die erhöhten Werte ausgelöst hatten.

Einige Untersuchungen stellten während einer Phagentherapie Veränderungen in manchen Parametern des Immunsystems fest – aber andere Studien nicht. Welche biologische Bedeutung dies hat, ist unbekannt, klinisch relevante Befunde gab es bisher nicht. Es ist ratsam, solche Aspekte künftig noch genauer zu untersuchen.

NACHTEILE IM VERGLEICH ZU ANTIBIOTIKA

Im Verlauf dieses Buches und vor allem in diesem Kapitel wurden auch Nachteile der Phagen- gegenüber der Antibiotikatherapie klar. Manche haben damit zu tun, dass die Phagenalternative im Vergleich noch viel weniger erforscht ist, andere aber sind der Methode inhärent. Wir listen hier die wichtigen Nachteile auf. Am Ende des Kapitels folgen Vergleiche der beiden Therapieansätze (ab Seite 117).

! Das begrenzte Wissen über die Phagentherapie führt dazu, dass öfter unklar ist, wie vielversprechend sie in einem konkreten Fall oder bei einer bestimmten Indikation ist. Behandlungsstandards und Guidelines fehlen weitgehend. Die Suche nach einem Arzt oder einem Krankenhaus, das eine Behandlung durchführen kann und will, ist schwierig – große Erfahrung scheint aber für den Behandlungserfolg äußerst wichtig zu sein.

! Das enge Wirkspektrum einzelner Phagen macht eine aufwendige, zeitraubende Diagnose vor dem Therapiebeginn nötig. Die Behandlung akuter Infektionen ist daher oft nicht möglich.

! In manchen Fällen sind keine passenden Phagen verfügbar oder sie sind nicht genügend wissenschaftlich charakterisiert. Man kann zwar im globalen Netzwerk nach Phagen suchen – und im schlimmsten Fall auch in der Natur –, aber das kostet gewöhnlich viel Zeit. Es gibt auch nur eine beschränkte Zahl an Institutionen, die Phagenpräparate in ausreichender Qualität herstellen können.

! Wegen des engen Wirkspektrums der Phagen und wegen der Phagenresistenzen braucht man relativ viele »therapiebereite« Phagen, die vorrätig sind. Sie müssen alle wissenschaftlich charakterisiert werden, damit sie sicher sind. Die Haltbarkeitsdauer von Phagenpräparaten kann sehr unterschiedlich sein. Darum sind genaue Haltbarkeitsmessungen und Kontrollen nötig. All dies bedeutet viel Aufwand.

! Treten Phagenresistenzen auf, kann man zwar nach neuen Phagen suchen – dass dies funktionieren kann, haben wir beschrieben. Aber es kostet Zeit und kann teuer sein.

! Wenn eine längere intravenöse Phagentherapie notwendig ist und gegen die eingesetzten Phagen störende Antikörper auftreten, kann dies die Behandlung beeinträchtigen.

! Vermutlich werden Infektionen häufiger durch mehrere Bakterienarten verursacht als gedacht. Bei der Behandlung mit Antibiotika spielt das weniger eine Rolle, weil viele ein breites Wirkspektrum aufweisen. Bei Phagen kann die Behandlung scheitern, selbst wenn eine Bakterienspezies erfolgreich bekämpft werden kann – weil andere Spezies unerkannt und unbehandelt geblieben sind oder weil nicht gegen alle für den Infekt wichtigen Bakterien Phagen zur Verfügung stehen.

! In manchen Fällen ist ein sehr gutes Verständnis der konkreten Infektion nötig, um sie erfolgreich behandeln zu können. Ein Verständnis, das oft noch fehlt. Dies könnte besonders im Verdauungstrakt der Fall sein, weil dort Bakterien und Phagen in rauen Mengen vorhanden sind und zusammenleben. Dabei entstehen Gleichgewichte zwischen den Kontrahenten, die eine Behandlung einer Infektion schwierig machen könnten.

! Manche Bakterien leben zumindest zeitweise im Innern von Körperzellen. Ein klassischer Fall ist *M. tuberculosis*, der Erreger der Tuberkulose. Auch manche Salmonellen und Staphylokokken pflegen zeitweise einen intrazellulären Lebensstil. Es sind zwar auch schon Phagen im Innern von Zellen dokumentiert worden, aber niemand will darauf wetten, dass Phagen intrazelluläre Bakterien wirksam bekämpfen können.[8]

MÖGLICHE WEGE, UM HÜRDEN ZU ÜBERWINDEN UND NACHTEILE AUSZUGLEICHEN

Eine Reihe von Biotech-Firmen suchen nach Möglichkeiten, wie sie die aufgeführten Hürden überwinden können, um die Phagentherapie mit einer regulären Zulassung anbieten zu können. Zur Zeit der Niederschrift hat noch keine von ihnen einen Durchbruch erzielt, aber die verschiedenen Ansätze lassen erkennen, wie sie sich die »real existierende« Phagentherapie vorstellen. Wir konzentrieren uns auf drei Firmen in den USA und Frankreich. Alle drei haben bereits einige Dut-

8 Allerdings gibt es Studien aus den 1940ern, die von der erfolgreichen Phagenbehandlung von Typhus-Patienten berichten – Typhus wird von *Salmonella typhi* verursacht. Dieses Bakterium verschanzt sich in Fresszellen des Immunsystems, den Makrophagen. Am Westmead-Institut für medizinische Forschung in Australien wollen Forscher Phagentherapieansätze für die wichtigsten Bakterien entwickeln, die sich innerhalb menschlicher Zellen aufhalten können.

zend Male Phagen für individuelle Heilversuche von Patientinnen und Patienten geliefert.

Armata Pharmaceuticals aus den USA und Pherecydes aus Frankreich verfolgen eine ähnliche Strategie: Sie entwickeln fix definierte Cocktails mit einigen wenigen Phagen, die eine möglichst breite Palette von Stämmen der angepeilten Bakterienspezies abdecken sollen. Armata konzentriert sich auf *P. aeruginosa* und *S. aureus*, Pherecydes nimmt neben diesen beiden auch *E. coli* ins Visier. Pherecydes hatte die Phagen für die PhagoBurn-Studie geliefert, bei der es erhebliche Probleme mit der Stabilität gegeben hatte (Seite 97 f.). Seither wurde im Rahmen eines EU-geförderten Projekts die Produktion stark verbessert, Ziel ist die Produktion nach GMP-Standard.

Die Strategie mit einem fixen Cocktail, die vor allem den Anforderungen der Zulassungsbehörden geschuldet ist, hat mehrere Vorteile. Die Behörden erwarten wie bei einem klassischen Medikament aus einem oder wenigen chemischen Molekülen, dass auch ein Phagenpräparat aus einer festgelegten Kombination von Phagen besteht. Deren Eigenschaften sollen möglichst genau charakterisiert sein, um zum Beispiel auszuschließen, dass sie gefährliche Gene enthalten oder solche Gene unter verschiedenen Bakterien verbreiten können. Der Cocktail sorgt außerdem nicht nur für ein breites Wirkspektrum, sondern beugt auch Phagenresistenzen vor (Seite 60).

Diese Strategie trägt noch weiteren Aspekten der Phagentherapie Rechnung: Die Konzentration auf wenige fixe Cocktails erleichtert es, zu einzelnen Indikationen alle Daten zu erheben, die für eine genau definierte Behandlung benötigt werden. Und es lassen sich relativ leicht schnelle Diagnosemethoden entwickeln, damit die Zeit vom ersten Arztkontakt bis zur Behandlung kurz gehalten werden kann.

Allerdings widerspricht diese Strategie dem Ansatz der personalisierten Behandlung, wie wir sie in den Kapiteln 3 und 4 vorgestellt haben. Manche Fachleute denken, dass fixe Cocktails mit den Eigenheiten der Phagentherapie nicht gut vereinbar sind und damit viele Vorteile der Methode aus der Hand gegeben werden. Zum Beispiel würden viele Bakterienstämme einer angepeilten Spezies nicht abgedeckt und es sei nach kurzer Behandlungszeit mit Resistenzen zu rechnen. Nach klassischer Lesart der Zulassungsregeln dürften in solchen Fällen die fixen Cocktails nicht mit neuen Phagen ergänzt werden.

Aus dieser Sicht gehen die beiden Firmen eine riskante Wette ein. Es wird sich in den nächsten Jahren zeigen, ob sie gewinnen. Beide Unternehmen haben ihre Phagencocktails verschiedentlich für Notfallbehandlungen zur Verfügung gestellt. Und beide haben klinische Studien angekündigt oder bereits begonnen, zum Beispiel zu Atemwegsinfekten und systemischen Infektionen. Namhafte Organisationen haben sich im Fall von Armata Pharmaceuticals mit Millionenbeträgen an dieser Wette beteiligt: die US-amerikanische Patientenvereinigung Cystic Fibrosis Foundation und das US-Verteidigungsministerium.

Die Strategie der US-Firma Adaptive Phage Therapeutics (APT) liegt deutlich näher am personalisierten Ansatz. Die Firma hat eine Bank mit zahlreichen Phagen aufgebaut, die genau charakterisiert sind. Viele dieser Phagen stammen aus Forschungsinstituten der US Navy und Army, die intensiv Phagenforschung betrieben haben. APT ergänzt die Bank laufend mit neuen Phagen, die gegen antibiotikaresistente Bakterienstämme aktiv sind, welche neu in Patienten aufgetaucht sind. APT stellte für Notfallbehandlungen Phagen zur Verfügung, die zehn verschiedene Bakterienarten betrafen (Stand: Februar 2022). Die Firma arbeitet mit der Mayo-Klinik zusammen, um eine Schnelldiagnose zu entwickeln, damit für einen Patienten innerhalb kurzer Zeit ein passender Phagencocktail zusammengestellt werden kann.

Im März 2020 gab die US-Zulassungsbehörde FDA diesem Modell überraschenderweise so weit grünes Licht, dass APT eine klinische Studie zu chronischen Harnwegsinfekten starten darf, drei weitere Studien sind in Vorbereitung (diabetischer Fuß, Infektionen im Zusammenhang mit Gelenkprothesen und Lungeninfekte von CF-Patienten, Stand: Februar 2022). Auch dies ein spannendes und wichtiges Experiment.

VOR- UND NACHTEILE VON PHAGEN UND ANTIBIOTIKA AUF EINEN BLICK[9]

Phagentherapie – Vorteile

- Phagen wirken auch gegen Bakterien, die gegen alle Antibiotika resistent sind.
- Phagen sind sehr spezifisch und schädigen die nützlichen Bakterien nicht, die im und auf dem Körper leben. Dadurch gibt es keine Nebenwirkungen oder Sekundärinfektionen, wie sie bei Antibiotikabehandlungen auftreten können.
- Durch ihre Spezifität fördern Phagen keine Resistenzen bei nützlichen Bakterien, die im und auf dem Körper leben. Solche Resistenzen werden unter Bakterien leicht weitergegeben. Tritt eine Immunschwäche auf, können solche Keime gefährlich werden.
- Die Phagenbehandlung kann spezifisch an die Infektart angepasst werden.
- Wenn gut aufgereinigte Phagen verwendet werden, treten kaum Nebenwirkungen auf.
- Phagen sind ein »intelligentes« Medikament: Sie vermehren sich am Ort des Infekts so lange, bis keine Bakterien mehr vorhanden sind. Danach werden sie ausgeschieden. Wegen dieses Effekts könnte es in manchen Fällen auch genügen, wenn nur wenige Phagen an einen schwer zu erreichenden Infektort vordringen.
- Wenn ein Bakterium gegen eine Phagenart resistent wird, lässt sich meistens ein anderer aktiver Phage finden. Die Evolution sorgt für »unerschöpflichen« Nachschub.
- Mit Strategien wie Cocktails und der klugen Auswahl komplementärer Phagen kann die Resistenzbildung verlangsamt werden.
- Bakterien, die gegen Phagen resistent werden, verlieren oft an Virulenz und/oder ihre Antibiotikaresistenz und können so erneut mit Antibiotika und/oder vom Immunsystem bekämpft werden.
- Phagen wirken mit manchen Antibiotika synergistisch zusammen.
- Manche Phagen können Biofilme auflösen und/oder sie für Antibiotika sensitiv machen.

9 Angepasst und erweitert aus *Gesund durch Viren,* siehe Fußnote Seite 95.

- Phagen können mit präzisen gentechnischen Methoden verändert werden, um aus lysogenen Phagen lytische zu machen oder um andere Nachteile auszugleichen.
- Wenn die Zulassungsbedingungen an die Eigenheiten der Phagentherapie angepasst werden, kann die Entwicklung eines wirksamen Phagenmedikaments relativ günstig sein.

Phagentherapie – Nachteile

- Ein formeller Nachweis ihrer Wirksamkeit aus klinischen Studien steht noch weitgehend aus.
- Es fehlt an Wissen zur Pharmakologie und Interaktion mit dem Immunsystem. Es gibt keine Guidelines und Standards wie bei der Antibiotikatherapie. Vielen Ärzten fehlt das nötige Wissen, sodass ein Patient einen geeigneten Arzt suchen muss. (Phagen sind schwieriger einzusetzen als Antibiotika).
- Wegen der hohen Spezifität der Phagen braucht man eine genaue Diagnose der Infektion. Dies kostet Zeit und verzögert die Behandlung. Für akute Infektionen ist die Phagentherapie deshalb weniger geeignet. (Die sogenannte empirische Therapie, bei der ein Präparat zuerst eingesetzt wird und danach die genaue Diagnose gestellt wird, ist kaum möglich.)
- Multibakterielle Infektionen müssen als solche erkannt werden. Zur Behandlung sind in den meisten Fällen mehrere Phagen erforderlich.
- In manchen Fällen ist genaues Wissen über die Biologie des zu behandelnden Infekts nötig, das noch fehlt.
- In manchen Fällen tritt sehr schnell eine Resistenz auf. Die Suche nach neuen Phagen kann sehr aufwendig, zeitintensiv oder vergeblich sein.
- Für manche Bakterienarten gibt es noch kaum Phagen in den Phagenbanken.
- Gegen manche Phagen und/oder bei manchen Darreichungsformen bildet das Immunsystem Antikörper, die die Effektivität der Behandlung schmälern können. Es ist noch weitgehend unbekannt, ob dies den Erfolg einer erneuten Therapie mit den gleichen Phagenarten bei einer späteren Infektion beeinträchtigt.
- Manche Gewebe oder Organe und das Innere von Zellen könnten für die relativ großen Phagen schlecht zugänglich sein. Das Wissen darüber ist mangelhaft.
- Die eingesetzten Phagen müssen genau charakterisiert werden, damit sie keine gefährlichen Gene enthalten und auf die Bakterien im Körper übertragen.

- Es gibt viele verschiedene Phagen mit unterschiedlichen Charakteristika. Manchmal können schon kleine Veränderungen einzelne Eigenschaften stark verändern. Dies kann die Planung einer Therapie erschweren.
- Die Haltbarkeit der Phagen ist unterschiedlich und muss getestet und überwacht werden.

Antibiotika – Vorteile

- Es gibt eine große Zahl von Antibiotika mit nachgewiesener Wirkung auf viele verschiedene Bakterien- und Infektarten.
- Über den Einsatz und das Verhalten der meisten Antibiotika ist viel bekannt. Es gibt Guidelines und Standards. Sie sind in vielen Fällen vom Arzt einfach einsetzbar.
- Es gibt breit wirkende Antibiotika, die im akuten Fall sofort eingesetzt werden können, wenn die Bakterienart des Infekts nicht bekannt ist.

Antibiotika – Nachteile

- Manche Bakterienarten haben weitreichende Resistenzen gegen Antibiotika entwickelt. Es gibt Stämme, gegen die (fast) kein Präparat mehr wirkt. Manche Bakterienarten sind von Natur aus gegen viele Wirkstoffe unempfindlich.
- Wegen der Evolution kommt es früher oder später bei jedem Antibiotikum zu Resistenzen. Die Suche nach neuen Wirkstoffen ist sehr aufwendig und teuer und sie stockt aus verschiedenen Gründen seit Jahren.
- Der falsche Einsatz von Antibiotika ist weitverbreitet (abhängig vom Land). Dies befördert die Entwicklung von Resistenzen.
- Besonders Breitbandantibiotika führen dazu, dass auch harmlose Bakterien im Körper resistent werden. Solche Resistenzen werden unter Bakterien leicht weitergegeben. Tritt eine Immunschwäche auf, kann ein solcher Keim gefährlich werden.
- Antibiotika töten im Körper auch nützliche Bakterien ab. Dies kann zu einem Ungleichgewicht der Haut- oder Darmflora mit unangenehmen oder gar gefährlichen Folgen führen (Sekundärinfektionen, Durchfall).
- Manche Antibiotika können erhebliche Nebenwirkungen haben (von Gehörschädigung bis zu Sehnenrissen).
- Viele sogenannte »Last line«-Antibiotika haben besonders schwere Nebenwirkungen, zum Beispiel Nierenschäden. Manchmal muss deswegen ihr Einsatz abgebrochen werden. Die Behandlungsalternativen werden dadurch noch spärlicher.

- Wenn eine Körperstelle schlecht durchblutet ist, zum Beispiel wegen Diabetes, erreicht man am Infektort kaum die nötige Wirkstoffkonzentration.
- Infektionen mit Biofilmen, die gerne auf Implantaten aller Art entstehen, sprechen oft schlecht auf eine Antibiotikabehandlung an.

6. KAPITEL

PHAGENTHERAPIE KONKRET

**LESEN SIE DIESES KAPITEL,
WENN SIE ERFAHREN WOLLEN, ...**

_ wie gut die Phagentherapie bei verschiedenen Infektionsarten bisher gewirkt hat,

_ wie man vorgehen kann, um abzuklären, ob eine Behandlung mit Phagen sinnvoll sein könnte,

_ wie die Abklärungen, Diagnosen und die eigentliche Behandlung ablaufen,

_ welches Ergebnis man von einer Phagentherapie erwarten kann,

_ wie es mit den Kosten aussieht.

Kurz: wie Phagentherapie konkret funktioniert.

EIN EXOT IM MODERNEN MEDIZINALLTAG

Und nun? Ist die Phagentherapie für Sie eine Option? Kann sie Hilfe bringen oder sind die Erfolgsaussichten gering? Dies sind die wesentlichen Fragen für alle, die an einer Infektion leiden, gegen die kein Antibiotikum oder keine andere Standardbehandlung mehr ankommt. Nach allem, was wir bisher diskutiert haben, dürfte klar sein: Es gibt in keinem Fall eine Erfolgsgarantie und der Weg zu einer Phagenbehandlung ist weiter und komplexer als ein Gang zum Hausarzt. Aber alle Menschen, die sich mit einer komplizierten, widerspenstigen Infektion herumschlagen müssen, haben bereits schwierige Zeiten hinter sich. In diesem Kapitel versuchen wir, wichtige Fragen zu beantworten und den Weg zu einer möglichen Behandlung zu skizzieren.

WELCHE INDIKATIONEN INFRAGE KOMMEN

In den letzten fünf Jahren wurden zahlreiche Fallstudien zur Phagentherapie veröffentlicht. Über 70 Untersuchungen beschreiben die Behandlung von deutlich mehr als 200 Patientinnen und Patienten; daneben wurden über ein Dutzend Reviews publiziert, die auch ältere Studien einschließen und das Erreichte analysieren (Stand: Februar 2022).[1] Es gibt damit einiges Datenmaterial, um die Erfahrungen in einzelnen Anwendungsgebieten zu bilanzieren.

Drei Bemerkungen, warum man diese Bilanz vorsichtig interpretieren muss:

---

1 Die Phagentherapie-Zentren in Polen und Georgien haben mehrere Berichte veröffentlicht, in denen sie die Ergebnisse jener individuellen Behandlungen analysieren, die in der zweiten Hälfte des 20. Jahrhunderts dort durchgeführt worden sind. Diese sind in der folgenden Zusammenstellung nicht berücksichtigt, Fallberichte über spätere Behandlungen aus diesen Ländern schon.

! Fallberichte können nicht beweisen, dass die Therapie wirksam gewesen ist, vor allem, wenn die Phagen zusammen mit Antibiotika eingesetzt worden sind (was meistens der Fall ist). Wirksamkeit nachweisen können im strikten Sinn nur klinische Studien (Kasten ab Seite 88). Sorgfältig durchgeführte und dokumentierte Heilversuche können aber starke Hinweise geben.

! Phagen kommen meistens bei sehr komplexen Krankheitsfällen zum Einsatz, die sich stark voneinander unterscheiden. Generalisierende Schlüsse sind darum schwierig.

! Auch wenn einige publizierte Fallbeispiele von Misserfolgen berichten, veröffentlichen Behandlungsteams mit großer Wahrscheinlichkeit eher ihre positiven Fälle. Dieser sogenannte »Positive Publication Bias« führt dazu, dass eine Bilanz basierend auf Fallberichten tendenziell zu positiv ausfällt.

Infektionen im Zusammenhang mit Gelenkprothesen, Infektionen nach Knochenbrüchen und Knocheninfektionen (Osteomyelitis)

Häufigste behandelte Bakterienarten: *S. aureus*, *S. epidermidis*, *P. aeruginosa*[2]

Aktuell eines der häufigsten Einsatzgebiete für Phagentherapie. Dies hängt vermutlich damit zusammen, dass viele Menschen im Verlauf ihres Lebens eine Prothese benötigen und dass problematische Infektionen nach solchen Eingriffen nicht selten sind. In 10 bis 20 Prozent dieser Fälle kann die Infektion mit Antibiotika und chirurgischen Interventionen nicht geheilt werden, bei Knochenentzündungen liegt der Anteil bei 28 Prozent. Antibiotikaresistenz und Biofilmbildung auf Prothesen tragen zur hohen Rate an Misserfolgen bei.

Ein Review von Ende 2021 zieht eine überwiegend positive Bilanz der analysierten Fallberichte: 37 von 52 Behandlungen wurden als Erfolg gewertet (71 Prozent). Die Erfolgskriterien waren relativ streng – es durften keine Bakterien mehr nachgewiesen werden, eine klinische Besserung musste eingetreten sein, bildgebende Verfahren mussten zeigen, dass die Infektion aufgelöst war, und es durfte keinen Rückfall geben

2 In absteigender Reihenfolge

(wobei die Studien unterschiedlich lange Beobachtungsperioden aufwiesen). Die Erfolgsrate bei Infektionen im Zusammenhang mit Prothesen war etwas tiefer (57 Prozent) als bei Knochenentzündungen (88 Prozent). Nebenwirkungen wurden in 4 von 52 Fällen gemeldet, keine war gravierend. Ein anderer Review von Ende 2020, der 17 Studien analysierte, kam zu einem ähnlich positiven Ergebnis: Bei 93 Prozent der 277 betrachteten Fälle habe es eine Heilung gegeben, bei 3 Prozent der Fälle sei eine Besserung eingetreten und knapp 4 Prozent der Behandlungen seien gescheitert.

In den meisten Fällen wurden die Phagen lokal verabreicht, das heißt während einer Operation direkt ins geöffnete Gewebe appliziert und/oder durch Katheter an den Infektionsort gebracht. Die Autorinnen des Reviews sehen diesen direkten Kontakt der Phagen mit der Infektion als Grund für die hohe Erfolgsrate. Meistens wurden neben den Phagen auch Antibiotika eingesetzt.

Chronische Wunden und Entzündungen (Ulcus, oft im Zusammenhang mit einer Diabeteserkrankung), infizierte Wunden, meist nach einem chirurgischen Eingriff

Häufigste behandelte Bakterienart: *S. aureus*

Allein in Deutschland leben etwa sieben Millionen Menschen mit Diabetes. Mindestens ein Fünftel von ihnen leidet an chronischen Wunden an den Extremitäten, meist an den Füßen – diabetischer Fuß genannt. Ursache ist verminderte Durchblutung und abnehmendes Schmerzempfinden, beides Folgen der Zuckerkrankheit. Häufig sind diese Wunden mit Bakterien infiziert, die eine Heilung erschweren. Im Zuge wiederholter Antibiotikabehandlungen treten oft Resistenzen auf. Vielfach mündet das Leiden in eine oder mehrere Amputationen von Teilen des Fußes – pro Jahr passiert dies in Deutschland rund 25 000-mal.

Eine Übersichtsanalyse aus dem Jahr 2020 fand 13 Studien, die Phagenbehandlungen von chronischen Wunden beschreiben (nicht nur im Zusammenhang mit Diabetes). Die meisten berichteten von vielen Behandlungen (20 bis 300) und stammten aus den Jahren vor 2000 in den traditionellen Zentren in Georgien und Polen. Sie stellten Heilungsraten von 70 bis 90 Prozent fest (Verschluss der Wunde und in manchen Fällen Verschwinden der Bakterien). Allerdings sind die beschriebenen Fälle sehr heterogen.

Zwei zusammenhängende Fallstudien von 2016 berichten von insgesamt neun Patienten in den USA, die alle an chronischen Wunden und Entzündungen (Ulcus) an den Zehen litten, welche auf intensive Wundpflege und Antibiotika nicht ansprachen. Bei manchen waren auch Zehenknochen infiziert. Allen wurde eine Amputation nahegelegt. Stattdessen wurden sie mit einem einzelnen, gut charakterisierten *S.-aureus*-Phagen aus dem Eliava-Institut in Tiflis, Georgien, behandelt. Die Phagen wurden neben der üblichen Wundbehandlung einmal pro Woche lokal appliziert. Antibiotika wurden keine mehr eingesetzt. Bei der Mehrzahl heilten die Entzündungen nach durchschnittlich sieben Wochen ab, ein hartnäckiger Fall benötigte 18 Wochen Behandlung. Die Autoren der Übersichtsanalyse kommen zu dem Schluss, dass die Wirksamkeit der Phagen in diesen Fällen fast sicher gezeigt sei, da sie ohne zusätzliche Antibiotika verwendet wurden. Da bei einigen Patienten neben *S. aureus* weitere Bakterien nachgewiesen wurden, deuteten die Heilungen darauf hin, dass es manchmal reiche, wenn der Hauptkeim der Infektion ausgemerzt werde, schreiben die Autoren.

Ein anderer Review von 2020 analysierte 27 Studien, die bis ins Jahr 1929 zurückreichten. Im Fall von infizierten Brandwunden seien 78 Prozent der Behandlungen erfolgreich gewesen (insgesamt 111 Fälle), chronische Wunden seien in 86 Prozent der Fälle geheilt worden (insgesamt 310 Fälle) und Infektionen im Zusammenhang mit dermatologischen Erkrankungen in 94 Prozent der Fälle (insgesamt 734 Fälle). Die Autorinnen zogen das Fazit: Der Einsatz von Phagen könne »hocheffektiv« und »sicher« sein.

Am Nationalen Zentrum für Phagen-Therapie in Hannover haben wir zwei Fälle von infizierten Wunden erfolgreich behandelt. Diese standen im Zusammenhang mit chirurgischen Eingriffen.

Auch Tierstudien zeichnen ein positives Bild: Lokal aufgetragene Phagen reduzierten *S.-aureus*-Bakterien in Wunden von Mäusen stärker als das Antibiotikum Amoxicillin. Die Wundheilung ging mit Phagenbehandlung deutlich besser vonstatten als in zwei verschiedenen Kontrollgruppen, die Antibiotika oder gar keine Behandlung erhielten. Die Forscherinnen und Forscher untersuchten auch die Wirkung der beiden Therapien auf die Darmflora: Die Phagen hatten keinen Einfluss darauf, während noch sieben Tage nach Ende der Therapie mit dem Antibiotikum Veränderungen im Mikrobiom des Verdauungstrakts zu erkennen waren.

Lungenentzündung, Atemwegsinfekte, Infekte nach Lungentransplantationen (oft im Zusammenhang mit zystischer Fibrose)

Häufigste behandelte Bakterienarten: *P. aeruginosa*, *A. baumannii*[3]

Es gibt neuere Berichte von über 25 behandelten Patientinnen und Patienten, rund zehn von ihnen litten an zystischer Fibrose (Seite 79). In der Mehrzahl der Fälle konnte die Infektion gestoppt werden, Bakterien waren nicht mehr nachweisbar, den Patienten ging es deutlich besser. Einige waren zuvor über lange Zeit mit Antibiotika behandelt worden, ohne dass eine länger anhaltende Besserung eingetreten wäre. Allerdings muss man auch nach erfolgreichen Phagenbehandlungen beobachten, wie lange es dauert, bis die Infektionen wieder auftreten.

Viele der mit Phagen behandelten Patientinnen waren sehr schwer krank, manche mussten beatmet werden und die Infektionen standen im Zusammenhang mit der Intubation. Die Phagen wurden oft inhaliert, manchmal kombiniert mit intravenöser Gabe und immer in Kombination mit Antibiotika. Einige Male wurden auch Bakterien behandelt, gegen die bis vor Kurzem keine Fallberichte vorlagen *(Achromobacter xylosoxidans, Burkholderia dolosa, M. abscessus)*. Auch gegen »exotische« Keime kann eine Phagenbehandlung also möglich sein, vorausgesetzt, es lassen sich rasch genug passende Phagen auftreiben. Einzelne Behandlungen scheiterten, zum Beispiel jene von *B. dolosa*; dabei spielten Phagenresistenzen eine Rolle.

3 In absteigender Reihenfolge

Ein Übersichtsartikel kommt zum Schluss, dass die Phagentherapie eine gute Variante bei schweren Lungeninfektionen sei, wenn Antibiotika versagen. Dies werde dadurch gestützt, dass auch die Mehrzahl der Tierversuche bei dieser Indikation gute Resultate gezeigt hätten.

Infektionen am Herzen, an herzunterstützenden Implantaten und Gefäßprothesen

Häufigste behandelte Bakterienarten: *S. aureus*, *P. aeruginosa*[4]

Rund zehn Publikationen berichten von über 20 Notfallbehandlungen. Die meisten Infektionen standen im Zusammenhang mit einem chirurgischen Eingriff, bei dem ein Implantat zur Unterstützung des Herzens oder eine Gefäßprothese eingesetzt worden war. In solchen Fällen bilden sich oft Biofilme, die gegenüber Antibiotika unempfindlich sind. Alle Patienten waren vor der Phagenbehandlung erfolglos mit Antibiotika behandelt worden. Die Phagen wurden während eines chirurgischen Eingriffs lokal in die Infektzone appliziert und/oder per Katheder dorthin injiziert oder in einem Gel dort platziert. Dieses Gel gibt die Viren langsam ans umliegende Gewebe ab. In manchen Fällen wurden Phagen auch intravenös verabreicht. Parallel wurden stets auch Antibiotika eingesetzt.

Etwa 54 Prozent der Notfallbehandlungen waren erfolgreich: Diese Patientinnen erlebten eine klare klinische Besserung. In manchen Fällen wurden einige Zeit nach Abschluss der Behandlung Proben genommen, in denen keine Bakterien mehr nachgewiesen werden konnten, und/oder mit einem bildgebenden Verfahren war kein Infektionsherd im Körper mehr feststellbar. In einigen Fällen war der Effekt der Phagentherapie schwer abzuschätzen, bei etwas über 30 Prozent scheiterte sie.

---

4 In absteigender Reihenfolge

Schwere Infektionen und Abszesse in Organen und anderen Geweben, Empyem (Eiteransammlung in einer natürlichen Körperhöhle), Sepsis (»Blutvergiftung«)

Häufigste behandelte Bakterien: *S. aureus*, *A. baumannii*[5]

Knapp zehn Studien über einzelne Heilversuche und kleine Fallreihen berichten von verschiedenen schweren Infektionen: Abszessen, Empyemen und Infektionen im Blutstrom. Vielfach litten die Patientinnen und Patienten an mehreren schweren Krankheitsbildern gleichzeitig (Co-Morbidität) und ihr Zustand war vor Beginn der Phagentherapie sehr ernst. Etwas über 60 Prozent der Behandlungen waren erfolgreich, 13 Prozent scheiterten, bei den übrigen Fällen war die Wirkung der Phagen unklar. Eine Übersichtsstudie kommt zum Schluss, dass die kombinierte Behandlung mit Phagen und Antibiotika bei diesen Indikationen mehrheitlich zu wirken scheine, dies zeigten auch Tierversuche.

In einem Fall konnte eine akute Blutstrominfektion durch *P. aeruginosa* mit Phagen allein gestoppt werden. Nur noch das Antibiotikum Colistin wirkte gegen die Bakterien, doch es traten schwere Nierenschäden auf, sodass die Ärzte jegliche Antibiotikagabe stoppen mussten. Erst dann wurden Phagen eingesetzt. Nach Beginn einer zehntägigen intravenösen Behandlung sanken die Infektionsparameter und die Bakterien konnten nicht mehr im Blut nachgewiesen werden. Allerdings konnten sie trotz zusätzlicher lokaler Phagenbehandlung nicht aus den Druckgeschwüren des schwerkranken Patienten beseitigt werden. Ein weiteres Beispiel, das demonstriert, dass Phagen bisher meist in komplexen Krankheitsfällen eingesetzt werden, deren Behandlung sehr anspruchsvoll ist und bei denen es schwierig sein kann, den Behandlungserfolg zu beurteilen.

Infekte der Harnwege und Prostata

Häufigste behandelte Bakterien: *K. pneumoniae*, *E. coli*, *E. faecium*[6]

Harnwegsinfekte sind berüchtigt dafür, hartnäckig zu sein. Biofilme sind vermutlich oft im Spiel. Viele Patientinnen und Patienten erleiden

---

5, 6 In absteigender Reihenfolge

immer wieder Rückfälle. Ein gutes Dutzend Fälle ist in neueren Fallberichten beschrieben, fast alle davon wurden erst nach vielen Rückfällen und Antibiotikaeinsätzen mit Phagen behandelt. Erfolge gab es in drei Viertel der Fälle, bei 15 Prozent blieb die Behandlung ohne Wirkung. Allerdings muss man bei der Interpretation dieser Erfolgsquote vorsichtig sein: In den wenigsten Fällen sind Kontrollen nach längerer Zeit beschrieben worden. Die Patientinnen könnten also später wieder Rückfälle gehabt haben.

Im Kapitel 5 haben wir eine klinische Studie bei hartnäckigen Harnwegsinfekten beschrieben. In diesem Rahmen war die Phagenbehandlung nur in etwa einem Fünftel der Fälle wirksam, das sind ähnliche Ergebnisse wie bei der Behandlung mit Antibiotika und mit Placebo. Letztere bestand in einer Spülung der Blase, zweimal pro Tag während einer Woche. Offenbar hatte diese Behandlung für sich allein schon eine feststellbare Wirkung. Die einzelnen Phagen im eingesetzten Cocktail hatten nur eine relative geringe Konzentration, die durch die Blasenspülung noch stark vermindert wird – vielleicht war die Wirkung der Phagen deshalb geringer als erwartet, spekulieren die Forscher in der Publikation.

Ein weiterer Grund für die geringere Wirkung im Rahmen der klinischen Studie im Vergleich mit den Fallberichten könnte sein, dass bei den individuellen Fällen die Behandlung besser an die Infektion im Patienten angepasst wurde. Man muss mit solchen direkten Vergleichen aber vorsichtig sein, weil bei den Fallberichten die individuelle Infektsituation naturgemäß sehr unterschiedlich ist. Zu guter Letzt könnte auch eine Rolle spielen, dass – wie oben bereits erwähnt – tendenziell eher erfolgreiche Einzelbehandlungen publiziert werden.

Diese Übersicht zeigt, dass Phagen für eine Reihe von Indikationen eine Option sein können, wenn die Standardtherapien versagt haben. Viele Experten sind der Ansicht, dass man genau analysieren sollte, bei welchen Indikationen eine Phagenbehandlung Erfolg versprechend ist – zum Beispiel, weil der Infektherd mit etablierten Darreichungsformen einfach zu erreichen ist. Obwohl das Wissen über die Pharmakologie und andere Aspekte der Phagentherapie in den letzten Jahren gewachsen ist, kann man unseres Erachtens aber noch nicht zuverlässig sagen, welche Indikationen am besten geeignet sind. Das wird gestützt durch die Beobachtung, dass sich Experten in dieser Frage gelegentlich widersprechen. So hält eine französische Expertengruppe Knocheninfekte (Osteomyelitis) für eher ungeeignet, während eine Gruppe belgischer Experten solche Fälle behandelt und an Richtlinien dafür arbeitet.

Ungeeignet sind in den allermeisten Fällen akute Infektionen mit unmittelbarer Lebensgefahr. In der Regel dauert dafür die Diagnose, die Auswahl der Phagen und – falls nötig – die Produktion zu lange. Eine Ausnahme bilden Fälle, in denen ein Patient bereits in einer Institution hospitalisiert ist, die Erfahrung und Zugang zu Phagen hat; aber selbst dann bleibt wohl oft zu wenig Zeit.

PHAGENTHERAPIE BEI KINDERN, JUGENDLICHEN UND SCHWANGEREN

Die medizinische Behandlung von Kindern und Schwangeren ist in mehrfacher Hinsicht anders als jene von nicht schwangeren Erwachsenen. Kinder und Schwangere genießen einen hohen Schutz, weil sie besonders verletzlich sind. In klinischen Studien sind sie deshalb oft nicht vertreten. Kinder sind medizinisch gesehen keine kleinen Erwachsenen, viele Prozesse in ihrem Körper laufen anders ab als bei Erwachsenen. Auch im schwangeren Körper verändert sich die Physiologie teilweise, und das »System Plazenta–Embryo« kommt hinzu. Aus diesen Gründen ist das Wissen über die Wirkung vieler Medikamente bei Kindern und Schwangeren mangelhaft. Viele Arzneimittel müssen im sogenannten »Off-Label«-Modus angewendet werden. Das bedeutet, dass es keine reguläre Zulassung für Kinder oder Schwangere gibt. Einzelne Studien weisen aber darauf hin, dass das fragliche Arzneimittel auch für Kinder oder Schwangere sicher und wirksam ist.

Phagen fallen nicht in die »Off-Label«-Kategorie, weil sie insgesamt noch nicht zugelassen sind. Wie bei Erwachsenen dürfen sie auch bei Kindern und Schwangeren nur im Notfall im Rahmen des Helsinki-Protokolls eingesetzt werden (Seite 133). Aus den eben erwähnten Gründen sind Ärzte bei diesen Patientinnengruppen besonders vorsichtig. Das zeigt sich darin, dass nach unserer Kenntnis in den letzten zehn Jahren kein Fallbericht zur Behandlung von Schwangeren mit Phagen veröffentlicht wurde (Stand: Februar 2022). Bei Kindern und Jugendlichen sieht es etwas anders aus, für diese Gruppe fanden wir elf publizierte Fallberichte und eine klinische Studie.

Die klinische Studie wird in Kapitel 5 besprochen: Kinder bis zum Alter von fünf Jahren, die an durch *E. coli* verursachtem Durchfall litten, wurden behandelt. 79 Kinder schluckten zwei verschiedene Phagenpräparate. Die Studie wurde frühzeitig abgebrochen, weil keine Wirkung nachweisbar war. Sie zeigte aber, dass die Behandlung für die Kinder sicher war.

Im Rahmen der elf publizierten Heilversuche wurden Kinder im Alter von unter einem Jahr bis zu 17-jährigen Jugendlichen behandelt. Fünf litten an zystischer Fibrose und, verbunden damit, an hartnäckigen Lungeninfektionen mit verschiedenen Keimen. In drei Fällen sprechen die Behandlungsteams von einem Erfolg, in zweien von Teilerfolg. Wenn man berücksichtigt, dass alle diese Patientinnen zuvor über Jahre mit Antibiotika behandelt worden waren, erscheinen die Ergebnisse vielversprechend. Man muss aber bedenken, dass die Infektionen einige Zeit nach der Phagenbehandlung wieder auftauchen können (wie es auch bei Antibiotika geschieht). Langfristige Untersuchungen gibt es unseres Wissens keine.

Vier behandelte Kinder zwischen unter einem und 13 Jahren kann man in der Gruppe »schwere Infektionen von Organen, Abszesse und tiefe Operationswunden« zusammenfassen. Drei Fallberichte melden einen Erfolg, einmal scheiterte die Therapie. In dieser Gruppe befinden sich Kleinkinder wie Waël (Kapitel 1), die nach teilweise mehrfachen Organtransplantationen und schweren Infektionen vor dem Tod standen.

Ein weiterer Fall betraf ein siebenjähriges Mädchen, das durch einen Autounfall schwer verletzt wurde. Es erlitt mehrere Knochenbrüche und entwickelte eine schwere Infektion des Fußgelenks. Eine Amputation drohte. Sieben Wochen nach einer intravenösen Phagenbehandlung konnte das Mädchen zum ersten Mal nach der Verletzung wieder ohne Schmerzen auf dem Fuß stehen. Im Verlauf weiterer Monate konnte es immer weitere Strecken gehen und nach einem Jahr bestätigten bildgebende Verfahren, dass sich das Fußgelenk weiter erholte, Anzeichen einer Infektion gab es keine mehr. Wie bei den allermeisten Heilversuchen wurden auch dieses Mädchen und die anderen Kinder neben den Phagen mit Antibiotika behandelt. Man kann deshalb auch in diesen Fällen nicht mit Sicherheit sagen, wie viel die Phagen zur Heilung beigetragen haben. In mehreren Studien schrieben die Behandlungsteams aber, sie schlössen aus dem Verlauf der Infektion, dass die Phagentherapie eine wichtige Rolle gespielt habe.

Bei einigen Behandlungen wurden verschiedene Parameter, zum Beispiel des Immunsystems, sorgfältig überwacht. In einem Fall gab es Anzeichen, dass der Körper auf die Bruchstücke der abgetöteten Bakterien reagierte, eine Reaktion, wie sie auch bei der Behandlung mit Antibiotika auftreten kann (Seite 112). Ansonsten werden in den Fallberichten keine gravierenden Nebenwirkungen erwähnt. In der Bilanz lässt sich sagen, dass etwa die Hälfte der Fälle erfolgreich ausgegangen ist, die meisten anderen zeigten zumindest eine klinische Verbesserung. Im Fall einer Knocheninfektion schien die Phagentherapie keine Besserung zu bringen; wahrscheinlich, weil nur Phagen gegen eine der vier Bakterienarten zur Verfügung standen, die an der Infektion beteiligt waren.

In einem Übersichtsartikel fordern die Autoren, dass die Phagentherapie auch für Kinder weiter erforscht werde, denn sie verspreche großes Potenzial. In Australien entwickelten Phagenexperten ein standardisiertes Behandlungsprotokoll, das nun im Rahmen eines klinischen Versuchs angewendet wird. Die Studie richtet sich ausdrücklich auch an Kinder. Es gebe keine untere Altersgrenze, heißt es in der Patienteninformation zur Studie.

Wie erwähnt, gibt es keine jüngeren Fallberichte über Phagenbehandlung bei Schwangeren. Ein Review zum Thema macht aber auf das Potenzial auch bei Schwangeren aufmerksam: Nicht wenige müssten im Verlauf der Schwangerschaft mit Antibiotika behandelt werden, unter anderem bei Harnwegsinfekten. Gleichzeitig gebe es Hinweise, dass Antibiotika die Bakterienflora der Mutter und dadurch auch jene des Neugeborenen beeinflussen könnten. Eine gesunde Flora sei aber vermutlich für die Entwicklung des Kleinkinds wichtig. Darum rufen die Autorinnen dazu auf, die Phagentherapie auch in diesem Bereich voranzutreiben. In der Patientinneninformation zur klinischen Studie in Australien heißt es, dass Schwangere oder stillende Mütter nicht von einer Behandlung ausgeschlossen seien. Es gebe keine Hinweise auf zusätzliche Risiken für diese Patientinnengruppen.

WIE ES SICH AUSWIRKT, DASS DIE PHAGENTHERAPIE NOCH NICHT ZUGELASSEN IST

In Deutschland, der Schweiz und Österreich ist eine Behandlung mit Phagen wie in den meisten anderen Ländern nicht zugelassen. Sie darf daher nur in Notfällen eingesetzt werden, in denen alle zugelassenen Behandlungsoptionen ausgeschöpft sind, und wenn ein schwerer Ausgang droht (Tod, Amputation oder Ähnliches). In diesem Fall darf der Arzt einen alternativen Ansatz verfolgen. Dies wird als individueller Heilversuch[7] bezeichnet, dem der Artikel 37 der Helsinki-Deklaration des Weltärztebundes einen Rahmen gibt. Die Patientin oder Angehörige müssen über die Behandlung und ihre Risiken ausführlich informiert werden und sie müssen ausdrücklich zustimmen.

In keinem deutschsprachigen Land braucht man für einen solchen individuellen Heilversuch eine behördliche Bewilligung. In den Richtlinien der Schweizerischen Akademie der Medizinischen Wissenschaften (SAMW) heißt es, der behandelnde Arzt solle den Rat eines geeigne-

7 In der Schweiz auch »experimentelle Therapie im Einzelfall«

ten Expertengremiums oder zumindest eine Zweitmeinung einholen, außer wenn das Risiko als minimal eingeschätzt werde. In manchen Kliniken muss die zuständige Ethikkommission zustimmen. Die Haftung liegt beim Hersteller des verwendeten Phagenpräparats und beim behandelnden Arzt.

Artikel 37 der Helsinki-Deklaration verlangt, dass Erkenntnisse während eines Heilversuchs dokumentiert und veröffentlicht werden, falls sie für die Medizin nützlich seien. Ähnliches verlangen die Richtlinien der SAMW. Dies ist sehr sinnvoll, wenn man bedenkt, wie gut dokumentierte Fallberichte die Phagentherapie in den letzten Jahren vorangebracht haben. Wird eine bestimmte experimentelle Therapie von einem Arzt oder einer Klinik aber mehrfach durchgeführt, taxieren dies sowohl die SAMW-Richtlinien als auch das österreichische Bundesamt für Sicherheit im Gesundheitswesen (BASG) als Aktivitäten, die in Richtung einer klinischen Studie gingen und eine Bewilligung benötigen. In der Praxis entsteht dadurch eine Grauzone: Wie viele Phagenbehandlungen, die ein Arzt oder eine Klinik durchführt, zählen noch als individuelle Heilversuche?

Ein wichtiges Thema ist auch die Herstellungsqualität der Phagenpräparate. In diesem Bereich entwickelt sich die Situation. In Deutschland dürfen approbierte Ärzte unter bestimmten Bedingungen für ihren Eigengebrauch Arzneimittel herstellen und sich deren Einsatz genehmigen lassen. Am Nationalen Zentrum für Phagen-Therapie der MHH haben wir eine Herstellungsgenehmigung des Staatlichen Gewerbeaufsichtsamts Hannover. Diese bezieht sich auf den Einsatzbereich der Herz-, Thorax- und Gefäßchirurgie. Anfragen externer Patienten und Ärztinnen für andere Indikationen müssen wir darum in der Regel ablehnen. Im Rahmen der deutschen Projekte Phage4Cure und PhagoFlow baut das Fraunhofer-Institut für Toxikologie und Experimentelle Medizin (ITEM) eine Produktion von Phagen nach hohem Qualitätsstandard auf (Good Manufacturing Practice, GMP). Bei Redaktionsschluss waren diese Arbeiten noch im Gang, wie auch im Abschnitt »Interessante Entwicklungen in Belgien, Frankreich, den USA (und ein bisschen in Deutschland)« ab Seite 140 beschrieben.

WIE MAN ABKLÄRT, OB PHAGEN EINE OPTION SIND, UND WIE ES DANN WEITERGEHT[8]

BEHANDLUNGSMÖGLICHKEITEN ABKLÄREN. Wenn Sie an einer Infektion leiden, die erfolglos mit verschiedenen Antibiotika behandelt worden ist, überprüfen Sie aufgrund der Angaben in diesem Ratgeber, ob eine Phagenbehandlung eine Option sein könnte. Besprechen Sie dies unbedingt mit Ihrem Hausarzt oder Ihrer Infektiologin. Erörtern Sie mit ihr, ob sämtliche zugelassenen Behandlungsoptionen ausgeschöpft wurden. Dies ist eine Voraussetzung für einen individuellen Heilversuch gemäß Artikel 37 der Helsinki-Deklaration. Ihre Infektiologin sollte mit einer Phagenbehandlung einverstanden sein. Sie hat eine zentrale Funktion beim nächsten Schritt: mit einem Arzt oder einem Zentrum, die Erfahrung mit Phagentherapie haben, die Behandlungsmöglichkeiten auszuloten. Es braucht dazu genaue Angaben über Ihre Infektion und Ihren Gesundheitszustand.

Noch gibt es in den deutschsprachigen Ländern wenige Ärzte oder Zentren, die Phagentherapien durchführen. Ihre Infektiologin kann sich bei den folgenden beiden Stellen melden, um Behandlungsmöglichkeiten abzuklären:

! Beim Nationalen Zentrum für Phagen-Therapie der MHH; dazu gibt es auf *www.mhh.de/nzpt/kontakt* ein Formular, das auch für Patienten zugänglich ist. Dieses muss vollständig ausgefüllt werden, weil sonst keine Beurteilung möglich ist.

! Alternativ kann die Perspektive für eine Phagentherapie im Rahmen des PhagoFlow-Projektes abgeklärt werden. Auch dafür gibt es ein Formular im Internet: *www.phagoflow.de/kontakt/*.

---

8 Eine Übersicht gibt die Tabelle ab Seite 190.

BEHANDLUNGSORT FESTLEGEN. Wenn eine Phagentherapie machbar scheint, folgt die Abklärung, wo eine allfällige Behandlung durchgeführt würde – in der Klinik/Praxis Ihrer Infektiologin oder in einer Institution mit Erfahrung in Phagentherapie. Beides hat Vor- und Nachteile. Ihre Infektiologin kennt Sie und Ihre Krankheit sehr gut, die Behandlung fände nahe an Ihrem Wohnort statt. Ihre Ärztin und die Klinik müssen einverstanden sein, diese Behandlung durchzuführen, in der Regel muss auch das Ethikkomitee der Klinik zustimmen. Die Erfahrung zeigt, dass das phagenspezifische Know-how des Behandlungsteams sehr wichtig ist, gerade weil viele Aspekte der Therapie noch nicht ausreichend erforscht sind und Richtlinien fehlen. Eine Behandlung in der Klinik des Phagenspezialisten kann deshalb vorteilhaft sein. Die Spezialisten sollten mit Ihnen und Ihrer Infektiologin sorgfältig die Chancen und Risiken der Phagenbehandlung besprechen, damit Sie sich gut informiert entscheiden können.

GEEIGNETE PHAGEN SUCHEN. Parallel zu diesen Abklärungen müssen geeignete Phagen gefunden werden. Dazu benötigt man Proben jener Bakterien, die Ihre Infektion verursachen. Im Labor wird getestet, ob passende Phagen in jener Institution vorhanden sind, mit denen Ihre Infektiologin in Kontakt steht. Ist dies nicht der Fall, kann diese Institution andere Phagenbanken, -zentren und -labore mit einer entsprechenden Anfrage kontaktieren. Manchmal wird sie eine breit angelegte Suche über einen internationalen Aufruf auf der Internetplattform phage.directory starten. Auch die spezialisierten Firmen Armata Pharmaceuticals und Adaptive Phage Therapeutics aus den USA, Pherecydes in Frankreich und das Eliava-Institut in Georgien haben schon Phagen für Behandlungen geliefert. Diese Suche kann sehr schnell vonstattengehen, aber bei ungewöhnlichen Phagen oder anderen Problemen kann sie sich auch über Monate hinziehen (denken Sie an das Beispiel der Behandlung mit *M.-abscessus*-Phagen aus Kapitel 4). In einem Interview im Frühjahr 2020 sagte Greg Merril, der CEO von Adaptive Phage Therapeutics, dass die Firma von Ärzteanfragen nach Phagen »überflutet« werde und dass man nicht die Ressourcen habe, um alle Anfragen anzunehmen.

Finden sich in keiner Bank und keinem Labor passende Phagen, könnte die Suche in der Natur helfen – wie es in manchen Fallberichten dokumentiert ist. Man braucht dazu die Hilfe eines der spezialisierten Labors. Diese Suche, die Charakterisierung und Produktion der Phagen sind sehr aufwendig. Je nachdem, wer die Phagen zur Verfügung stellt, muss man auch eine Produktionsstätte finden, an der aus der Probe das fertige Präparat hergestellt wird. Die Hürden für eine Behandlung können also sehr hoch sein oder es werden gar keine passenden Phagen gefunden – entsprechend oft kommt es nach einer Anfrage nicht zur Behandlung (Seite 85).

BEHANDLUNGSPLAN AUSARBEITEN. Passt alles zusammen, werden Ihre Infektiologin und die Phagenspezialisten eine Behandlungsstrategie entwickeln. Es muss unter anderem bestimmt werden, ob man verschiedene Phagen zu einem Cocktail kombiniert und welche für den Cocktail infrage kommen, ob und welche Antibiotika zusätzlich eingesetzt werden, auf welchen Wegen und wie lange die Phagen verabreicht werden und welche anderen Behandlungen nötig sind. Zum Beispiel wird bei Infektionen im Innern des Körpers oft ein chirurgischer Eingriff vorgenommen, bei dem befallenes Gewebe entfernt wird und danach die Phagen lokal appliziert werden. Es wird auch festgelegt, welche Blutwerte und andere klinischen Parameter während der Behandlung überwacht werden. Oft findet die Behandlung im Krankenhaus statt. Phagenbehandlungen von diabetischen Füßen wurden aber auch ambulant durchgeführt. Und es wurde berichtet, dass Phageninfusionen nach einer Startphase in der Klinik zu Hause fortgeführt werden konnten.

Eine Übersicht über die konkreten Vorbereitungs- und Behandlungsschritte finden Sie im Anhang ab Seite 190, ebenso wie eine Auswahl spezialisierter Institutionen (ab Seite 192).

WAS MAN VON EINER BEHANDLUNG MIT PHAGEN ERWARTEN KANN

Es ist wichtig, an eine Phagenbehandlung keine übertriebenen Erwartungen zu knüpfen. Wir müssen betonen: Noch für keine Indikation haben klinische Studien eine Wirkung nach allen strengen Regeln der Wissenschaft nachgewiesen (Kapitel 5). Die Fallberichte zeichnen ein heterogenes Bild bezüglich Behandlungserfolgen und Indikation (Seite 123 ff.). Dabei ist es schwierig zu sagen, ob Erfolge (oder Misserfolge) darauf zurückgehen, dass Phagen a priori bei einer Indikation (nicht) wirksam sind oder ob mangelndes Wissen oder Fehler bei der Anwendung eine Rolle spielten.

In den Fallberichten sind auch die Erfolgskriterien unterschiedlich gewählt, was die Beurteilung erschwert, ob ein Erfolg oder Misserfolg vorliegt. In manchen Fällen ist dies objektiv schwierig festzustellen, es kann aber auch von Patienten und Patientinnen unterschiedlich beurteilt werden. In der klinischen Studie, die die Phagentherapie bei Ohrenentzündungen untersucht hat (ab Seite 92), wählten die Studienärzte auf Wunsch der britischen Medikamentenzulassungsbehörde (MHRA) als primären Erfolgsparameter nicht die Ausmerzung von *P. aeruginosa* (wie es ein Mikrobiologe eher tun würde), sondern sogenannte klinische Parameter, also solche, die anzeigen, ob die Patienten eine Besserung erfahren – obwohl die Bakterien vielleicht nicht vollständig verschwunden sind.

Mit diesem Ansatz kann man eruieren, ob die Phagentherapie in der Praxis Patienten einen Nutzen bringen kann – auch wenn sie nach strengen mikrobiologischen Kriterien keine vollständige Heilung erzielt. Allerdings besteht dabei immer die Gefahr von Rückfällen, nämlich wenn sich die verbliebenen Bakterien nach kürzerer oder längerer Zeit wieder vermehren und erneut Symptome auslösen – eine Situation, wie sie auch nach Behandlungen mit Antibiotika auftreten kann, etwa bei Harnwegsinfekten. Der Erfolg einer Therapie bemisst sich dann daran, ob eine Besserung der Symptome auftritt, wie ausgeprägt diese ist und wie lange sie anhält. Ähnliches wird zum Beispiel bei einem Fallbericht über die Phagenbehandlung eines Harnwegsinfekts beschrieben: Die Bakterienlast ging stark zurück und die Symptome verschwanden. Aber sechs Wochen nach Ende der Behandlung tauchten die Keime wieder im Urin auf – allerdings ohne Symptome auszulösen. Offen bleibt, ob bei möglichen späteren Ausbrüchen auch die Symptome wieder auftauchen.

Solche Ergebnisse dürften gegenwärtig häufig sein: Beim jetzigen Stand des (Un-)Wissens und der rechtlichen Lage kommen Phagen nur in therapeutisch anspruchsvollen Situationen, nach komplexen und chronischen Infektionen zum Zug. Entsprechend muss man damit rechnen, dass die Therapie scheitert oder nur unvollständige Heilung ermöglicht. Aber auch eine Besserung kann einen Nutzen bringen, zum Beispiel erträglichere Symptome oder verbesserte Organfunktionen wie eine erhöhte Lungenfunktion bei zystischer Fibrose.

Zudem muss man bei einer langen und komplexen Krankengeschichte mit einer komplexen Behandlung rechnen. Als Beispiele mögen Waëls Fall aus Kapitel 1 und jener von Isabelle Carnell aus Kapitel 4 dienen. Ein weiteres Beispiel liefert ein Fallbericht aus China, der 2021 publiziert wurde: Ein 66-jähriger Patient litt seit zwölf Jahren an wiederholten Harnwegsinfekten durch *P. aeruginosa*, nachdem ihm 2002 wegen eines Tumors Teile der Blase entfernt werden mussten. 2018 begannen die Ärzte einer Klinik in Shanghai, den Mann mit Phagen zu behandeln. Drei Anläufe, bei dem ihm jeweils zwei Wochen lang alle zwei Tage ein Phagencocktail in die Blase gespült wurde, brachten keine bleibende Besserung. Eine Analyse enthüllte, dass die Bakterienstämme sehr heterogen waren und dass sie einen Rückzugsort in der Niere haben mussten. Von dort aus drangen sie nach der Behandlung immer wieder in die unteren Harnwege vor. Das Behandlungsteam erweiterte darauf den Cocktail und applizierte ihn zusätzlich über eine Kanüle direkt in die Niere. Danach blieb der Urin des Patienten frei von Bakterien und die Blase erholte sich.

INTERESSANTE ENTWICKLUNGEN IN BELGIEN, FRANKREICH, DEN USA, AUSTRALIEN (UND EIN BISSCHEN IN DEUTSCHLAND)

BELGIEN. Seit 2018 gibt es in Belgien einen behördlich akzeptierten Rahmen, um Patienten und Patientinnen eine Behandlung mit Phagen zu ermöglichen. Er nutzt einen Spielraum, den die Vorschriften der EU den Mitgliedsländern lassen. Ursprünglich hatte sich die Phagengruppe des Königin-Astrid-Militärkrankenhauses (QAMH) für eine solche Lösung eingesetzt. Die belgische Regelung basiert auf den Vorschriften für Arzneimittel, die nach einem Rezept in einer Apotheke hergestellt werden. Solche Regeln kennen viele Länder, in Deutschland und der Schweiz spricht man von »Formula magistralis« oder Rezeptur, in Österreich von magistraler Zubereitung. Darunter fallen zum Beispiel Salben für Hautkrankheiten, die eine Apotheke nach der Rezeptur des Arztes herstellt.

In Belgien ist dieses Verfahren (»magistrale Anwendung«) nun auch für Phagenpräparate zulässig. Es dürfen nur Phagen verwendet werden, die die Anforderungen der entsprechenden Arzneibuchmonografie erfüllen *(General Monograph – Phage Active Pharmaceutical Ingredients)*. Ein solcher Phage muss vor der ersten Anwendung genau untersucht werden, sein Erbgut muss zum Beispiel sequenziert werden, um sicherzustellen, dass er keine gefährlichen Gene enthält (Seite 61 und 185 f.). Ein staatlich anerkanntes Labor muss dies prüfen und genehmigen. Danach kann ein solchermaßen charakterisierter Phage in einer Phagenbank gelagert werden. Nach dem Prinzip der personalisierten Therapie (Kapitel 3 und 4) werden vor einer Behandlung jene Phagen ausgewählt, die gegen die Bakterien des Patienten wirksam sind. Diese Phagen werden in einem Labor nach festgelegten Standards hergestellt, die den strengen Herstellungsrichtlinien für zugelassene Medikamente nahekommen (der sogenannten Good Manufacturing Practice, GMP). Das Produktionslabor muss von den Behörden zugelassen sein. Die einzelnen Phagenpräparate werden danach an die Apotheke jenes Krankenhauses geliefert, in dem die Behandlung stattfindet. Der Klinikapotheker stellt aus den einzelnen Phagen den Cocktail in der festgelegten Form her (zum Beispiel für eine intravenöse Anwendung).

Aktuell befinden sich die Phagenbank und das Produktionslabor am QAMH. Von dort aus werden Phagen an belgische Kliniken geliefert, die Behandlungen durchführen (wie im Fall von Waël in Kapitel 1). Normalerweise beraten die Experten des QAMH die behandelnden Ärzte. Das Phagenteam des QAMH war auch mehrfach an Phagenbehandlungen in anderen Ländern beteiligt, zum Beispiel in Frankreich und Deutschland – es lieferte Phagen aus seiner Bank, einige Male wurden in Brüssel auch Phagen aus anderen Phagenbanken oder Laboren produziert, weil diese keine Präparate in der nötigen Qualität herstellen konnten.

Die belgische Regelung ist eine pragmatische Lösung, die zwischen Heilversuchen nach dem Helsinki-Protokoll und einer regulären Zulassung angesiedelt ist. In der Praxis ist das Verfahren für die Beteiligten aufwendig. Normalerweise muss zum Beispiel die Phagenbehandlung trotzdem vom Ethikkomitee einer Klinik abgesegnet werden. Die Zahl an Phagen in der Bank des QAMH ist noch recht beschränkt. Trotzdem sei die Zahl der Behandlungen nach Einführung der neuen Regeln gestiegen, sagte Jean-Paul Pirnay vom QAMH dem Magazin *New Scientist.* Sein Team habe mittlerweile etwa 100 Behandlungen ermöglicht.

DEUTSCHLAND. In Deutschland wurde vor einigen Jahren das Projekt PhagoFlow gestartet, das nach belgischem Vorbild eine magistrale Anwendung der Phagentherapie erarbeiten soll. Beteiligt sind unter anderem die Klinik für Unfallchirurgie und Orthopädie und andere Abteilungen des Bundeswehrkrankenhauses in Berlin, die Deutsche Sammlung von Mikroorganismen und Zellkulturen (DSMZ) und das Fraunhofer-Institut für Toxikologie und Experimentelle Medizin (ITEM), finanziert wird das Projekt vom Innovationsausschuss des Gemeinsamen Bundesausschusses. Im Rahmen des Projekts wurden Phagen aus verschiedenen Quellen isoliert und anschließend wie in Belgien nach analogen Sicherheitskriterien charakterisiert. Das ITEM hat eine Produktionsanlage aufgebaut, in der die Phagen nach GMP-Standard hergestellt werden können. Im Bundeswehrkrankenhaus in Berlin sollen diese Phagen unter Leitung des Chirurgen Christian Willy in Fällen von chronischen

Wund- und einigen anderen Infekten eingesetzt werden. (Zur Zeit des Redaktionsschlusses war der Beginn der Behandlungen offen, eventuell haben sie seither schon begonnen.) Allerdings ist es bisher nicht gelungen, die belgische Regelung der magistralen Anwendung in Deutschland zu etablieren. Die Behandlungen finden daher im Rahmen individueller Heilversuche statt.

FRANKREICH. Wie Belgien hat auch Frankreich eine pragmatische Zwischenlösung gefunden. Federführend ist die Behörde für Medikamentensicherheit (ANSM). Phagenbehandlungen dürfen durchgeführt werden, wenn alle anderen Therapiemöglichkeiten ausgeschöpft sind und Todesgefahr oder das Risiko schwerer Konsequenzen besteht. Die Initiative muss von einem Arzt oder einer Ärztin an einer Klinik ausgehen und der Fall muss mit der ANSM besprochen werden. Dafür hat die Behörde eine Expertengruppe geschaffen. Es gibt detaillierte Richtlinien für alle Phasen der Behandlung. Als Phagenlieferant kommt primär die französische Firma Pherecydes infrage, die über einige Phagen gegen *S. aureus*, *P. aeruginosa* und *E. coli* verfügt, welche genau charakterisiert sind und in hoher Qualität hergestellt werden. Auch die Phagen des QAMH werden akzeptiert. Müssen Phagen aus anderen Quellen eingesetzt werden, wird dies fallweise beurteilt.

In der Praxis hat bisher die Universitätsklinik Lyon (HCL) die meisten Behandlungen durchgeführt. Dort gibt es ein Referenzzentrum für komplexe Infektionen von Knochen und Gelenken (CRIOAc), das unter Leitung des Infektiologen Tristan Ferry in rund 30 Fällen Phagen angewendet hat. Auch in Frankreich ist der logistische und administrative Aufwand hoch, bis eine Phagenbehandlung durchgeführt werden kann. Ihre Zahl ist deswegen begrenzt. Sowohl belgische Kliniken als auch das HCL haben einige wenige ausländische Patienten und Patientinnen mit Phagen behandelt. Allerdings muss man sich vorgängig über die Bedingungen informieren, zum Beispiel über Haftungsfragen und Kosten.

USA. Bewegung gibt es auch in den USA. Dort sind an einigen Universitäten Phagenzentren entstanden, die Patienten in Notfällen selbst behandeln oder einer Klinik helfen, die Therapie zu planen und durchzuführen. Zu nennen ist das Phagenzentrum der University of California San Diego (IPATH). Das IPATH behandelt Patientinnen und Patienten mit lebensgefährlichen Infektionen in einer kooperierenden Klinik in San Diego. Es hat aber auch schon bei der Koordination von Behandlungen in anderen Städten geholfen. Die Phagen bezieht das IPATH hauptsächlich von anderen Institutionen, zum Beispiel von den Unternehmen Armata Pharmaceuticals und Adaptive Phage Therapeutics oder einem Labor der US Navy. Es hat eine Reihe von Fallberichten publiziert, darunter jener des Patienten Tom Patterson aus Kapitel 3.

Kürzlich hat die Yale University das Center for Phage Biology and Therapy at Yale eröffnet. Das Zentrum forscht und behandelt Patienten in Notfällen. Ein Labor des texanischen Baylor College of Medicine (TAILOR) liefert maßgeschneiderte Phagen. Es hat eine eigene Phagenbank und auch die Kapazitäten, um Wirksamkeitstests durchzuführen und passende Phagen in der Umwelt zu suchen. Ein US-Krankenhaus, das in den letzten Jahren einige Phagenbehandlungen durchgeführt hat, ist die bekannte Mayo-Klinik in Rochester.

Die US-Zulassungsbehörde FDA muss jede Phagenbehandlung genehmigen (in den USA heißt dies »expanded access«). Es gelten ähnliche Kriterien wie in Belgien, Frankreich und beim Helsinki-Protokoll. Laut verschiedener Berichte handhabt das FDA die Bewilligungen nicht restriktiv. In akuten Notfällen kann es diese innerhalb von Stunden provisorisch erteilen, andernfalls kann die Frist aber einige Monate betragen.

AUSTRALIEN. In Australien hat sich eine Gruppe von Forschern und Ärztinnen im letzten Jahrzehnt viel Know-how in der Phagentherapie angeeignet. Mehrere ihrer Studien und Fallberichte sind in dieses Buch eingeflossen. Nun folgt der nächste Schritt: Die Gruppe hat ein Standardprotokoll für Phagentherapie (STAMP) erarbeitet und dieses ist die Grundlage für eine klinische Studie, die von den Behörden bewilligt wurde. STAMP soll nicht ein bestimmtes Phagenpräparat testen. Vielmehr geben das Protokoll und die klinische Studie einen Rahmen für individuelle Heilversuche in Australien vor, sagt Jonathan Iredell vom

Westmead Institute for Medical Research und Leiter des Vorhabens. Behandelt ein Arzt im Rahmen der Studie einen Patienten, muss er sich an das Protokoll halten. Er muss zum Beispiel mit einem Expertenteam erörtern, ob der Fall wirklich für die Phagentherapie geeignet ist. Danach muss er ein definiertes Set an Daten sammeln, anhand derer der Verlauf der Therapie verfolgt werden kann. Dies soll die Qualität der Behandlung garantieren und Daten für die Weiterentwicklung der Phagentherapie liefern. Alle Daten werden zentral in einer Datenbank gespeichert. STAMP wird von der australasiatischen Gesellschaft für Infektionskrankheiten und einer Infektiologen-Fachgruppe der australischen und neuseeländischen Kinderärzte unterstützt. Finanziert wird das Projekt durch öffentliche Gelder.

Gleichzeitig will die Gruppe um Iredell eine Art virtuelle Phagenbank aufbauen: Australische Phagenforscher und Kolleginnen anderer Länder haben sich bereit erklärt, die Angaben zu ihren therapeutischen Phagen dort zu deponieren, damit die Bank bei Bedarf schnell nach passenden Phagen durchsucht werden kann. Diese können danach rasch vom physischen Lagerort aus verschickt werden, damit sie im Labor getestet werden können.

Die Studie soll fünf Jahre dauern und die Gruppe erwartet in dieser Zeit 50 bis 100 Behandlungen. Gleichzeitig soll diese »Infrastruktur« – das Standardprotokoll und die virtuelle Phagenbank – die Basis für weitere klinische Studien bilden. Zur Zeit des Redaktionsschlusses Ende Februar 2022 hat eine Phagenfirma zugesagt, bereits 2022 eine klinische Studie in diesem Rahmen zu starten.

Die USA und Australien mögen weit weg erscheinen und man reist nicht einfach schnell für eine Behandlung dorthin. Wir berichten nicht deswegen von den Entwicklungen in diesen Ländern, sondern weil sie wie Belgien wichtige Impulse liefern, um auch bei uns einen passenden Rahmen für eine Weiterentwicklung der Phagentherapie zu finden, damit diese Therapieform leichter zugänglich wird (mehr dazu ab Seite 157).

THERAPIE IN DEN TRADITIONELLEN PHAGENLÄNDERN

GEORGIEN. Das Eliava-Institut in der georgischen Hauptstadt Tiflis spielte in der Sowjetunion eine zentrale Rolle bei der Entwicklung und Praxis der Phagentherapie (Seite 125). Es ist noch immer aktiv. Nach dem Zusammenbruch der Sowjetunion mussten Georgien und das Institut schwierige Jahre überstehen. Heute verfügt es über eine moderne ambulante Klinik (Eliava Phage Therapy Center, EPTC). In Georgien ist die Phagentherapie regulär zugelassen und kann deshalb ohne Einschränkungen praktiziert werden – obwohl es auch dort keine klinischen Studien nach heutigem Standard gibt, die die Sicherheit und Wirksamkeit der Methode geprüft hätten. Die Zulassung stützt sich auf Studien aus der Periode zwischen 1950 und 1980 und auf jahrzehntelange Erfahrung, gemäß der die Therapie sicher und wirksam sei.

Das EPTC verwendet Cocktails, die aus einer unterschiedlichen Zahl von Phagen zusammengesetzt sind und unterschiedliche Spektren von Bakterienarten abdecken. Die Cocktails wurden vor Jahrzehnten zusammengestellt, werden aber regelmäßig an die »aktuelle Bakterienlage« angepasst. Sie sind in Georgien kommerziell erhältlich. Erweisen sie sich in Labortests gegen die Bakterienstämme einer Patientin als unwirksam, stellen die Expertinnen des EPTC einen individuellen Cocktail zusammen. Behandelt wird eine Reihe verschiedener Indikationen, von Harnwegsinfekten über Knocheninfektionen bis zu Infektionen im Zusammenhang mit zystischer Fibrose.

Auch Patientinnen und Patienten aus dem Ausland lassen sich behandeln, 2015 und 2016 waren es gemäß einem Bericht des EPTC über 1300. Eine Behandlung ist vor Ort möglich oder man kann sich die passenden Phagencocktails ins Heimatland schicken lassen. Manche Wissenschaftler geben zu bedenken, dass die Präparate aus Georgien nicht so eingehend charakterisiert und geprüft seien, wie dies nach den Regeln in Belgien, Frankreich oder den USA nötig wäre. In den letzten Jahren wurden allerdings einige kommerzielle georgische Phagencocktails detailliert untersucht und es wurden keine gefährlichen Gene im Erbgut der verwendeten Phagen gefunden. Im Rahmen der klinischen

Studie von Nestlé über *E.-coli*-Durchfall bei Kindern wurde ein Cocktail aus Georgien auch einer Sicherheitsstudie an Menschen unterzogen. Es traten keine unerwarteten Vorkommnisse oder Nebenwirkungen auf.

Über den Ausgang von Behandlungen, denen sich ausländische Patienten in Georgien unterzogen, gibt es in der wissenschaftlichen Literatur einige wenige Berichte von unabhängigen Forschern. Einer beschreibt eine Nachuntersuchung bei einer französischen Patientin, die sich wegen einer Infektion der Augenhornhaut behandeln ließ, die sie elf Jahre lang gequält hatte. Das Fazit der französischen Ärzte: keine Infektion mehr feststellbar. In einem anderen Bericht erwähnen die ebenfalls französischen Autoren positive Behandlungsresultate, aber auch solche, die sie als Misserfolge betrachten – ohne allerdings in die Details zu gehen.

Die Wissenschaftlerinnen des EPTC haben einige Fallberichte publiziert, in denen sie über positive Ergebnisse, aber auch über komplexe Fälle berichten (zwar Besserung der Symptome, aber nach wie vor Präsenz von Bakterien). Kommerzielle Cocktails des Eliava-Instituts, aber auch Phagen aus seiner umfangreichen Bank wurden in Notfallbehandlungen in verschiedenen Ländern Europas eingesetzt, darunter in Deutschland, Italien und den Niederlanden. Auch dazu gibt es wissenschaftliche Fallberichte, die meisten davon melden Erfolge. Der Austausch funktioniert mittlerweile auch in die andere Richtung: Ein EPTC-Team hat eine junge Patientin mit zystischer Fibrose mit einem Phagen behandelt, der aus der Deutschen Sammlung von Mikroorganismen und Zellkulturen (DSMZ) stammte. Die Zusammenarbeit mit Schweizer Urologen im Rahmen einer klinischen Studie für Harnwegsinfekte wird auf Seite 98 f. beschrieben.

Georgien bietet einen etablierten Zugang zur Phagentherapie, der von einigen Menschen aus Westeuropa genutzt wird. Das georgische Fachpersonal verfügt über große spezifische Erfahrung mit Phagen. Da die Therapie in Georgien regulär zugelassen ist, gibt es keine systematische Auswertung der Erfolgsquoten. Dies wäre auch schwierig, da es sich oft um sehr komplexe und individuelle Fälle handelt. Zu bedenken sind die Kosten einer Reise und Behandlung in Georgien. Ob die Krankenversicherung diese übernimmt, muss man im Vorfeld abklären.

POLEN. Auch in Polen hat die Phagentherapie eine lange Tradition. Zentrum ist das Hirszfeld-Institut für Immunologie und experimentelle Therapie in Breslau. Dort wurden seit den 1950er-Jahren Phagenbehandlungen durchgeführt. Im Jahr 2005 etablierte Polen eine Regelung, die Phagen als experimentelle Therapie erlaubt – für Fälle, in denen die regulär zugelassenen Alternativen erfolglos blieben. Auch ausländische Patienten und Patientinnen werden behandelt. Sie müssen für den Beginn der Therapie nach Breslau reisen oder in die vor Kurzem eröffneten Filialen in Krakau und Tschenstochau.

Die Phagentherapie-Einheit des Hirszfeld-Instituts arbeitet nach dem Prinzip der personalisierten Therapie, bei der aus der Phagenbank des Instituts die passenden Phagen ausgewählt werden. Das Institut setzt traditionellerweise auf den Einsatz einzelner Phagen statt Cocktails und zitiert eigene Studien, die keine schlechtere Wirksamkeit gezeigt hätten. Die Wissenschaftler haben einige Erfolgsbilanzen veröffentlicht. Sie berichten von gemischten Resultaten. (Auch hier muss man bedenken: Es handelt sich meist um komplexe und teilweise jahrzehntelange Krankengeschichten, bei denen keine andere Behandlung Erfolg hatte.) Bei Harnwegsinfekten wurde in einer Bilanzreihe bei 60 Prozent von 20 Patienten ein gutes Ergebnis erzielt, bei einer Gruppe von elf Patientinnen lag die Quote bei 46 Prozent, bei Hautinfekten bei 55 Prozent (von elf Patienten), bei orthopädischen Infektionen bei 41 Prozent (von 40 Patienten) und bei Infekten der oberen Atemwege und Ohren bei 32 Prozent (von 20 Patienten). Als gutes Ergebnis wurde gezählt, wenn sowohl Bakterien als auch Symptome nach der Behandlung verschwanden oder wenn sich mindestens die Symptome »besserten« oder »deutlich besserten«.

Die Wissenschaftlerinnen und Wissenschaftler des Instituts beschäftigen sich auch eingehend mit den Interaktionen von Phagen und menschlichem Immunsystem. Viele Erkenntnisse dazu, die in Kapitel 5 besprochen werden, basieren auf ihren Arbeiten. Wie Georgien bietet Polen einen etablierten Zugang zur Phagentherapie. Zu bedenken sind auch für Polen die Kosten der Reise und Behandlung.

RUSSLAND. Das staatliche Unternehmen Microgen stellt verschiedene Phagenmedikamente her. Die Mehrzahl sind Cocktails für die Behandlung unterschiedlicher Infekte, etwa der Harnwege, oder Staphylokokken-Infektionen. Die Medikamente sind zugelassen und in Apotheken erhältlich. Die Bedeutung der Phagentherapie scheint in Russland nach einem Tief nach dem Umbruch 1989 wieder zugenommen zu haben. So wurde in den letzten Jahren eine Reihe kleiner klinischer Studien publiziert und die staatliche Strategie zur Antibiotikaresistenz (2017) sieht die Weiterentwicklung der Phagentherapie vor. In diesem Rahmen baut Microgen eine zentrale Bank für Phagen und Bakterienstämme auf, um die Arzneimittel an das veränderte Vorkommen pathogener Bakterienstämme anzupassen. Auch die personalisierte Phagentherapie soll wiederbelebt werden.

Die russischen Facharztverbände haben vor Kurzem die Phagentherapie in die Empfehlungen zur Behandlung von Infektionen der Harn- und der oberen Atemwege aufgenommen. Phagen werden in Russland öfter nach Flutkatastrophen zur Prävention von Infekten eingesetzt. Laut der Firma Microgen, die auch Impfstoffe und andere medizinische Produkte herstellt, machen Bakteriophagen etwa ein Fünftel des Umsatzes aus, zwischen 2017 und 2019 sei dieser um über 25 Prozent gestiegen.

Auch eine Reihe russischer Forschungsinstitute arbeitet an der Phagentherapie. So berichtete eine Gruppe verschiedener Institute 2016 von der Entwicklung eines Phagencocktails zur Behandlung von Infektionen, die in Krankenhäusern übertragen werden (nosokomiale Infektionen). Der Cocktail wurde zuerst in Tierexperimenten getestet und danach bei zwei Ausbrüchen multiresistenter Erreger auf Intensivstationen eingesetzt. Der Cocktail verminderte bei knapp 40 Patienten die Bakterienbesiedelung an unterschiedlichen Stellen des Körpers deutlich. Publizierte Fallberichte oder klinische Studien in internationalen Fachzeitschriften sind jedoch selten.

In einigen Studien wurden Phagenpräparate von Microgen von unabhängigen Forschungsteams untersucht und charakterisiert. Es wurden dabei keine gefährlichen Gene gefunden. Eine Studie ergab, dass die verschiedenen Phagenarten im analysierten Arzneimittel in sehr unterschiedlicher Konzentration vorhanden waren. Die Studienautoren zeigten mit Experimenten, dass die Wirkung des Cocktails besser wurde, wenn man die Konzentration mancher enthaltener Phagenarten erhöhte. Ein Produkt von Microgen wurde in der Nestlé-Studie zur Behandlung von Durchfall bei Kindern eingesetzt und in diesem Rahmen auch in Bezug auf Sicherheit getestet. Es wurden keine Nebenwirkungen festgestellt (Seite 97).

Wie bereits erwähnt, stammen einige Phagen, die wir am Nationalen Zentrum für Phagen-Therapie in Hannover einsetzen, aus den Sammlungen russischer Institute.

Nach unserem Wissen gibt es in Russland keine Phagenzentren, die viele Patientinnen und Patienten aus Westeuropa behandeln, und es reisten auch vor der russischen Invasion in die Ukraine weniger Menschen von hier zur Behandlung dorthin als nach Georgien oder Polen.

WER ÜBERNIMMT DIE KOSTEN?

Leider gibt es darauf keine eindeutige Antwort. An sich besteht in Deutschland keine gesetzliche Vorschrift, dass die Krankenversicherer die Kosten für einen individuellen Heilversuch erstatten müssen. Wir am Nationalen Zentrum für Phagen-Therapie haben bis jetzt die Kosten übernommen. Auch einige akademische Labore, die Phagen für Behandlungen zur Verfügung gestellt haben, verlangten keine Bezahlung. Doch dies dürfte mittelfristig für die meisten Akteure wirtschaftlich nicht tragbar sein.

Im Jahr 2018 hat das Sozialgericht Detmold die Klage einer Patientin beurteilt, die wegen wiederkehrender Harnwegsinfekte mehrfach mit Phagen behandelt worden war. Ihr Krankenversicherer hatte sich geweigert, die Kosten zu übernehmen. Das Gericht entschied, dass die Krankenkasse die Therapie bezahlen müsse. Es sei in diesem Fall hinreichend belegt, dass die Patientin aus medizinischen Gründen darauf angewiesen sei. Das Gericht zitierte einen Sachverständigen, laut dem »die Bakteriophagentherapie objektivierbar wirksam« sei.

In einem Urteil des Bundesverfassungsgerichts von 2005, das sich aber nicht auf einen Fall des Einsatzes von Phagen bezog, steht: »Es ist mit den Grundrechten aus Art. 2 Abs. 1 GG in Verbindung mit dem Sozialstaatsprinzip und aus Art. 2 Abs. 2 Satz 1 GG nicht vereinbar, einen gesetzlich Krankenversicherten, für dessen lebensbedrohliche oder regelmäßig tödliche Erkrankung eine allgemein anerkannte, medizinischem Standard entsprechende Behandlung nicht zur Verfügung steht, von der Leistung einer von ihm gewählten, ärztlich angewandten Behandlungsmethode auszuschließen, wenn eine nicht ganz entfernt liegende Aussicht auf Heilung oder auf eine spürbare positive Einwirkung auf den Krankheitsverlauf besteht.«

Anwalt Burkhard Kirchhoff, der das Urteil des Sozialgerichts Detmold erstritten hat, beobachtet in der Praxis, dass sich Krankenkassen oft weiterhin weigern, die Kosten für eine Phagentherapie zu übernehmen. Seine Kanzlei führt weitere Verfahren in dieser Sache. Kirchhoff rät, Patientinnen sollten die Erstattung verlangen und nötigenfalls auch vor Gericht klagen.

Man wird sehen müssen, wie sich die Praxis und die Rechtsprechung weiterentwickelt. Wir vom Nationalen Zentrum für Phagen-Therapie haben nun zum ersten Mal im Vorfeld einer geplanten Therapie die Krankenversicherung des Patienten um Kostenübernahme gebeten. Zum Zeitpunkt des Redaktionsschlusses stand die Antwort aus.

Generell ist sicherlich geboten, vor einer Behandlung mit der Krankenversicherung und den behandelnden Ärzten respektive der Klinik zu klären, wer die Kosten übernimmt.

In der Schweiz sieht das Heilmittelgesetz vor, dass Präparate, die nicht zugelassen sind, von den Krankenkassen vergütet werden, wenn von ihrem Einsatz ein großer therapeutischer Nutzen gegen eine Krankheit erwartet wird, die tödlich verlaufen oder schwere und chronische gesundheitliche Beeinträchtigungen nach sich ziehen kann – falls keine andere, zugelassene Alternative verfügbar ist. Dies muss in jedem Einzelfall abgeklärt werden.

7. KAPITEL

PHAGEN-ZUKÜNFTE

**LESEN SIE DIESES KAPITEL,
WENN SIE ERFAHREN WOLLEN, ...**

_ was getan wird, um die Phagentherapie leichter zugänglich zu machen,

_ welche Forschungsansätze die Methode verbessern sollen.

Kurz: wie die Phagen zu einem vollwertigen Teil der modernen Medizin werden könnten.

FORSCHUNG AUF HOCHTOUREN

Die Situation rund um die Phagentherapie ist dynamisch. Die Nachfrage nimmt zu, fast im Wochentakt drucken wissenschaftliche Zeitschriften neue Fallberichte, es gibt lebhafte Diskussionen über die Regulierung der Methode in Europa und den USA. Wohin diese Reise geht, ist nicht mit Gewissheit zu sagen. Wissenschaft steckt voller Überraschungen und das ist bei der Phagentherapie nicht anders. Wir loten in diesem Kapitel mögliche Richtungen aus.

Vorneweg dies: Wenn in den Medien die Phagentherapie thematisiert wird, klingt oft die Frage an, ob Phagen jemals die Antibiotika ersetzen könnten. Das wird nicht passieren. Phagen sind dabei, sich eine wichtige Nische zu erobern: Nothilfe zu leisten, wenn Antibiotika versagen. Unserer Meinung nach wird dies ihre wichtigste Aufgabe bleiben. Die Vorteile der Antibiotika sind groß und sie sind stark im medizinischen Alltag verankert – sie werden nicht daraus verdrängt werden. Antibiotika und Phagen ergänzen sich: in der individuellen Behandlung eines Patienten, wo sie die Infektion synergistisch bekämpfen können, und in der Infektiologie als Ganzes.

Es könnte sein, dass sich für die Phagen eines Tages weitere Einsatzgebiete erschließen. Dort, wo sie ihre Vorteile besonders gut ausspielen können. Zum Beispiel skizzieren australische Ärzte in einem Editorial der Zeitschrift *Expert Review of Anti-infective Therapy* einen breiteren Einsatz der Phagen bei Kindern. Sie stützen dies auf das gute Nebenwirkungsprofil und vor allem auf die Spezifität der Phagen. Es werde vermutet, dass der Einsatz von Antibiotika bei einem Baby später im Leben negative Folgen haben könne. Zum Beispiel könnte es einen Zusammenhang mit der Entwicklung von Asthma und Diabetes Typ 1 geben. Zudem seien Kinder bei einer Infektion mit multiresistenten Keimen besonders anfällig, weil ihr Immunsystem noch unreif sei. Die Autoren folgern, Phagen könnten sich besonders eignen, um schwere Infektionen bei Kindern zu behandeln. Diese Ansicht spiegelt sich in einer wachsenden Zahl von Fallstudien, die über die Behandlung von Kindern berichten (ab Seite 130).

In den USA bietet die Firma Deerland unter dem Namen »PreforPro« einen Mix aus vier *E.-coli*-Phagen als Probiotikum an – also als Präparat, das sich positiv auf den Verdauungstrakt auswirken soll. Das Produkt wurde in drei kleinen klinischen Studien getestet. Sie zeigten, dass der Phagenmix sicher ist, und sie entdeckten einige Effekte auf die mikrobiologische WG in den Gedärmen, dem Mikrobiom des Verdauungsapparats: Die Menge an *E. coli* im Stuhl der Probanden nahm über die 28 Behandlungstage ab, dafür wurde *Bifidobacterium bifidum* zahlreicher – diese Art wird zu den probiotischen Bakterien mit positiver Wirkung auf den Körper gezählt. Allerdings ist die Aussagekraft dieser Studien begrenzt: Die beobachteten Effekte traten bei den Probanden in unterschiedlichem Maß oder gar nicht auf – und es ist unklar, ob sie sich tatsächlich positiv auf die Gesundheit auswirken. Die Studien wurden zumindest teilweise vom Hersteller des Phagenpräparats finanziert. Nichtsdestotrotz weisen sie auf ein mögliches künftiges Einsatzgebiet für Phagen hin – als »sanftes« Präparat, das die Darmgesundheit positiv beeinflussen könnte.

VERSCHIEDENE WEGE

Aktuell entwickelt sich die Phagentherapie in parallelen Strängen: Laborstudien und Tierversuche vergrößern das Grundlagenwissen. Individuelle Heilversuche erfüllen ein dringendes Bedürfnis und bieten die Chance, das Wissen zu vertiefen. Eine Reihe klinischer Studien ist angekündigt, bewilligt oder läuft gerade – sie sollen die Basis legen für die reguläre Zulassung, zumindest für einige Indikationen.

Die Antibiotikaresistenz-Krise hat dafür gesorgt, dass die Heilversuche mit Phagen in den letzten Jahren stark zugenommen haben. Aber viele Akteure verfolgen zunehmend das Ziel, damit nicht nur Leben zu retten, sondern gleichzeitig wertvolle Daten zu sammeln, um Wissenslücken zu schließen und die Methode voranzubringen. Die Spezialisten diskutieren untereinander, welche Daten sie während einer Behandlung erheben sollen. Dies hat sich bereits auf die Fallberichte ausgewirkt: Oft wird die Behandlung nun genauer überwacht, werden etwa Daten gesammelt, um das Verhalten des Immunsystems beurteilen zu können oder um Phagenresistenzen und deren Einfluss auf den Behandlungsverlauf zu dokumentieren.

Verschiedene Gruppen arbeiten an Therapierichtlinien. In Kapitel 6 erwähnten wir das neue australische Standardprotokoll für Phagentherapie (STAMP, Seite 143). Auch israelische und US-Forscher haben ihre Erfahrungen zu einem Vorschlag für ein standardisiertes Vorgehen zusammengefügt, das bei jeder Behandlung zur Anwendung kommen könnte – dieses ist allerdings anders als die australische Variante in keinem Land offiziell verankert. Belgische Phagenspezialistinnen, Chirurgen und Infektiologinnen haben einen Standard für die Behandlung komplexer Knocheninfektionen erarbeitet. Die renommierte Antibacterial Resistance Leadership Group in den USA hat sich mit Phagenexperten zusammengetan, um praktische Fragen bei der Anwendung von Phagen zu erörtern. Patientinnen und Patienten profitieren von all diesen Initiativen unmittelbar, weil sie das aktuell beste Wissen zugänglich machen und verbessern.

Neben dem australischen STAMP-Projekt gibt es auch europäische Bestrebungen für eine Datenbank, in der alle Phagenbehandlungen registriert werden sollen. Auch dies dient dem Wissensaustausch, vermehrt das Wissen und beugt dem »Publication Bias« vor, also der Gefahr, dass die Wirksamkeit der Phagentherapie überschätzt wird, weil in Fachzeitschriften über gescheiterte Behandlungen tendenziell weniger berichtet wird als über geglückte. Dies könnte mit der Zeit unter anderem darüber Rückschlüsse erlauben, bei welchen Infektarten die Phagen am besten wirken.

Vor allem in den USA haben einige klinische Studien begonnen oder sind angekündigt – insgesamt waren im Onlineportal clinicaltrials.gov im Februar 2022 14 klinische Phagenstudien registriert. Gleich vier Studien testen Phagen gegen chronische Atemwegsinfektionen bei zystischer Fibrose. Mehrfach ins Visier genommen werden auch Harnwegsinfekte und diabetische Geschwüre – alles Indikationen, die schon in der Vergangenheit mit Phagen behandelt worden sind.

Die Mehrheit der Studien setzt auf feste Phagencocktails – dabei wird es verschiedene Entwicklungen zu beobachten geben: Wie groß ist der Anteil an Bakterienstämmen, die von den fixen Cocktails abgedeckt werden? Treten Resistenzen auf, die in gescheiterten Behandlungen münden? Behalten die Cocktails über längere Perioden ihre Wirksamkeit oder treten so rasch resistente Stämme auf, dass die Arzneimittel so gut wie wertlos werden? Wie entwickelt sich der gesetzliche Rahmen für die Zulassung solcher Cocktails? Sind die Behörden willens, die geltenden Regeln so anzupassen, dass ein Hersteller in einem zugelassenen Cocktail einzelne Phagen austauschen darf, um ihn an die aktuelle Bakterienlage anzupassen – ohne neues, teures Zulassungsverfahren? Zumindest haben Mitarbeiter des zuständigen deutschen Bundesinstituts für Arzneimittel und Medizinprodukte (BfArM) kürzlich in einem Aufsatz eingeräumt, dass die gegenwärtigen Regeln angepasst werden müssten. Ansätze dafür könnten Vorschriften bieten, wie sie für die jährlich angepassten Influenza-Impfstoffe gelten.

Einen anderen Ansatz wählte die US-Firma Adaptive Phage Therapeutics (APT, Seite 116). Sie hat eine Bank mit Phagen aufgebaut, die gegen eine Reihe von Bakterienarten aktiv sind. Die Phagen sind gemäß den Sicherheitsvorstellungen der Zulassungsbehörde FDA charakterisiert und produziert. Die Bank werde regelmäßig mit neuen Phagen ergänzt, schreibt APT. Für die Behandlung eines Patienten wird ein individueller Cocktail aus der Phagenbank zusammengestellt. Es ist bemerkenswert, dass die FDA diesem Ansatz grünes Licht gegeben hat. Dies öffnet ein Stück weit die Tür für den personalisierten Ansatz der Phagentherapie. Wie die Regeln dafür ausgestaltet werden, wird man sehen müssen. Je nachdem werden die Hürden für personalisierte Behandlungen höher oder tiefer liegen; zum Beispiel geht es um die Frage, ob die Phagen zwingend nach dem GMP-Standard produziert werden müssen oder ob Produktionsmethoden zulässig sein werden, die eine ähnliche Qualität liefern, aber wesentlich günstiger sind (Seite 158).

Vor Beginn einer klinischen Studie müssen jeweils die Erfolgskriterien festgelegt werden. Im Fall der aktuellen Phagenstudien lässt sich Interessantes beobachten: Die Kriterien sind praktisch ausschließlich

»vorsichtig« ausgelegt: Mehrheitlich wird in erster Linie beobachtet, ob sich der Krankheitszustand verbessert – und nicht, ob die Zielbakterien vollständig ausgemerzt werden. Dies wäre ein »strengeres« Kriterium gewesen. Bei zystischer Fibrose und chronisch auftretenden Harnwegsinfekten wird damit als Erfolg gewertet, wenn es nach einer Phagenbehandlung länger dauert, bis bei einer Patientin erneut eine akute Infektion auftritt. Dies erscheint als realistische Einschätzung dessen, was bei solchen Krankheitsbildern erwartet werden kann, die bereits über Jahre intensiv mit Antibiotika behandelt worden sind.

Die Erfahrung lehrt: Längst nicht alle Studien, die auf clinicaltrials.gov registriert sind, werden abgeschlossen – ganz abgesehen davon, dass die Ergebnisse auch unbefriedigend ausfallen können. Zudem handelt es sich ausschließlich um Studien in den frühen Phasen 1 und 2. Selbst wenn diese erfolgreich ausgehen, müssen sich die Präparate erst in den größeren und wesentlich teureren Phase-3-Studien beweisen. Das Beispiel der erfolgreichen Phase-2-Studie der ehemaligen Biocontrol (Seite 92) zeigt, dass dies nicht selbstverständlich ist – gerade bei der Phagentherapie, die von kleinen Firmen und Institutionen vorangetrieben wird, welche nicht über unerschöpfliche finanzielle Mittel verfügen.[1] Aber die Tatsache, dass die Phagen nun in einer Reihe klinischer Studien und in verschiedenen Anwendungsbereichen getestet werden, ist ein positives Zeichen und ein Schritt hin zur regulären Zulassung.

1 Bei zwei Studien werden die Unternehmen Armata Pharmaceuticals respektive Adaptive Phage Therapeutics vom US-Verteidigungsministerium unterstützt. Zwei Studien im Bereich zystischer Fibrose erhalten Geld von der Cystic Fibrosis Foundation, die pro Jahr fast 200 Millionen Dollar Spenden- und andere Einnahmen hat.

EIN PLATZ FÜR DIE PERSONALISIERTE PHAGENTHERAPIE

Es ist offen, in welche Richtung die diskutierten Entwicklungen gehen und wie die Phagentherapie-Landschaft in einigen Jahren aussehen wird. Namhafte Exponenten wie die Phagengruppen des Königin-Astrid-Militärkrankenhauses (QAMH) in Belgien und jene der Universitätsklinik in Lyon halten es für nötig, dass die personalisierte Phagentherapie praktiziert werden kann. Wir sind derselben Ansicht. Obwohl es nun Unternehmen gebe, die Phagenmedikamente entwickelten, könnten diese nicht alle Patientenbedürfnisse abdecken, schreiben die Fachleute aus Lyon in einem Aufsatz. Es rechne sich für kommerzielle Anbieter nicht, Phagenpräparate für seltene Bakterien- oder Infektarten zu entwickeln. Es ist aber gerade einer der Vorteile der Phagentherapie, dass sie auch für individuelle Fälle zumindest nach Phagen suchen kann.

Einige Befürworter des personalisierten Ansatzes schlagen vor, dass in jedem Land ein oder mehrere Kompetenzzentren aufgebaut werden. Diese beherbergen ihre eigene Phagenbank, isolieren neue Phagen, entwickeln Anwendungen, behandeln selbst oder in Zusammenarbeit mit Kliniken Patienten und tauschen neues Wissen und Phagen aus. Sie sollen Phagenpräparate für Behandlungen produzieren können, weil das Angebot der Unternehmen auch in Zukunft begrenzt sein werde. In Belgien ist dies dank der Arzneibuchmonografie zu Phagen *(General Monograph – Phage Active Pharmaceutical Ingredients)* seit 2018 möglich. Die Gruppe in Lyon möchte auch in Frankreich eine solche Möglichkeit aufbauen. In Deutschland arbeitet das mit öffentlichen Geldern geförderte Projekt PhagoFlow in dieser Richtung (Seite 141). Am Nationalen Zentrum für Phagen-Therapie der MHH in Hannover haben wir eine lokale Lösung aufgebaut, mit einer eigenen Produktion, die von den niedersächsischen Behörden genehmigt ist. Diese Phagen dürfen bei uns in der Klinik eingesetzt werden (Seite 134).

Soll ein solches Modell regionaler Phagenzentren Realität werden, müssen die Vorschriften für Medikamente in Europa und den USA angepasst werden: Sie müssen sozusagen »phagenverträglich« werden. Die EU könnte dafür die belgische Lösung einer Arzneibuchmonografie für Phagen übernehmen, die zugelassenen Laboren die Herstellung von Phagenpräparaten erlaubt (das belgische Modell wird eingehender auf Seite 140 f. beschrieben). Die zuständige europäische Kommission[2] hat Mitte 2021 die Arbeiten begonnen, um die Qualitätsanforderungen an phagentherapeutische Präparate festzulegen. Dies könnte den Weg für eine europaweite Übernahme des belgischen Modells ebnen. Mitarbeiter des BfArM haben kürzlich in einem Artikel dieses Vorgehen ebenfalls diskutiert. Laut Einschätzung von Experten ist der Weg dorthin aber noch weit.

Eine wichtige Frage betrifft die konkreten Qualitätsstandards, die personalisierte Phagenpräparate erfüllen müssen. In Belgien sind diese in der Monografie beschrieben. Nach Einschätzung vieler Fachleute reichen diese Standards aus, um die Patientensicherheit zu gewährleisten, obwohl sie etwas weniger streng sind als jene der Good Manufacturing Practice (GMP), die für regulär zugelassene Arzneimittel gelten. Würde für die personalisierte Phagentherapie ebenfalls GMP-Standard verlangt, triebe das die Produktionskosten so sehr in die Höhe, dass dieser Ansatz verunmöglicht würde, warnen einige Fachleute. Sie bemühen sich intensiv darum, standardisierte Herstellungsverfahren zu entwickeln, die sicher und günstig genug sind, um den personalisierten Ansatz möglich zu machen. Expertengruppen haben Mindestanforderungen erarbeitet und es wurden mehrere Produktionsverfahren publiziert.

In den letzten Jahren gaben einige Firmen bekannt, dass sie eine Phagenproduktion nach GMP-Standard aufgebaut haben. Laut eigenen Angaben nimmt zumindest eine davon externe Produktionsaufträge an. Selbst wenn diese Kapazitäten ausgeweitet würden, wäre jedoch unklar, ob dies ausreichen würde, falls die personalisierte Phagentherapie künftig häufiger eingesetzt würde als bisher: Gäbe es genügend Produktionskapazitäten? Könnten die Firmen genügend schnell liefern? Wäre die Produktion von Kleinmengen möglich, die man bei Einzelbehandlungen braucht? Wären die Kosten tragbar?

2 Es handelt sich um die European Pharmacopoeia Commission (Ph. Eur.).

Die australische Phagengruppe arbeitet an einem – Zitat der Website – »Ökosystem« von Expertinnen, Ärzten, Herstellern, Kliniken und Phagenbanken, das alle Patientinnen und Patienten, bei denen Antibiotika versagt haben, mit der passenden Phagentherapie versorgen soll, seien es kommerziell hergestellte oder personalisierte Präparate. Die in Kapitel 6 beschriebene virtuelle und international vernetzte Phagenbank soll dabei als Drehscheibe für Phagen dienen – auch global. So könnten Labore, die therapeutisch wertvolle Phagen bereitstellen, auch Lizenzgebühren verlangen. Potenziell eine wichtige Möglichkeit. Bisher geben die meisten Labore Phagen kostenlos oder zu Selbstkosten ab, dies ist aber längerfristig wirtschaftlich kaum nachhaltig. Das gilt vor allem, wenn es künftig deutlich mehr Behandlungen geben sollte als heute.

WIE DIE PHAGENTHERAPIE VERBESSERT WERDEN SOLL

Das zunehmende Interesse von Ärztinnen und Forschern an der Phagentherapie hat zum »Brain Gain« geführt: mehr kluge Köpfe, die über die Phagentherapie nachdenken. Für eine Disziplin, die vor 10 oder 15 Jahren als isolierte Randerscheinung bezeichnet werden musste, ist das ein entscheidender Unterschied. Es resultieren mehr Ideen, die das Feld vorwärtsbringen. Im Folgenden schauen wir uns einige Entwicklungen an, die wichtig werden könnten.

Phagencocktails, strategisch gemixt

An sich basiert schon der Einsatz jedes einzelnen Phagencocktails auf einer Strategie (Seite 60): Indem man mehrere Phagenarten kombiniert, verringert man das Risiko, dass die attackierten Bakterien resistent werden. Wie die Erfahrung zeigt, können bei längeren Behandlungen trotzdem Resistenzen auftreten. Zumindest dauert dies aber länger und die Bakterien bezahlen für die Resistenz oft einen hohen Preis: Sie werden dadurch empfindlicher gegenüber manchen Antibiotika oder verlieren an Virulenz, das heißt, sie sind für den Körper weniger gefährlich und können vom Immunsystem leichter bekämpft werden. Die zugrunde liegenden Mechanismen haben wir in Kapitel 4 diskutiert.

Diese Zusammenhänge könnte man künftig für noch wirksamere Cocktails nutzen, schlagen einige Forscher vor. Zum Beispiel würde es sich lohnen, wenn man bei allen zur Therapie bestimmten Phagen prüfen würde, an welchem Oberflächenmolekül (Rezeptor) der Bakterien sie angreifen. So könnte man in einem Cocktail Phagen kombinieren, die verschiedene Rezeptoren nutzen. Dies könnte während der Behandlung die Bildung weiterer Resistenzen hinauszögern.

Manche Forscher sind schon einen Schritt weiter gegangen. Sie untersuchten zuerst, durch welchen Mechanismus ein bestimmtes Bakterium gegen eine ausgewählte Phagenart resistent wurde. Im untersuchten Beispiel produzierten die Bakterien eine neue Version des Rezeptors, bei der sie die Bindungsstelle des Phagen einfach wegließen. In einem zweiten Schritt konfrontierten die Forscher dieses resistente Bakterium mit verschiedenen anderen Phagenarten und fanden so eine Variante, der das verkürzte Molekül als Rezeptor genügte. Im dritten Schritt kombinierten sie diese Phagenart mit dem ursprünglichen zu einem Cocktail. Sie konnten zeigen, dass Bakterien im Experiment wesentlich länger brauchten, bis sie gegen die beiden kombinierten Phagen eine Resistenz entwickeln konnten.

Es gibt noch weitere Möglichkeiten, um clevere Cocktails zu mixen: Man kann Phagen auswählen, die Bakterien an Rezeptoren angreifen, welche auch bei der Wirkung von Antibiotika eine Rolle spielen. Solche Fälle gibt es, zum Beispiel den *P.-aeruginosa*-Phagen OMKO1 (Seite 73). Er bindet an eine Pumpe in der Bakterienhülle, die Antibiotika aus dem Innern der Zelle hinausspediert und sie damit gegen Antibiotika unempfindlich macht. Es gebe verschiedene solche Beispiele und man könne sie für bessere therapeutische Resultate nutzen, schlagen einige Forscher vor. Sie nennen dies »Phage Steering«, was so viel heißt wie »Phagenlenkung«: Man könne bei der Behandlung Phagen mit dieser Charakteristik und Antibiotika zusammen einsetzen. Durch den doppelten Angriff behielten die Bakterien ihre Verletzlichkeit gegenüber Phagen und Antibiotika. Die Forscher konnten dies in Experimenten zeigen. In einem Fall wurde das Prinzip sogar schon einmal bei der Behandlung eines Patienten eingesetzt (Seite 73 f.).

Könnte Phagenresistenz zum verbreiteten Problem werden?

Beim Stichwort Phagenresistenz mögen sich manche Leserinnen und Leser fragen, wie groß die Gefahr sein könnte, dass dieselben Probleme auftreten werden wie bei den Antibiotika: Wenn die Phagentherapie eines Tages breiter eingesetzt würde – müssten wir dann ebenfalls mit einer verbreiteten Phagenresistenz rechnen, mit einer weiteren Resistenzkrise? Ein wichtiger Gedanke, der auch manche Forscherinnen beschäftigt. Die Frage lässt sich nicht eindeutig beantworten, aber aus einer Reihe von Gründen geben manche Experten eher Entwarnung. Antibiotika wirken breiter als Phagen, sie attackieren mindestens einige verschiedene Spezies, oft sogar viele verschiedene, evolutionär weit voneinander entfernte Arten. Dies hat dazu geführt, dass Bakterien einige wichtige Resistenzmechanismen entwickelt haben, die bei vielen verschiedenen Bakterienarten funktionieren – und die sich Bakterien über die Artengrenzen hinweg einfach und häufig weitergeben (Seite 35).

Phagen haben im Gegensatz dazu ein viel engeres Beuteschema, das meist nicht einmal alle Stämme einer Bakterienart umfasst; selten einige Stämme eng verwandter Bakterienspezies (über Ausnahmen berichtet Kapitel 8). Die Phagen sind stark auf die Besonderheiten ihrer spezifischen Beute geeicht. Es gibt darum viel weniger Möglichkeiten für Resistenzmechanismen gegen Phagen, die zwischen verschiedenen Bakterienarten austauschbar wären. In einem Experiment mussten Forscher jedoch zusehen, wie sich ein *E.-coli*-Stamm eine Resistenz gegen zwei Phagenarten zulegte, die ihn zusätzlich gegen den antibiotischen Wirkstoff Albicidin resistent werden ließ. Sowohl der Wirkstoff als auch die beiden Phagen greifen am selben Molekül des Bakteriums an. Dies ist wahrscheinlich ein Spezialfall, aber bedenkenswert ist es allemal.

Wir erwarten nicht, dass die Phagentherapie auch nur in Ansätzen so breit eingesetzt werden wird wie Antibiotika. Auch dies wirkt der Resistenzbildung entgegen. Doch die Evolution, die all diese Prozesse antreibt, ist eine starke Kraft (Seite 27 und Kasten Seite 53). Darum sollte man die Situation auf jeden Fall im Auge behalten.

Gentechnisch aufgerüstete Phagen

Muss man einen hochbegabten Jäger verbessern? Einen »Natural Born Killer«, der dazu von der Evolution ständig weitertrainiert wird? Manche Forscherinnen und Forscher sind überzeugt davon und stecken viel Energie und Experimente in diese Sache. Sie sagen, dass die Evolution auf längere Sicht die »mediokren Killer« bevorzuge, weil perfekte Todesmaschinen ihre Beute ausrotten würden – und damit sich selbst. Dieses Prinzip der »mediokren Killer« lässt sich in der Realität tatsächlich beobachten: Über kurz oder lang treten resistente Bakterien auf, die von den Phagen nicht komplett ausgerottet werden können. Wir haben verschiedene Mittel dagegen diskutiert, Cocktails zum Beispiel. Oder das Immunsystem kann jene Bakterien abtöten, die nach dem Phageneinsatz im Körper übrig geblieben sind. Trotz alledem denken manche Wissenschaftler, dass verbesserte Phagen die Erfolgsquote der Phagentherapie erhöhen könnte.

Einem Beispiel verbesserter Phagen sind wir in Kapitel 4 begegnet (Seite 81), als die Phagenforscher um Graham Hatfull von der Pittsburgh University nicht genügend lytische Mykobakterien-Phagen fanden, um Isabelle Carnell zu behandeln. Hatfulls Team entfernte deswegen aus dem Erbgut zweier lysogener Phagen genau definierte Sequenzen und verwandelte sie damit in lytische Phagen. »Virulent Conversion« nannten die Wissenschaftler den genialen Trick.

Ein anderer Ansatz soll die enge Spezifität der Phagen erweitern. Verschiedene Teams haben bei Phagen von *E. coli* und *Listeria monocytogenes* zuerst untersucht, wie und mit welchen Proteinen sie an die Bakterien andocken. Danach haben sie diese Bindungsproteine mit genetischen Mitteln so verändert, dass die damit ausgestatteten Phagen tatsächlich an eine größere Zahl von Bakterienstämmen binden konnten. In einem Fall erzeugten die Wissenschaftler eine Vielzahl solch veränderter Phagen und suchten danach nach einzelnen Varianten, die

die Resistenzbildung bei Bakterien verzögern können. Sie wurden tatsächlich fündig.

Verschiedene Forschungsteams und Biotech-Unternehmen rüsten Phagen mit Genen aus, die nach der Infektion im Bakterium zusätzliche Tötungsmechanismen auslösen. Die britische Firma Phico Therapeutics setzt dabei auf Proteine, die man aus sporenbildenden Bakterien kennt. Wenn es in der Umgebung unwirtlich wird, können manche Bakterien (zum Beispiel solche aus den Gattungen *Bacillus* und *Clostridium*) besonders widerstandsfähige Formen bilden. Diese Sporen überleben Hitze, Trockenheit und anderen Stress viel besser als normale Bakterienzellen. Das Erbgut der Sporen ist durch sogenannte SASP-Proteine geschützt. Diese binden dicht an dicht an die DNA und schützen sie. Verbessern sich die Umweltbedingungen, erwacht die Spore aus ihrem Dornröschenschlaf. Damit dies gelingt, müssen die SASP-Proteine abgebaut werden, um die DNA wieder zugänglich zu machen. Dies nutzen die Phico-Wissenschaftlerinnen aus: Wenn ihr mit einem SASP-Gen aufgerüsteter Phage in ein Bakterium eindringt, wird das SASP-Protein in großer Menge produziert, bindet an die DNA des Bakteriums und legt es damit lahm.

Die Phico-Phagen sind zusätzlich so modifiziert, dass sie die Zellwand der Bakterien nicht wie normale Phagen von innen auflösen können. Somit stirbt das Bakterium, weil seine DNA von SASP blockiert ist, und nicht, weil es zum Schluss der Infektion aufplatzt. Dies habe den Vorteil, sagen die Phico-Forscher, dass im Körper der Patienten weniger giftige Stoffe aus dem Innern der abgetöteten Bakterien frei werden – Stoffe, die eine heftige Abwehrreaktion des Immunsystems auslösen können. Ein weiterer Vorteil ihres Ansatzes sei, dass das SASP-Protein keine spezifischen Stellen in der Bakterien-DNA braucht, um daran binden zu können. Deshalb sei die Gefahr von Resistenzen gegen den SASP-Phagen stark herabgesetzt. Dies konnten sie in einer Studie tatsächlich zeigen. Phico arbeitet an SASP-modifizierten Phagen von *S. aureus*, *P. aeruginosa*, *K. pneumoniae* und *E. coli*.

Die beiden Biotech-Unternehmen Eligo Bioscience und Locus Biosciences bauen in Phagen Teile des sogenannten CRISPR-Cas-Systems ein. Dieses ist eigentlich eine Art Immunsystem, das Bakterien gegen Phagen einsetzen. Die Forscher von Eligo und Locus drehen den Spieß aber um: Sobald ihre modifizierten Phagen eingedrungen sind, bringen sie das CRISPR-Cas-System des Bakteriums dazu, sein eigenes Erbgut abzubauen. Locus hat bereits eine klinische Studie der Phase 1 mit etwa 30 Patienten abgeschlossen, deren Harnwege mit *E.-coli*-Bakterien belastet sind. Die genmodifizierten Phagen seien gut vertragen worden und es gebe Hinweise, dass die Bakterienlast reduziert wurde, meldete Locus. Ausführlich publiziert worden sind die Resultate aber bisher nicht.

In der wissenschaftlichen Literatur wurden wiederholt Bedenken geäußert, dass die Zulassung gentechnisch veränderter Phagen schwierig sein könnte. Eine Phase-1-Studie ist zwar noch lange keine Zulassung, aber trotzdem musste sie von der US-Behörde FDA bewilligt werden – grundsätzliche Einwände gegen Gentech-Phagen scheint es dort also nicht zu geben. Mögliche Risiken müsse man aber sehr wohl untersuchen, schreibt ein Team um Martin Loessner von der Eidgenössischen Technischen Hochschule Zürich. Diese Forscher arbeiten selbst an genmodifizierten Phagen. Sie warnen davor, dass auch bei solchen Ansätzen trotz allem Resistenzen auftauchen könnten und dass dies im schlimmsten Fall zusätzliche, schwer behandelbare Bakterien kreieren könnte. Zudem müssten wahrscheinlich für jede Variante eines veränderten Phagen eigene klinische Studien durchgeführt werden – ein Zeit- und Kostenfaktor. Ein ähnliches Argument führen auch Skeptiker der Gentech-Phagen an: Sie seien sehr teuer und brächten gegenüber naturbelassenen Phagen zu wenige Vorteile. Zu guter Letzt gibt Loessner noch zu bedenken, dass die veränderten Phagen in die Umwelt gelangen könnten. Über die möglichen Folgen weiß man kaum etwas.

Phagenlysine: Könnte ein Teil besser sein als das Ganze?

Wenn sich die Phagen im Innern eines Bakteriums ausgetobt haben und Dutzende oder Hunderte Jungphagen bereitstehen, um neue Beute zu suchen, dann muss diese hungrige Schar erst einmal die Wand der Bakterienzelle zerstören, um ins Freie zu gelangen. Sie tun dies auf gewohnte Phagenweise: blitzschnell und hocheffizient. Als Türöffner fungieren zwei Phagenenzyme: Holin durchlöchert die Zellmembran, die das Bakterium als innere Hülle umgibt. Durch die entstehenden Lücken schlüpft das Lysin, das die weiter außen liegende Zellwand zernagt. Das Bakterium platzt auf, der Weg für die Phagen ist frei.

Lysine sind beeindruckende Moleküle. Sie sind sehr effizient, es genügt eine winzige Menge, um die Bakterienwand aufzulösen. Bei sogenannten grampositiven Bakterien (zum Beispiel Staphylokokken und Streptokokken) schaffen sie das auch von außen, dazu braucht es nicht einmal das Holin. Wie die Phagen selbst sind Lysine sehr spezifisch, die meisten dieser Enzyme rücken nur einer oder einigen wenigen Bakterienarten zu Leibe. Und obwohl Forscher intensiv versucht haben, in Bakterien Resistenzen gegen Lysine zu erzeugen, ist ihnen dies bisher nicht gelungen.

Warum also nicht das Lysin allein zur Infektionsbekämpfung einsetzen statt den ganzen Phagen? Dies böte Vorteile: Es wäre viel einfacher, das Enzym auf dem klassischen Weg als Einzelsubstanz durch die Zulassung zu schleusen. Es bräuchte dafür keine langwierige und ungewisse Anpassung der Zulassungsregeln. Wahrscheinlich wäre auch die Skepsis kein Thema, die manche Ärzte den exotischen Phagen gegenüber hegen.

Seit etwa 20 Jahren wird tatsächlich versucht, Lysine als Wirkstoffe zu entwickeln. 2013 brachte die niederländische Firma Micreos das erste Produkt auf den Markt: ein Lysin gegen *S. aureus*, das seither als rezeptfreies Präparat auf dem Markt ist. Der Hersteller empfiehlt es bei entzündlichen Hautleiden wie Ekzemen oder entzündlicher Akne. Es wurde im Rahmen kleiner Studien bei Ekzemen getestet. Die Ergebnisse waren nicht eindeutig – manchmal zeigte sich eine Wirkung, manchmal nicht.

Die US-Firma ContraFect entwickelt ein anderes *S.-aureus*-Lysin. Dieses befand sich im Frühjahr 2022 in einer Phase-3-Studie. Sie testete das Lysin bei Infektionen der Herzinnenhaut (Endokarditis) und in der Blutbahn. Die vorangegangene Phase 2 zeigte zumindest teilweise ermutigende Resultate: Verglichen wurde die Wirkung des Lysins namens Exebacase in Kombination mit einem Antibiotikum mit jener eines Antibiotikums allein. Behandelt wurden sowohl Patientinnen mit multiresistenten *S. aureus* als auch solche ohne Resistenzen. Insgesamt betrachtet war der Unterschied zwischen den Behandlungsgruppen nicht übermäßig groß. Wenn man aber nur jene Fälle in Betracht zieht, die von multiresistenten Staphylokokken verursacht worden waren, sah es besser aus: Die Kombination aus Exebacase und Antibiotikum konnte 74 Prozent der Infektionen beenden, das Antibiotikum allein 31 Prozent. Allerdings war diese Untergruppe relativ klein, die größere Phase-3-Studie sollte aussagekräftigere Resultate bringen. Im Rahmen von Heilversuchen wurden auch schon ein fünfmonatiges Baby mit einer Kombination aus Exebacase und Antibiotika erfolgreich behandelt sowie zwei Patienten mit Infektionen im Zusammenhang mit Gelenkprothesen. Zwei weitere Behandlungen von infizierten Gelenkprothesen waren erfolglos. ContraFect arbeitet an weiteren Indikationen, darunter Entzündungen der Lunge und der Knochen. Auch andere Firmen entwickeln Arzneimittel auf Lysin-Basis.

Hightech für eine 100 Jahre alte Therapie

Neue Technologien führen regelmäßig zu Umwälzungen in der Wissenschaft – ganz besonders gilt das in der Biologie und der Medizin. Ein Beispiel ist die Perfektionierung der Genomsequenzierung, dank derer es viel billiger geworden ist, das Erbgut eines Organismus zu entschlüsseln. Um 2005 kostete es etwa 70 Millionen Dollar, um das Erbgut eines Menschen zu entschlüsseln, heute noch rund 600 Dollar. So lassen sich ganz andere Forschungsfragen stellen und beantworten. In den 1990ern musste sich ein Forscher gut überlegen, ob er die DNA eines einzelnen Phagen entschlüsseln soll. Heute ist es ein Leichtes, das Genom von einigen Tausend Phagen in kurzer Zeit zu sequenzieren. Wichtig sind auch die immer leistungsfähigeren Computer und die künstliche Intelligenz sowie das sogenannte High-Throughput-Screening, mit dem man im Labor sehr viele Proben parallel untersuchen kann.

Denkbar werden damit zum Beispiel Ansätze, in denen man vor einer Behandlung nicht mehr im Labor langwierig testen muss, welche Phagen aus einer Bank für die Behandlung passen. Man muss lediglich dem Patienten eine Bakterienprobe entnehmen, in Windeseile das Bakterienerbgut entschlüsseln, den Rest erledigen künstliche Intelligenz und clevere Labormaschinen – bis zur Herstellung des idealen Phagen. Dieses Szenario entwirft der Phagenforscher Jean-Paul Pirnay in einem Aufsatz mit dem Titel »Phagentherapie im Jahr 2035«. Noch ist das viel mehr Fiction als Science, aber kluge Köpfe arbeiten daran.

Viel früher werden schnellere Diagnosen von Infektionen und die schnellere Auswahl passender Phagen möglich sein. Forscher des TAILOR-Phagenlabors im texanischen Baylor College of Medicine entwickeln Methoden, um im Labor testen zu können, in welchen Körpergeweben ein Phage besonders gut funktioniert. Sie verwenden dafür zum Beispiel vereinfachte Miniversionen des menschlichen Darms, die die Verhältnisse im lebenden Organ für Labortests zugänglich machen. In vielen Laboren wird an weiteren Verbesserungen getüftelt. Keine wird allein den Durchbruch bringen, aber in Kombination können sie die Phagentherapie endgültig ins 21. Jahrhundert holen.

8. KAPITEL

DIE GEHEIMEN HERREN DER WELT

LESEN SIE DIESES KAPITEL, WENN SIE ERFAHREN WOLLEN, ...

_ welche zentrale Rolle die Phagen in der Natur spielen,

_ wie sie das Leben in den Ozeanen, das Klima und sogar die gigantischen Stoffkreisläufe auf der Erde beeinflussen,

_ wie auch das Ökosystem Mensch von Phagen geprägt wird,

_ welch komplexe Beziehungen Phagen untereinander und mit Bakterien pflegen und wie dies die Ökosysteme – und manche Infektionskrankheiten – beeinflusst,

_ wie sich das neu gewonnene Wissen über die Ökologie der Phagen auch für die Phagentherapie nutzen lässt.

Kurz: warum eine umfassende Erforschung der Phagen wichtiger ist denn je.

IT'S A PHAGE WORLD

»J. B. S. Haldane bemerkte einmal: ›Gott hat eine zügellose Vorliebe für Sterne und Käfer.‹ Dem würden wir hinzufügen: … und Viren.«[1]

Es mag überraschen, aber bis vor nicht allzu langer Zeit wusste die Wissenschaft sehr wenig über Viren. Klar, einige medizinisch wichtige Viren wurden seit Langem intensiv untersucht: Masernviren zum Beispiel, HI-Viren, Polio, Pocken, aktuell natürlich SARS-CoV-2 und einige andere. Über Bakteriophagen ist das Wissen noch magerer. Einige wenige Spezies wurden zwar seit den 1930er-Jahren intensiv im Labor studiert, um grundlegende Prozesse des Lebens besser zu verstehen: Wie wird Erbgut vervielfältigt? Wie werden Gene an- und ausgeschaltet?

Aber wenn es um das Verständnis geht, wie sich die Viren ins große Netz des Lebens auf der Erde einfügen, welche Rolle sie zum Beispiel in der Ökologie spielen, dann war und ist unser Unwissen noch immer erstaunlich groß. Dabei zeigen Einblicke der letzten Jahre, wie wichtig die Rolle der Phagen auf dem Globus ist: von der Ökologie der Gewässer über die marinen Stoffkreisläufe bis hin zum Klima. Und sogar im Verlauf mancher Epidemien und für andere Aspekte menschlicher Gesundheit spielen sie eine wichtige Rolle. Damit schließt sich der Kreis: Verstehen wir das globale Wirken der Phagen besser, hilft das auch dabei, ihren Beitrag zu Gesundheit und Krankheit der Menschen besser zu verstehen.

---

1 J. B. S. Haldane war ein berühmter britischer Biologe (1892–1964). Zitat aus einer Publikation von A. G. Cobián-Güemes et al. (Cobián-Güemes AG, Youle M, Cantú VA, Felts B, Nulton J, Rohwer F. Viruses as winners in the game of life. *Annual Review of Virology*. 29. September 2016; 3 [1]: 197–214).

MEHR VIREN AUF DER ERDE ALS STERNE IM UNIVERSUM

Sei es in den Ozeanen, im Boden, im menschlichen Körper: Wissenschaftler haben mit immer besseren Mikroskopen und anderen Instrumenten diese Lebensräume untersucht und dabei immer neue Organismen entdeckt und Zusammenhänge enträtselt. Aber die Viren haben sich diesen Suchschweinwerfern über lange Zeit entzogen. So sehr, dass Biologinnen von der »viralen dunklen Materie« sprechen – in Anlehnung an die dunkle Materie im All, von den Astrophysikern so getauft, weil vieles auf ihre Existenz hindeutet, aber niemand wirklich weiß, welche Teilchen dahinterstecken.

Es gibt mehrere Gründe, warum Viren sich so gut vor der menschlichen Neugier verstecken können. Weil sie so klein sind und keinen eigenen Stoffwechsel haben, ist es sehr aufwendig, ihr Wirken in der freien Wildbahn überhaupt zu beobachten. Weil sie sich nicht von selbst vermehren können, kann man sie nicht einfach so im Labor züchten. Man muss dazu ihr Wirtsbakterium – ihr Futter – in Kultur halten können. Und das ist erstaunlich schwierig: Experten schätzen, dass es ihnen nur gelingt, etwa 1 Prozent aller Bakterienarten zu züchten. Über 99 Prozent der Bakterien und über all ihre Phagen wissen wir daher kaum etwas.

Im Zuge der gentechnischen Revolution wurden in den letzten 20 Jahren Instrumente entwickelt, die langsam Licht ins Dunkel bringen. Zum Beispiel die Metagenomik. Vereinfacht gesagt, entnehmen die Forscherinnen dafür in der Umwelt eine Probe, zum Beispiel aus dem Boden, und fischen sämtliche Erbgutschnipsel heraus, die sie darin finden können. Danach sequenzieren sie diese DNA und analysieren den riesigen Datenberg mit raffinierter Software, um die einzelnen Spezies identifizieren zu können: Bakterien, Viren und andere Mikroorganismen; bekannte und unbekannte.

Seit 2003 segelt die französische Jacht »Tara« über die Weltmeere und Wissenschaftler an Bord entnehmen Wasserproben, um diese mit metagenomischen Methoden zu untersuchen. In einem Artikel von 2019 berichtet das Forschungsteam über die reiche Ausbeute dieser Törns: Sie stießen auf fast 200 000 bis dato unbekannte »Virenpopulationen« – ein vorsichtiger Ausdruck für Virenspezies, weil die Metagenomik keine eindeutige Identifizierung aller aufgefundenen Viren zulässt. Aber leicht vereinfachend darf man sagen: Die segelnden Wissenschaftlerinnen haben 200 000 neue Virenarten gefunden. Um dies einzuordnen: Damit haben sie die Zahl bekannter mariner Viren auf einen Schlag um das Zwölffache erhöht. Es wäre so, als hätten Zoologen innerhalb weniger Jahre die Zahl bekannter Hai-Arten von heute rund 500 auf 6000 erhöht. Ein gehöriger Teil der marinen Viren sind Bakteriophagen, da sich im Meer sehr viele Bakterien tummeln.

Solche beeindruckenden Erkenntnisse stachelten die Neugier der Wissenschaftscommunity an, und so wurden viele Steine umgedreht, um darunter nach neuen Viren und vor allem Phagen zu suchen: wörtlich genommen in vielen Böden, von der Arktis über die Tropen bis zur Antarktis, aber auch in den Gedärmen von Säugetieren und sogar im Innern einer Mumie. Überall wurden die Forscherinnen fündig. Selbst in der Wassersäule über sogenannten »Black Smokers« in der Antarktis, bis zu über 300 Grad heißen Quellen am Meeresgrund, deren Umgebung von exotischen Lebensgemeinschaften besiedelt ist: etwa von der fahl-weißen Yeti-Krabbe, Entenmuscheln, Schnecken und eben auch Phagen. Man kann sagen: Überall, wo es Bakterien gibt (und das ist praktisch überall, selbst in der Atmosphäre), gibt es auch Phagen.

Am dichtesten besiedelt von Phagen sind die Gedärme verschiedener Tiere und des Menschen: Zwischen 100 Millionen und 10 000 Millionen Virenpartikel pro Gramm Kot. Aber auch im Meerwasser schwimmen 100 000 bis 10 Millionen Phagen pro Milliliter. In den Böden sind es etwas weniger. Mutige Virologen haben aus solchen Zahlen abgeschätzt, wie viele Phagen den Globus bevölkern, und sie kommen auf eine unvorstellbare Zahl: $4{,}8 \times 10^{31}$ – das ist fast eine 5 mit 31 Nullen dahinter. Die Vergleiche, die gemacht werden, um davon eine Vorstellung zu geben, wirken eher hilflos. Am eingängigsten ist vielleicht dieser: Allein in den Weltmeeren schwimmen 100 Milliarden Mal mehr Phagen, als es Sandkörner auf der Erde gibt. Oder: Im Universum leuchten schätzungsweise 10^{22} bis 10^{24} Sterne. Wer noch weitere schräge Vergleiche mag: Zusammen bringen die Phagen dieser Welt knapp fünf Milliarden Tonnen auf die Waage, etwa zehnmal mehr, als alle acht Milliarden Menschen gemeinsam wiegen.

DIE GEWINNER IM SPIEL DES LEBENS

Die Autorinnen eines Reviews über Phagenökologie kommen angesichts dieser erstaunlichen Zahlen zu dem Schluss, Viren seien die Gewinner im Spiel des Lebens. Keine Lebensform auf der Erde sei zahlreicher und genetisch vielfältiger. Aber trotz der neuen Erkenntnisse der Metagenomik wissen wir noch immer wenig über diese Gewinnertypen: Die Review-Autoren schätzen, dass 99 Prozent der Phagenvielfalt noch unerforscht sei.

Es ist kein Wunder, dass es angesichts dieser fast umfassenden Unwissenheit immer wieder Überraschungen gibt. Vor ein paar Jahren untersuchten Forscher Wasserproben, die sie in der Meeresforschungsstation von Blanes Bay nordwestlich von Barcelona aus dem Mittelmeer geholt hatten. Sie nutzten dazu eine weitere neue Methode, »Single Virus Genomics« genannt: Zuerst werden in der Wasserprobe die Phagen und andere Viren von den Mikroorganismen getrennt. Man kann dies erreichen, indem man die Probe zentrifugiert. Die relativ großen Bakterien und Einzeller werden dadurch an den Boden des Probenröhrchens geschleudert, während die viel kleineren Viren oben im Wasser bleiben. Danach gibt man spezielle Moleküle zu, die ans Erbgut der Viren binden und aufleuchten, wenn man sie mit Licht einer bestimmten Wellenlänge bestrahlt. Nun kann man in einer speziellen Sortiermaschine, die mit einem Mikroskop ausgerüstet ist, die einzelnen Viren erkennen und separieren. Das geschieht automatisch und mit hoher Geschwindigkeit. Dann muss man nur noch das Erbgut der einzelnen Viren entschlüsseln.

Die Forscher entdeckten im Wasser aus der Blanes-Bucht verschiedene bis dato unbekannte Viren, einem davon gaben sie den prosaischen Namen 37-F6. Als sie danach in Wasserproben aus allen Weltmeeren prüften, ob sie einige ihrer neu entdeckten Viren wiederfinden würden, staunten sie nicht schlecht: In sämtlichen Proben, ob vom Atlantik, dem Pazifik oder dem Indischen Ozean, stießen sie auf 37-F6. Meistens war es sogar das häufigste aller festgestellten Viren. Sie hatten den vielleicht verbreitetsten Phagen der Weltmeere dingfest gemacht, der über Jahrzehnte mikrobiologischer Ozeanforschung unentdeckt geblieben war. Die Forscher spürten später auch dessen Wirtsbakterium auf: *Pelagibacter*, eines der kleinsten und simpelsten Bakterien, die man kennt.

Ähnliches passierte auch in einem anderen beliebten Phagenhabitat: dem menschlichen Darm. Als Forscher mit Metagenomik die Bewohner unseres Verdauungstrakts untersuchten, entdeckten sie einen bislang unbekannten Phagen, den sie crAssphage tauften. Weitere Analysen enthüllten, dass crAssphage Menschen aller Kontinente bewohnt, wohl zu den häufigsten Darmphagen zählt und dass er von Bakterien der Gattung *Bacteroides* lebt.[2] Auch Affen in Afrika, Asien und Südamerika beherbergen crAssphage, was bedeutet, dass dieser Kosmopolit sich wohl schon seit einigen Millionen Jahren in den Innereien unserer Vorfahren heimisch fühlte. So wenig wissen wir über die Phagenwelt, dass dieser überaus häufige Bewohner unseres Innersten so lange unerkannt geblieben ist.

Ökosystem Mensch

Aus Sicht eines Bakteriums ist der Mensch ein Lebensraum wie der Ozean, der Boden oder der Kompost im Garten. Und so ist gewiss: Wir beherbergen auch unzählige Phagen. Doch sobald es um Details geht, gilt dasselbe wie für die anderen Ökosysteme (wie auch die Entdeckung des crAssphage gezeigt hat): Unser Wissen über unsere Mitbe-

2 Eine Gattung ist eine der Schubladen, in die Biologen verschiedene Spezies stecken, um Ordnung zu halten. Diese Schubladen sind hierarchisch organisiert. Die untersten Schubladen enthalten je eine Spezies und ihre verschiedenen Stämme oder Unterspezies. Die Schubladen eine Stufe höher enthalten jeweils mehrere verwandte Arten – diese Schubladen haben die Bezeichnung Gattung.

wohner ist ziemlich kläglich. Wir sind phagentechnisch gesehen eine Blackbox – oder besser gesagt ein Blackbody.

Auch unserem Ökosystem sind Forscher mit Metagenomik zu Leibe gerückt und sie haben immerhin einiges herausgefunden: Phagen tummeln sich nicht nur in hoher Zahl und Vielfalt im Verdauungstrakt, sondern auch in der Blase, in den Atemwegen und auf der Haut. In einer Studie, die an die Expedition des Forschungsschiffs Tara erinnert, durchforstete eine Forschergruppe die Genomproben aus Fäkalproben von 28 060 Menschen, die auf der ganzen Welt verteilt leben. Sie stießen dabei auf über 140 000 Phagenarten. Die überwiegende Mehrheit hat noch nie jemand analysiert, sie sind also nach wie vor so gut wie unbekannt. Aus den Genomsequenzen dieser Phagen schlossen die Forscher auf ihre Wirtsbakterien. Die Bakterienarten im Darm, die sich demnach mit der größten Phagendiversität herumschlagen müssen, kennen wohl nur ausgesprochene Mikrobiom-Enthusiasten. Sie gehören zu den Gattungen *Lachnospira, Roseburia, Agathobacter, Prevotella* und *Blautia*. Die Forschergruppe erlebte bei ihrer akribischen Analyse einen weiteren »crAssphage-Moment«: Sie entdeckte eine Gruppe eng verwandter Phagen, die in den Gedärmen des Menschen fast so häufig vorkommen wie crAssphage und die bis dahin ebenfalls unbekannt waren. Falls Sie ein Thema für die gepflegte Diskussion bei einer Party brauchen, von dem bestimmt noch niemand etwas gehört hat: Die Phagengruppe erhielt den Namen Gubaphage und sie frisst vermutlich Bakterien der Gattung *Bacteroides*.

Man kann sich natürlich fragen, wie diese vielen Phagen ursprünglich in unser Inneres gelangt sind. Forscherinnen, die im Mekonium – dem ersten Stuhl eines Neugeborenen – nach Phagen gesucht haben, wurden nicht oder kaum fündig. Wir kommen praktisch phagenlos zur Welt, zumindest was die Gedärme betrifft. Innerhalb eines Monats nimmt die virale Bevölkerung im Babydarm rasant zu und man findet nach 30 Lebenstagen eine Milliarde Phagen pro Gramm Kot. Diese ersten Phagen werden von den Bakterien mitgebracht, die das Baby besiedeln. Die meisten dieser Frühphagen sind lysogen (Seite 61), sie reisten ins Genom der Bakterien, integriert in den Darm des Babys, wo manche von ihnen ausbrechen und virulent werden. Im weiteren Verlauf des Lebens verändert sich die Phagenbevölkerung im Darm, doch wie genau, ist umstritten. Manche denken, dass sie mit zunehmendem Alter vielfältiger wird, andere vermuten den Höhepunkt der Diversität bereits im frühen Babyalter und dann eine stete Abnahme. Dazu noch zwei nachgereichte Zahlen fürs Partygespräch: Der Verdauungstrakt eines Erwachsenen enthält wohl mehr als eine Billion Phagen von bis zu 40 000 verschiedenen Arten.

Bei manchen Darmkrankheiten wird vermutet, dass sie durch eine Unwucht in der Bakterienbevölkerung mitverursacht werden (Seite 182 f.). Untersuchungen haben gezeigt, dass in diesen Fällen auch die Phagen-Community anders aussieht als sonst. Allerdings stellt sich dabei die berühmte Huhn-Ei-Frage: Haben Phagen die Unwucht erzeugt oder ist ihre andere Zusammensetzung lediglich die Folge davon? Viel Forschungsarbeit ist nötig, um diese und andere Fragen zu klären.

Sehr interessant sind erste Einsichten bei der Methode der Stuhltransplantation, auch fäkale Mikrobiota-Transplantation (FMT) genannt. FMT wird vor allem bei Patienten eingesetzt, die nach einer Antibiotikabehandlung an einer Darmentzündung leiden, hervorgerufen durch *C. difficile*, die überhandgenommen haben (Seite 39). Übertragen Ärzte Bakterien aus einem gesunden Spender in den entzündeten Darm, normalisiert sich dessen ganze Bevölkerung. Versuche mit einigen Patienten haben nun gezeigt, dass man dazu nicht die ganze Stuhlprobe verabreichen muss, es reicht eine filtrierte Portion. Diese enthält keine Bakterien mehr, sondern nur Phagen, andere Viren und Moleküle. Die Vermutung liegt nahe, dass die Phagen im Darm der Durchfallgeplagten wieder ein gesundes Gleichgewicht herstellen. Viele Forscherinnen untersuchen nun, ob man mit Phagentherapie auch andere mikrobielle Ungleichgewichte im Darm therapieren könnte.

»VIROCELLS«: DIE VON PHAGEN INFIZIERTE BAKTERIENZELLE ALS EIGENE LEBENSFORM

Rund die Hälfte des Sauerstoffs in der Atmosphäre stammt aus den Ozeanen – von Algen, Plankton und zu einem bedeutenden Teil von Bakterien: Cyanobakterien. Marine Bakterien versorgen den Planeten aber nicht nur mit lebenswichtigem Sauerstoff, sie erfüllen weitere zentrale Rollen auf dem Globus. Zum Beispiel halten sie einen gigantischen Kohlenstoffkreislauf in Gang. Cyanobakterien können mithilfe von Sonnenlicht aus Kohlendioxid (CO_2) größere Moleküle herstellen, etwa Zucker. Sie stellen also ihre Nahrung selbst her – und weil sie fleißig gefressen werden, auch für die anderen Wesen im Meer: für Einzeller, kleine Krebse, Fische, Wale, Robben, die ganze marine Bevölkerung. Aus diesem Nahrungsnetz sickert ständig organisches Material in die

Tiefsee, in Form von abgestorbenen Organismen und ihrer Trümmer. Auf dem dunklen, kalten Meeresboden bleibt ein großer Teil dieses Materials über Jahrhunderte oder gar -tausende liegen. Durch die pragmatischen Augen eines Biogeochemikers betrachtet, fließt so ein steter Strom von Kohlenstoff aus der Atmosphäre zur langfristigen Lagerung auf dem Meeresboden. Darum wird dieser Prozess auch marine Kohlenstoffpumpe genannt. Sie spielt eine wichtige Rolle fürs Weltklima, da der Appetit unzähliger Cyanobakterien und anderer mariner Einzeller dazu führt, dass ständig das Treibhausgas CO_2 aus der Atmosphäre abgesogen wird. Die Cyanobakterien helfen also dabei, das Klima des Planeten zu stabilisieren.

Sie ahnen es schon: Phagen haben bei diesem Prozess ein gewichtiges Wörtchen mitzureden. Sie fressen sich unablässig durch die marinen Bakterienpopulationen und beeinflussen damit die Kohlenstoffpumpe erheblich. Auf jedes Bakterium, das im Ozean schwimmt, lauern 10 bis 100 Phagen, und so kommt es, dass täglich etwa die Hälfte aller existierenden Cyanobakterien dem Phagenfraß zum Opfer fallen. Insgesamt sind Phagen für 20 bis 40 Prozent der Todesfälle unter den marinen Mikroorganismen verantwortlich (der Rest wird großteils von anderen Organismen gefressen). Dadurch wird ständig eine riesige Masse von Bakterien in die Einzelteile zerlegt, und dies leitet den Kohlenstoffstrom durchs marine Nahrungsnetz in großem Stil um:

Ganze Bakterien werden von etwas größeren Mikroorganismen gefressen, die wiederum Futter von kleinen Krebsen sind, die wiederum von größeren Krebsen … Sie verstehen: Der Kohlenstoff wandert so *immer höher* in der marinen Nahrungspyramide.

Die *bakteriellen Bruchstücke* aus dem Phagenfraß hingegen bieten den kleinsten Mikroorganismen Nahrung, das heißt, der Kohlenstoff bleibt *am Fuß* der Pyramide.

Schätzungsweise 145 Milliarden Tonnen Kohlenstoff pro Jahr leiten die Phagen zur See auf diese Weise um. Ozeanologen haben beobachtet, dass so entstandenen Bruchstücke aber manchmal zusammenklumpen, als sogenannter mariner Schnee auf den Meeresboden sinken und damit dem Nahrungsnetz im offenen Wasser entzogen werden. Wie wir gesehen haben, spielen solche Prozesse auch eine Rolle im Klimahaushalt der Erde. Wegen der Klimakrise wäre es wichtig, zu verstehen, wie dies alles genau funktioniert. Aber noch sind wir davon weit entfernt.

Wegen der immensen Zahl an Phagen und ihrer Aggressivität besteht die marine Bakterienpopulation in jedem Moment zu einem maßgeblichen Teil aus Zellen, die von Phagen infiziert sind. Pro Sekunde werden auf der Erde schätzungsweise 10^{23} Bakterien von Phagen infiziert. Mikrobiologinnen betrachten diese riesige Population quasi als eigenes Entwicklungsstadium und haben ihr sogar einen Namen gegeben: »Virocells«. Weil die infizierten Bakterienzellen so zahlreich seien, müsse man untersuchen, ob sie andere Eigenschaften hätten als unbehelligte Artgenossen: Wäre dem so, könnte dies erhebliche Konsequenzen für das Ökosystem haben.

In der Tat haben manche Phagen Gene, um die infizierte Bakterienzelle während der Infektionsphase fitter zu machen. Sie helfen den Bakterien zum Beispiel dabei, besser Phosphat aufnehmen zu können, denn dieses ist in vielen Meeresgegenden Mangelware. Andere Phagen tragen Gene, mit denen sie die Fotosynthese-Maschinerie der Cyanobakterien verbessern können. Alle diese Tricks dienen dem Zweck, mehr Phagen zu produzieren – aber sie beeinflussen auch das gesamte Ökosystem, indem sie ihm knappen Phosphor entziehen oder der Atmosphäre via gesteigerter Fotosynthese mehr CO_2.

KOMPLEXE BEZIEHUNGSKISTEN

Oft ahmen Forscherinnen und Forscher im Labor die Natur stark vereinfacht nach. So lassen sich komplexe Vorgänge besser untersuchen und aufdröseln. Dieser sogenannte reduktionistische Ansatz ist enorm erfolgreich, er hat aber auch Grenzen. So zeigt sich zum Beispiel, dass die Beziehung zwischen Bakterien und Phagen viel komplexer ist, als viele Laborexperimente vermuten ließen. In Kapitel 3 erzählten wir von zwei Lebensstilen der Phagen (Seite 61): zum einen dem lytischen Stil, bei dem ein Phage das Bakterium infiziert, sich darin sofort vermehren lässt und die Zelle danach tötet. Zum anderen gibt es lysogene Phagen, die ihr Erbgut nach dem Eindringen in jenes des Bakteriums einbauen und sich über lange Zeit still verhalten können. Derart in die Bakterien-DNA eingebaute Phagen nennt man Prophagen. Erst wenn sich die Umweltbedingungen verändern, zum Beispiel bei Nahrungsknappheit, wird der Prophage aktiv und setzt zur Vermehrung an.

Mehr und mehr zeigt sich: Dieses Bild ist zu simpel. So können auch lytische Phagen in einem Bakterium in eine Art Winterschlaf verfallen, wenn die Nahrungssituation für die Wirtszelle schlecht ist. Im Innern des Bakteriums ist der ruhende Phage vor manchen Unbilden der Natur geschützt, zum Beispiel vor der UV-Strahlung im Sonnenlicht, die seiner DNA zusetzt. Erst wenn die Verhältnisse wieder besser werden, wacht der Phage aus diesem sogenannten pseudolysogenen Zustand auf und lässt sich vermehren. Eine größere Kenntnis solcher Finessen könnte helfen, die Vorgänge beim Einsatz der Phagentherapie besser zu verstehen.

Mittlerweile ist zudem klar geworden, dass es noch einen dritten Lebensstil gibt. Die Phagen, die ihn pflegen, heißen Inoviren oder filamentöse Phagen, weil sie eine dünne, längliche Gestalt aufweisen. Filamentöse Phagen infizieren ihr Opfer chronisch: Sie vermehren sich in seinem Innern, töten es aber nicht ab. Metagenomische Untersuchungen haben gezeigt, dass es viel mehr Inoviren gibt als angenommen – vermutlich 10 000 Arten oder mehr. Bisher waren nur einige Hundert bekannt (Abb. 13, Seite 218).

Manche Inoviren nehmen sogar Einfluss auf die menschliche Gesundheit: Pf-Phagen beispielsweise machen aus ihrem Wirt, *P. aeruginosa*, einen viel besseren Biofilm-Konstrukteur (Seite 71). Und Pf scheint noch mehr Tricks auf Lager zu haben, um uns zu schaden. In chronisch infizierten Wunden werden oft Pf-tragende *P. aeruginosa* gefunden. Versuche mit Mäusen zeigten, dass solche Bakterien laufend Phagenpartikel absondern, die ebenfalls das Erbgut von Pf enthalten – in diesem Fall ein RNA-Molekül. Dieses verwirrt das Immunsystem der Mäuse so, dass seine Fresszellen weniger Bakterien aufnehmen und zerstören können. Wurde Mäusen ein Impfstoff gegen Pf verabreicht, bildeten sie Antikörper gegen den Phagen, und dies schützte sie vor einer chronischen Infektion mit Pf-tragenden *P. aeruginosa*.

Phagen beeinflussen also nicht nur die marine Nahrungskette und die gigantischen Stoffströme in den Ozeanen, sie können manchmal auch den Verlauf einer Infektion im menschlichen Körper verändern. Wenn man solche Vorgänge untersucht, kann man dies durch die Brille von Ökologen tun, man nimmt quasi eine ökologische Sicht auf Gesundheit und Krankheit ein. Nicht abwegig: Der menschliche Körper ist für Mikroben und Viren genauso ein Lebensraum, wie es die Serengeti für Gnus, Zebras und Löwen ist.

Finnische Forscherinnen haben sich zum Beispiel die Situation im Universitätsspital Helsinki angeschaut. Sie identifizierten im Blut von Patienten mit einer Sepsis die verantwortlichen Bakterien – *E. coli*, *S. aureus*, *P. aeruginosa* und *K. pneumoniae*. Alle Stämme dieser vier Arten enthielten Prophagen – also lysogene Phagen in Wartestellung. Das war nicht überraschend, da seit Langem bekannt. Man kann mit UV-Licht die schlafenden Prophagen in einem Bakterium aktivieren. Dies taten die Forscher, und daraufhin produzierten alle aus dem Blut isolierten Bakterienstämme Phagen. Als die Wissenschaftlerinnen die ursprünglichen Blutproben der Patienten untersuchten, fanden sie in einem Drittel davon aktive Phagen. Diese hatten sich also schon im Körper der Patienten vermehrt. Ein Vergleich zeigte, dass es dieselben Phagenarten waren, die nach UV-Aktivierung im Labor aufgetreten waren. Zu guter Letzt fanden die Forscher noch heraus, dass diese Phagen ihre ursprünglichen Wirtsbakterien nicht angriffen, aber andere Stämme dieser Spezies schon. Eine der aufgespürten Phagenarten war der eben kennengelernte Pf-Phage. Er trug ein Gen in sich, dank dessen seine Wirtszellen sogenannte Bacteriocine herstellen konnte – Stoffe, die andere Bakterien schädigen: Pf-Phagen scheinen ihren Wirtsbakterien also während der Blutvergiftung zu helfen, konkurrierende Bakterienstämme kleinzuhalten. Eine Sepsis im Blut könne man folglich als »komplexes Ökosystem« begreifen, schreiben die Forscher in ihrer Publikation. Man verstehe die Krankheit nur vollständig, wenn man das Ökosystem aus Mensch, Bakterien und Phagen verstehe.

SOZIOVIROLOGIE

Phagen, die ihren Wirtsbakterien helfen, sich gegen Konkurrenten durchzusetzen, oder Phagen, die dafür sorgen, dass sich ihr Wirt chronisch im Menschen festsetzen kann: Das sind in der Tat komplexe Beziehungsgeflechte. Und faszinierende Untersuchungen haben gezeigt, dass es noch viel komplexer zugehen kann. Manche Wissenschaftler haben sogar schon eine neue Forschungsdisziplin ausgemacht: Die Soziobiologie der Viren oder kurz Soziovirologie. Klingt überdreht? Dann überdenken Sie die Beobachtungen, von denen wir nun berichten.

Wie alle Bakterienspezies plagt sich auch *Bacillus subtilis* mit einer Reihe verschiedener Phagen herum. Einer davon, phi3T, agiert besonders raffiniert. Er kann nämlich prüfen, ob es besser ist, seine Wirtsbakterien zu schonen und sich darum lysogen zu verhalten, oder ob es den Bazillen so gut geht, dass er getrost eine lytische Vollattacke lancieren kann, um sich maximal zu vermehren. Er macht dies, indem er sich über die Phagengenerationen hinweg abspricht – mit seinen Vorfahren, die schon lange nicht mehr existieren.

Das geht so: phi3T pflegt eigentlich den lysogenen Lebensstil, baut sich nach einer Infektion also in die DNA des Wirtsbazillus ein. Lässt er sich aber irgendwann aus irgendeinem Grund doch vermehren, zwingt er das Bakterium dazu, nicht nur neue Phagen, sondern auch ein kurzes Eiweiß – ein Peptid – zu produzieren, das in die Umwelt gelangt. Haben sich viele phi3T-Phagen gleichzeitig zur Vermehrung entschlossen, ist die Umgebung von diesem Peptid getränkt. Es wird nur langsam abgebaut. Wenn spätere phi3T-Phagen in ein Bakterium eindringen, so messen sie, wie viel von diesem Peptid noch da ist. Ist die Menge groß, haben ihre Vorfahren es bunt getrieben und aller Wahrscheinlichkeit nach hat sich die Bazillus-Community noch nicht erholt. Darum entscheidet sich phi3T in einem solchen Fall für den sanften, lysogenen Weg und macht erst einmal als Prophage im Erbgut der Wirtszelle Pause. Dadurch kann sich die Bakterienpopulation erholen. Die Phagen kommunizieren über die Generationen hinweg, um ihre Ressource optimal zu bewirtschaften, folgern die israelischen Forscher, die diesem raffinierten Trick auf die Schliche gekommen sind.

In Kapitel 3 haben wir die verschiedenen Abwehrstrategien der Bakterien gegen Phagen erwähnt. Das wohl raffinierteste ist das CRISPR-Cas-System, dank dessen sich eine Bakterienzelle an eine frühere Phageninfektion erinnern und einen erneuten Angriff dieser Phagenspezies abwehren kann (Seite 53). Doch Phagen wären nicht Phagen, wenn sie nicht auch dagegen ein Mittel gefunden hätten. Manche stellen Anti-CRISPR-Proteine her, die diese Abwehr der Bakterien stoppen.

Oft ist diese Story aber noch komplexer, das fanden verschiedene Forscherteams vor Kurzem mithilfe von Experimenten mit *P. aeruginosa* heraus. Sie bemerkten zuerst, dass die Anti-CRISPR-Proteine nicht perfekt funktionieren und dass darum ein Bakterium einen Phagenangriff überleben kann – und zwar dann, wenn es ein Phage nach dem Eindringen nicht schafft, von der Wirtszelle genügend Anti-CRISPR-Protein produzieren zu lassen. Nach dem gescheiterten Angriff wird der Phage vernichtet, doch er hinterlässt seinen Artgenossen ein Geschenk: die Anti-CRISPR-Proteine. Wird das gleiche Bakterium erneut von einem Phagen attackiert, so wird es von diesem gezwungen, weitere Anti-CRISPR-Proteine herzustellen. Die kombinierte Menge reicht dann aus, um das CRISPR-Cas-System außer Gefecht zu setzen, der zweite Phage gewinnt. Dieser Mechanismus kann bei einer Infektion den Unterschied zwischen dem Aussterben einer Phagenpopulation oder einer Phagenepidemie ausmachen. Faszinierte Mikrobiologen sprechen von »Kooperation« und einem Verhalten, das altruistische Züge trage. Man kann sich vorstellen, dass man dieses Phänomen auch mit einem Phagencocktail ausnutzen kann, wenn man ihn entsprechend zusammenstellt. Allerdings muss man dazu wissen, welche Phagen diese Eigenschaften haben – was heute kaum je der Fall ist.

In einem Artikel mit dem suggestiven Titel »Das geheime soziale Leben der Viren« schlagen Forscher vor, dass man solche Finessen des Phagen-Soziallebens künftig vielleicht ausnutzen könnte, zum Beispiel bei der Behandlung von Krankheiten, die durch eine gestörte Bakterienbesiedelung des Körpers verursacht werden. Dies wird bei chronisch entzündlichen Darmerkrankungen wie Morbus Crohn und Colitis ulcerosa vermutet. Diese gestörte Bakterienpopulation spiegelt sich auch in einer veränderten Phagen-Community – und diese könnte mitbeteiligt sein an den entzündlichen Prozessen im Darm, so lassen manche Untersuchungen vermuten.

Ein besseres Verständnis dieser Zusammenhänge könnte Wege für neue Therapien aufzeigen. Aktuell läuft eine klinische Studie der US-Phagenfirma Intralytix, die mit einem maßgeschneiderten Phagencocktail eine ganz bestimmte Subpopulation von *E.-coli*-Bakterien bekämpfen will, die bei Morbus Crohn eine Rolle spielen könnte. Manche Forscherinnen halten es auch für denkbar, eine »sanftere oder smartere Version« der Phagentherapie zu entwickeln, bei der zu dominante Bakterienpopulationen im Körper nicht komplett beseitigt, aber auf ein gesundes Maß reduziert werden. Das ist Spekulation und Zukunftsmusik zugleich, aber es zeigt, dass ein besseres Verständnis der Phagenökologie sehr nützlich sein könnte.

FÉLIX D'HÉRELLE WÜRDE TRIUMPHIEREN

Solche Überlegungen würden den Pionier der Phagentherapie, Félix d'Hérelle, triumphieren lassen. Er war ein streitbarer Zeitgenosse, der mit seiner Art viele vor den Kopf stieß. Ein wichtiges Credo lautete für ihn, dass man die Infektionen nicht nur im Labor untersuchen dürfe, sondern man müsse sie in der »realen Situation« studieren, um ein akkurates Bild zu bekommen. Wenn man sieht, wie komplex die Prozesse bei einer Infektion sind und wie verwoben die beteiligten Akteure – Mensch, Bakterium und Phagen –, so muss man zugeben: Diese Sichtweise hat etwas.

Wahrscheinlich trifft dies nirgendwo so ausgeprägt zu wie bei der Cholera. D'Hérelle selbst hatte Ende der 1920er-Jahre begonnen, diese damals gefürchtete Durchfallkrankheit in Kalkutta zu studieren und bald darauf mit Phagen zu behandeln. In der Folge verwendeten die britischen Kolonialherren von Ende 1920 bis gegen Ende 1930 die Therapie in einigen Regionen Indiens im großen Stil. D'Hérelle glaubte, dass die Phagen den Verlauf einer Choleraepidemie stark beeinflussen: Sie würden natürlicherweise aus der Natur den Weg zu den Patienten finden, diese heilen und gleichzeitig über die Fäkalien verbreitet werden. Diese Verbreitung der Phagen würde den Ausbruch schließlich beenden: eine Phagenepidemie, die die Choleraepidemie bekämpft, dachte d'Hérelle. *Vibrio cholerae*, der Erreger des Durchfalls, ist eigentlich ein aquatisches Wesen, es lebt in Gewässern und findet von da seinen Weg über verunreinigtes Trinkwasser in die Menschen. Dies wusste man in Ansätzen schon zu d'Hérelles Zeit. Und so propagierte er sogar eine Choleraprophylaxe, bei der man große Mengen an Phagen in die Trinkwasserbrunnen indischer Dörfer kippte.

Die moderne Forschung über die Ökologie der Cholera gibt d'Hérelle nun in wichtigen Punkten recht. Er war seiner Zeit in manchen Belangen voraus. In Bangladesch schwappen jedes Jahr zwei Cholerawellen durchs Land. Vor Beginn einer Welle vermehren sich die Bakterien in den Gewässern und infizieren via verschmutztes Trinkwasser immer mehr Menschen. Nach einigen Wochen ist der Spuk vorbei. Doch in den Gewässern bleiben *Vibrio*-Bakterien zurück, die einige Monate später einen neuen Ausbruch lancieren. Die genauen Zusammenhänge sind enorm komplex. Noch ist manches nicht verstanden, aber es gibt starke Hinweise, dass Phagen wesentlich zum Ende eines Choleraausbruchs beitragen, weil sie die angestiegene Bakterienmenge in den Gewässern wieder reduzieren.

In Gewässern und im Stuhl vieler Cholerapatienten lassen sich Phagen entdecken – es ist möglich, dass sie bei einigen Menschen einen Ausbruch der Krankheit verhindern und bei anderen zur Heilung beitragen. Aber offensichtlich nicht bei allen, da Cholera unbehandelt eine hohe Sterblichkeit verursacht. Doch in einer aufwendigen Studie fanden Forscher bei einem Cholerapatienten Hinweise darauf, dass natürlich vorkommende Phagen in seinem Darm tatsächlich die *Vibrio*-Bakterien dezimierten. Dabei entstanden zwar auch phagenresistente Bakterien, aber diese hatten beträchtlich an Virulenz verloren: Sie konnten keine anderen Menschen mehr krank machen. Die Phagen scheinen also auf verschiedene Weise den Verlauf eines Ausbruchs zu beeinflussen.

Freuen würde sich Félix d'Hérelle auch darüber, dass aus dieser Forschung in den USA das Start-up-Unternehmen PhagePro entstanden ist, das einen Phagencocktail gegen Cholera entwickelt. Er soll in armen Ländern eine günstige und wirksame Prophylaxe ermöglichen. Tritt in einer Familie Cholera auf, könnten alle im Haushalt über mehrere Tage den Phagencocktail schlucken, damit sich die Cholerabakterien nicht in ihrem Darm festsetzen können. In Tierversuchen hat dies bereits funktioniert.

EIN REGES TAUSCHNETZWERK ÜBER ARTENGRENZEN HINWEG

Phagen spielen bei Cholera noch eine weitere, in diesem Fall entschieden zerstörerische Rolle. Der Protagonist in diesem Drama ist ein lysogener Phage namens CTXφ. Er bestückt *Vibrio cholerae* mit dem Choleratoxin, einem Proteinkomplex, der die Bakterien erst richtig gefährlich macht. Befinden sie sich im Darm eines Opfers, produzieren sie das Toxin und entlassen es ins Innere des Darms. Das Toxin heftet sich ans Äußere von Zellen in der Darmschleimhaut, dann lässt es sich ins Zellinnere transportieren und setzt dort eine verhängnisvolle Kaskade in Gang. Sie führt dazu, dass betroffene Zellen massenhaft Wasser sowie Natrium- und Kalium-Ionen in den Darm pumpen. Es entsteht der berüchtigte extreme Choleradurchfall, durch den Patienten bis zu zwei Liter Flüssigkeit pro Stunde verlieren können. Heute weiß man, dass man diesen massiven Abfluss mit einer simplen Zucker-Salz-Lösung kompensieren und stoppen kann. Früher aber war Cholera eine der am meisten gefürchteten Infektionskrankheiten. So dramatisch und schnell trocknete der heftige Durchfall den Körper aus, Pulsfrequenz, Blutdruck und die Körpertemperatur sanken ab, innerhalb von Stunden konnte der Tod eintreten. Die Sterblichkeit betrug bis zu 60 Prozent.

Die unheilige Allianz aus *V. cholerae* und dem Phagen CTXφ ist nur ein Beispiel dafür, wie Bakterien und Phagen untereinander Gene und andere DNA-Stücke austauschen. Ein anderes Beispiel führte 2011 zu einem massiven Ausbruch von *E.-coli*-Infektionen in Deutschland. Ein *Coli*-Stamm, der Darminfektionen hervorrufen kann, schnappte irgendwo zusätzlich einen Phagen samt dem sogenannten Shiga-Toxin auf. Daraufhin wurden zwischen dem 8. Mai und dem 4. Juli 3842 Infektionen registriert, 53 Menschen starben.

Wissenschaftler nennen solche Prozesse horizontalen Gentransfer und umfangreiche Untersuchungen haben gezeigt, dass der Gentausch in der Mikrobenwelt sehr en vogue ist. Das Genom vieler Phagen ist ein Patchwork, das aus den verschiedensten Phagenspezies zu stammen scheint. Dies funktioniert wohl auch über die Artengrenzen bei den Bakterien hinweg.[3] Das ist möglich, weil es nicht nur Phagen mit engem Wirtsradius gibt (wie wir in Kapitel 3 diskutiert haben), sondern auch einige mit weniger wählerischem Appetit. Dies zeigt eine Untersuchung eines Forscherteams der Eidgenössischen Technischen Hochschule in Zürich eindrücklich. Im Grunde taten sie etwas, was Ökologen andauernd tun: Sie schauten in einem bestimmten Ökosystem nach, welche Arten überhaupt vorkommen und wie häufig sie sind. In diesem Fall war das Ökosystem eine Züricher Kläranlage.

Sie wurden gehörig überrascht – was illustriert, wie wenig wir über Phagen in freier Wildbahn wissen. Die Wissenschaftlerinnen fanden 94 neue Staphylokokken-Phagen. Daraufhin testeten sie das Wirtsspektrum dieser Phagen an 117 verschiedenen *Staphylococcus*-Stämmen von 29 verschiedenen Spezies. Bisher galt die Lehrmeinung, dass Staphylokokken-Phagen in der Regel wählerisch sind, also einige verschiedene Stämme einer einzelnen Spezies angreifen können. Doch die Zürcher Studie zeichnet ein anderes Bild: Im Schnitt infizierte jeder untersuchte Phage über sieben unterschiedliche Staphylokokken-Arten. Die meis-

---

3 Im Zug der modernen Genetik hat das Spezies-Konzept bei den Bakterien etwas an Klarheit verloren. Man kann heute günstig das Erbgut eines Bakteriums sequenzieren, es sind darum sehr viele Genome unterschiedlichster Bakterienstämme und Spezies bekannt. Dabei hat sich gezeigt, dass es aufgrund der genetischen Informationen manchmal schwierig ist, klare Artengrenzen zu ziehen.

ten dieser Phagen konnten auch genetisches Material zwischen Bakterien austauschen. Diese Erkenntnisse skizzieren das Bild einer mikrobiellen Tauschbörse, an der unterschiedliche Arten von Bakterien und Phagen teilnehmen. Allerdings schreiben die Forscher in ihrer Publikation: Noch sei unbekannt, wie rege dieser Tauschhandel genutzt werde.

Zur Erinnerung: In der Phagentherapie werden diese Erkenntnisse berücksichtigt. Wie erwähnt werden deshalb ausschließlich lytische Phagen verwendet, die in aller Regel keine Genstücke mit Bakterien tauschen. Und die verwendeten Phagen werden zusätzlich sequenziert, um auszuschließen, dass sie potenziell gefährliche Gene in sich tragen.

Dieser Ausflug in die komplexe Ökologie der Mikrobenwelt sollte nicht nur aufzeigen, dass Phagen auch außerhalb der Kliniken eine wichtige Rolle spielen. Für Ökologen ist diese Aussage sogar ein krasses Understatement – angesichts der Myriaden von Phagen, die sich in den Ozeanen, den Böden und den Gedärmen aller Lebewesen tummeln, ist die Phagentherapie eine biologische Randerscheinung. Für Patientinnen und Patienten, die an einer bedrohlichen antibiotikaresistenten Infektion leiden, sieht es natürlich anders aus. Für sie steht die therapeutische Wirkung der Phagen im Vordergrund. Dieses Kapitel soll aber demonstrieren, dass ein besseres Verständnis aller Lebensaspekte der Phagen dabei hilft, ihre Bedeutung für Krankheit und Gesundheit des Menschen besser zu verstehen.

EPILOG

Dieses Buch ist kein klassischer Ratgeber. Dafür ist die aktuelle Situation der Phagentherapie zu ungewöhnlich: Eine über 100-jährige Heilmethode, die immer noch in den Kinderschuhen steckt. Die Gründe für dieses scheinbare Paradox sind vielfältig und wir mussten sie ausführlich erklären, damit alle Beteiligten ihr mit den angemessenen Erwartungen begegnen können.

Heute genügt ein Internetanschluss, um sich innerhalb von Stunden über die exotischsten Therapien scheinbar umfassend zu informieren und auch gleich die Arznei dazu online zu bestellen. Umso mehr braucht es verlässliche, einordnende Informationen, die Chancen aufzeigen, aber auch Risiken, Wissenslücken und Unwägbarkeiten klar benennen. Nur so können Patientinnen und Patienten zusammen mit ihrer Ärztin oder ihrem Arzt gut informiert eine Entscheidung treffen.

Dieses Ziel ist im Fall der Phagentherapie nicht einfach zu erreichen. Sie hat viel Potenzial, aber die abschließenden, wissenschaftlich gültigen Wirksamkeitsnachweise aus klinischen Studien fehlen noch. Die Not vieler Patienten und Patientinnen ist groß und die Empfänglichkeit für frohe Botschaft verständlicherweise auch. Die Phagen werden auch immer wieder gehypt, aber dies nutzt niemandem. Die Möglichkeiten aufzuzeigen, aber auch die Unwägbarkeiten, das ist ein Balanceakt, der uns hoffentlich gelungen ist.

In Deutschland, der Schweiz und Österreich steht die Phagentherapie am Anfang, doch in Ländern wie Belgien, Frankreich und Australien entwickeln sich interessante Ansätze. Sie ermöglichen die Anwendung der Phagen in jenen Fällen, in denen sie Heilung bringen können, wenn nichts mehr anderes hilft. Und man kann so herausfinden, wo sie definitiv nicht wirken oder wo die Methode in der Praxis nicht praktikabel ist. Es war viel Forschung, Lernbereitschaft und Zusammenarbeit nötig, um diese Ansätze zu entwickeln – von Forschern, Ärztinnen und regulatorischen Behörden, weil die Phagentherapie nicht so richtig ins vorherrschende medizinische System passt.

Man kann diesen Ratgeber deshalb auch als Aufklärungsbuch lesen, damit die Phagentherapie auch bei uns die passende Nische finden kann. Heute greifen manche Patienten und Patientinnen in ihrer Not zur Selbsthilfe und lassen sich Phagen nach Hause liefern. Was dann passiert, kann niemand kontrollieren. Es liegt im Interesse aller, dass ein solches Vorgehen künftig nicht mehr nötig ist.

ANHANG

ABLAUF DER PHAGENTHERAPIE[1]

Der Ablauf der Phagentherapie ist im Überblick auch in Abbildung 22 (Seite 224) dargestellt.

Behandlungsschritt	Beteiligte	Bemerkung
Erste Abklärung: Ist Phagentherapie prinzipiell eine Behandlungsoption?	Hausarzt/Infektiologe Phagenspezialist/Zentrum Abklärung möglich via Kontakt zum Nationalen Zentrum für Phagen-Therapie (NZPT): www.mhh.de/nzpt/kontakt oder zum PhagoFlow-Projekt: www.phagoflow.de/kontakt/	Am besten besprechen Sie dies mit Ihrem Hausarzt oder Ihrer Infektiologin. Diese kann auch direkt mit dem NZPT oder PhagoFlow in Verbindung treten. Kriterien: • Es liegt eine Infektion mit multiresistenten Keimen vor. • Alle zugelassenen Behandlungsoptionen wurden ausgeschöpft. • Patient muss umfassend informiert werden. • Patient muss sein Einverständnis geben. • Manche Kliniken verlangen, dass ihr ethisches Komitee dem Phageneinsatz zustimmt.
Bestimmung des besten Behandlungsortes: Klinik/Praxis oder Phagenzentrum	Hausarzt/Infektiologe Phagenspezialist/Zentrum	Beide Behandlungsorte bringen Vor- und Nachteile mit sich (Seite 136).
Vertiefte Abklärung: Einsenden einer Bakterienprobe aus dem Infektionsherd ans Phagenzentrum, das in seiner Phagenbank nach passenden Phagen sucht	Hausarzt/Infektiologe Phagenspezialist/Zentrum	Diese Analyse wird auch Phagogramm genannt.

1 Schematische, vereinfachte Darstellung. Es ist nicht jeder Detailschritt aufgeführt. Zum Beispiel kann man unter Umständen auch testen, ob Phagen und Antibiotika, die für eine Behandlung infrage kommen, synergistisch wirken. Oder ob ein Phage Biofilme auflösen kann, die von den Bakterien im Patienten gebildet werden. Solche Analysen sind jedoch aufwendig, brauchen Zeit und nicht jedes Labor kann sie durchführen.

Behandlungsschritt	Beteiligte	Bemerkung
Falls keine passenden Phagen vorhanden sind: erweiterte Suche nach Phagen	*Phagenspezialist/Zentrum weitere Phagenzentren und Forschungslabore evtl. Phagenbanken evtl. Phagenfirmen*	*Evtl. Aufruf im internationalen Phagennetzwerk phage.directory*
Falls auch nach vertiefter Suche keine Phagen gefunden werden können: Isolation passender Phagen aus der Umwelt, anschließende Charakterisierung des Erbguts und Produktion	*Phagenspezialist/Zentrum weitere Phagenzentren und Forschungslabore*	*Dieser Schritt wurde in einigen (publizierten) Fällen tatsächlich durchgeführt. Allerdings kostet er viel Zeit, die Kosten sind hoch. Wer diese übernimmt, muss von Fall zu Fall abgeklärt werden.*
Aufstellen eines Behandlungsplans	Phagenspezialist/Zentrum evtl. Hausarzt/Infektiologe	• Welche Phagen werden für die Behandlung verwendet (Cocktail)? • Wie werden die Phagen verabreicht (Darreichungsform, evtl. chirurgischer Eingriff, Dosis, Dauer)? • Ist ein Krankenhausaufenthalt nötig? • Welche Begleitbehandlungen sind nötig (z. B. Antibiotika)?
Behandlung und Monitoring	Phagenspezialist/Zentrum evtl. Hausarzt/andere Klinik	• Die Behandlungsdauer ist unterschiedlich. Manchmal beträgt sie ein paar Tage, manchmal werden die Phagen über Monate verabreicht; bei chronischen Leiden wie zystischer Fibrose kann nach einer Pause eine erneute Behandlung nötig sein. • Manchmal kann eine Behandlung nach dem Beginn in der Klinik zu Hause fortgeführt werden. • Die Ärzte überwachen den Fortgang der Behandlung und kontrollieren, ob Phagenresistenzen auftreten.
Falls Resistenzen gegen die eingesetzten Phagen auftauchen: Anpassung des Behandlungscocktails	*Phagenspezialist/Zentrum evtl. weitere Phagenzentren und Forschungslabore evtl. Phagenbanken evtl. Phagenfirmen*	*Die neuen Phagen können aus der Phagenbank des behandelnden Phagenspezialisten entnommen werden oder es müssen Phagen aus anderen Banken oder in der Umwelt gesucht werden.*
Abschluss der Behandlung: Prüfung, wie erfolgreich die Phagentherapie gewirkt hat	Phagenspezialist/Zentrum Hausarzt/Infektiologe	Die Wirkung kann nach verschiedenen Kriterien beurteilt werden: • mikrobiologisch: Sind die infektiösen Keime tatsächlich nicht mehr nachweisbar? Je nach Ort des Infekts ist dieser Nachweis nicht immer möglich. • klinisch: Ist eine Verbesserung des Leidens eingetreten?

EINE AUSWAHL VON INSTITUTIONEN IM BEREICH PHAGENTHERAPIE

Institution	Ort	Phagentherapie-Fokus	Internet
Nationales Zentrum für Phagen-Therapie, Medizinische Hochschule Hannover	Hannover, Deutschland	Forschung, Phagenbank, Behandlung, Herstellung für Eigenbedarf; Indikationen: Infektionen im Bereich Herz, Thorax und Gefäße	https://www.mhh.de/nzpt
PhagoFlow	Berlin, Deutschland	Forschung, Behandlung; Indikationen: Infektionen an Knochen und im Zusammenhang mit Gelenkprothesen	https://www.phagoflow.de
Laboratoire de Technologie Cellulaire et Moleculaire, Hôpital Militaire Reine Astrid (QAMH)	Brüssel, Belgien	Forschung, Phagenbank, Herstellung, Beratung, Behandlungen werden mit Phagen des QAMH an anderen Kliniken durchgeführt; verschiedene Indikationen, u. a. systemische Infektionen, Infekte im Zusammenhang mit Implantaten	https://www.hopitalmilitaire.be/onderzoek_labmct_fr.php
Centre de Référence des Infections Ostéo-Articulaires complexes, (CRIOAc), Hospices Civils de Lyon	Lyon, Frankreich	Forschung, Behandlung; Indikationen: Infektionen im Zusammenhang mit Gelenkprothesen	https://www.chu-lyon.fr/phagotherapie-bacteriophage
Phagentherapie-Einheit, Hirszfeld Institut für Immunologie und experimentelle Therapie	Breslau, Polen	Forschung, Phagenbank, Behandlung; verschiedene Indikationen, z. B. Harnwegsinfekte, Hautinfekte, orthopädische Infekte	https://hirszfeld.pl/en/structure/iitd-pan-medical-center/phage-therapy-unit/
Eliava Phage Therapy Center, Eliava Institute of Bacteriophages, Microbiology and Virology	Tiflis, Georgien	Forschung, Phagenbank, Behandlung; verschiedene Indikationen, z. B. Harnwegsinfekte, Hautinfekte, orthopädische Infekte, Infektionen im Zusammenhang mit zystischer Fibrose	https://eptc.ge
Ronen Hazan Lab, Hebrew University	Jerusalem, Israel	Forschung, Phagenbank	https://ronenhazanlab.wixsite.com/hazanlab

Institution	Ort	Phagentherapie-Fokus	Internet
Center for Innovative Phage Applications and Therapeutics (IPATH), University of California San Diego	San Diego, USA	Forschung, Beratung, klinische Studien, Behandlungen in Zusammenarbeit mit verschiedenen Kliniken; verschiedene Indikationen, u. a. systemische und orthopädische Infektionen und Infektionen nach Organtransplantation	https://medschool.ucsd.edu/som/medicine/divisions/idgph/research/center-innovative-phage-applications-and-therapeutics/Pages/default.aspx
Center for Phage Biology and Therapy at Yale, Yale University	New Haven, Connecticut, USA	Forschung, Beratung, klinische Studien, Behandlungen in Zusammenarbeit mit verschiedenen Kliniken; verschiedene Indikationen, u. a. im Zusammenhang mit Gefäßimplantaten	http://www.yalephagecenter.com/index.html
Tailored Antibacterials and Innovative Laboratories for phage Research, Baylor College of Medicine	Houston, USA	Forschung, Phagenbank, Beratung	https://www.bcm.edu/research/research-centers/tailor
Phage Australia, Westmead Institute or Medical Research	Westmead, Australien	Forschung, Beratung, klinische Studien, Behandlungen in Zusammenarbeit mit verschiedenen Kliniken; verschiedene Indikationen, u. a. systemische und orthopädische Infektionen	https://criticalinfection.com/phage-australia/

BAKTERIENLISTE[2]

Bakterium	Krankheit	Bemerkungen	Phagentherapie[3]	Kapitel, Seite
Achromobacter* spp. *Achromobacter xylosoxidans	Verschiedene Infektionen, u. a. Lungenentzündung	Tritt bei Menschen mit zystischer Fibrose auf.	Drei Fallberichte.	6, 126
Acinetobacter baumannii	Verschiedene Infektionen, u. a. Lungenentzündung, Blutinfekt, chirurgische Wundinfektion	Tritt in den letzten Jahren gehäuft auf, auch als Krankenhauskeim, v. a. bei immungeschwächten Patienten. Es gibt sehr problematische multiresistente Stämme.	Mehrere Fallberichte.	2, 42 3, 63 4, 76
Bacillus anthracis	Milzbrand (Anthrax), verschiedene Formen (Haut-, Lungenmilzbrand)	Gilt als Biowaffenkeim. Lungenanthrax hat eine hohe Sterblichkeit.	Keine Fallberichte. Lytische Phagen bekannt. Erfolgreiche Tierversuche mit Phagenlysin.	–
***Bacteroides* spp.**	Verschiedene Infektionen, u. a. im Bauchraum	*Bacteroides* ist ein normaler Bewohner des menschlichen Darms. Infektionen können entstehen, wenn der Keim in eigentlich sterile Bereiche des Körpers verschleppt wird.	Lytische Phagen bekannt.	8, 174 f.
***Borrelia* spp.**	Borreliose	–	Keine Fallberichte. Es sind keine lytischen und nur sehr wenige lysogene Phagen bekannt.	–

2 Die Liste ist eine Auswahl, die sich auf Bakterienarten konzentriert, bei denen Phagentherapie angewendet worden ist oder die ein hohes Interesse hervorrufen. Referenzen auf www.bacteriophagetherapy.info.

3 Stand Ende Februar 2022. Berücksichtigt sind großteils neuere Fallberichte der letzten fünf bis sechs Jahre – nach bestem Wissen, es könnten einzelne Fallberichte übersehen worden sein. Der Eintrag »Laborstudien für Phagentherapie« deckt ein breites Spektrum ab: Von frühen Studien, die noch weit weg sind von jeglicher Anwendung, bis hin zu Tierversuchen. Eine Einschätzung der Behandlungsergebnisse verschiedener Infektarten gibt Kapitel 6.

Bakterium	Krankheit	Bemerkungen	Phagentherapie[3]	Kapitel, Seite
***Brucella* spp.**	Brucellose, verschiedene Fiebererkrankungen, je nach Bakterium	Brucellose-Bakterien halten sich meist im Innern von Immunzellen auf. Dies macht es fraglich, ob Phagentherapie funktionieren kann.	Keine Fallberichte bekannt. Lytische Phagen bekannt.	–
***Burkholderia* spp.**	Lungenentzündung, Blutinfekt, Melioidose *(B. pseudomallei)*	Risikopersonen sind u. a. immungeschwächte Menschen und solche mit zystischer Fibrose.	Jeweils ein Fallbericht zu *B. dolosa*, *B. gladioli* und *B. cenocepacia*.	6, 126
***Campylobacter* spp.**	Diarrhö, Enteritis	–	V. a. im veterinärmedizinischen Bereich untersucht. In den USA ist ein Produkt zugelassen, mit dem belastete Lebensmittel behandelt werden können.	–
***Citrobacter* spp.**	Meist Infektionen im Bauchraum, auch Harnwegsinfekte	Normaler Bewohner des menschlichen Darms. Infektionen v. a. bei immungeschwächten Patienten.	Laborstudien für Phagentherapie.	–
Clostridioides difficile	Diarrhö	Kann nach Antibiotikabehandlung auftreten und bei älteren und geschwächten Menschen eine schwere Krankheit auslösen.	Lytische Phagen bekannt. Laborstudien für Phagentherapie.	2, 39 5, 105 8, 176
***Cutibacterium acnes* (ehemals *Propionibacterium acnes*)**	Akne (allerdings ist umstritten, wie viel *C. acnes* zu einer Akne beiträgt)	Infektionen v. a. bei immungeschwächten Patienten.	Laborstudien für Phagentherapie.	–
***Enterobacter* spp.**	V. a. Infektionen der Harn- und Atemwege	–	Mehrere Fallberichte.	2, 42
Enterococcus faecalis Enterococcus faecium	Verschiedene Infektionen, u. a. Harnwegsinfekte, Endokarditis	Normaler Bewohner des menschlichen Darms. Opportunistische Infektionen. Es gibt sehr problematische multiresistente Stämme.	Wenige Fallberichte. Laborstudien.	1, 20 2, 42 5, 108
Escherichia coli	U. a. Magen-Darm-Infektionen, Harnwegsinfekte, je nach Stamm pathogen für Menschen oder Tiere	Normaler Bewohner des menschlichen Darms. Infiziert immungeschwächte Patienten. Manche virulenten Stämme infizieren auch Gesunde. Es gibt problematische multiresistente Stämme.	Mehrere Fallberichte. Regelmäßig in Georgien, Polen und Russland angewendet. Klinische Studie bei Darminfekten. Klinische Studie bei Harnwegsinfekten angekündigt.	1, 15 2, 28, 30 f. 3, 50 f. 4, 70, 78 5, 95 ff., 105, 111, 115 6, 128, 131, 142, 146 7, 153, 161 ff. 8, 183, 186

Bakterium	Krankheit	Bemerkungen	Phagentherapie[3]	Kapitel, Seite
Gardnerella vaginalis	Vaginose	–	Laborstudien für Therapie mit Phagenlysinen.	–
Helicobacter pylori	Chronische und akute Gastritis, kann Magengeschwüre und Magenkrebs hervorrufen	Die große Mehrheit der Menschen, die *H. pylori* in sich tragen, verspüren keine Symptome.	Keine Fallberichte. Verschiedene Labore haben einige wenige Phagen isoliert. Laborstudien für Phagentherapie.	–
Klebsiella* spp. v. a. *Klebsiella pneumoniae	Verschiedene Infektionen, u. a. Lungenentzündung, Harnwegsinfekte, Blutinfekt	Normaler Bewohner des menschlichen Körpers (Darm, Mund, Nase). Opportunistische Infektionen.	Über ein Dutzend Fallberichte. Regelmäßig in Georgien, Polen und Russland angewendet.	1, 15, 30 2, 35 f., 42 4, 69, 76
Listeria monocytogenes	Listeriose	Übertragung meist durch Nahrungsmittel. Infektion kann für Schwangere, immungeschwächte und ältere Menschen gefährlich sein.	Behandlung von Lebensmitteln, um die Listerien zu entfernen. Laborstudien für Phagentherapie.	7, 162 f.
Morganella morganii	Systemische Infektionen im Körper	Normaler Bewohner des menschlichen Darms. Verursacht in seltenen Fällen Infektionen nach Operationen oder bei Spitalpatienten.	Lytische Phagen bekannt.	–
Mycobacterium* spp. u. a. *Mycobacterium abscessus* und *Mycobacterium tuberculosis	Lungeninfektion *(M. tuberculosis)*, Haut- und Weichteilinfekte *(M. abscessus)*	*M. abscessus* kann bei Menschen mit chronischen Lungenerkrankungen (z. B. zystischer Fibrose) schwere Lungenentzündungen auslösen. Von *M. tuberculosis* gibt es sehr problematische multiresistente Stämme.	Wenige Fallberichte über Behandlung von *M. abscessus*. Sehr wenige lytische Phagen gegen diesen Keim bekannt. In einem Fall wurden lysogene Phagen gentechnisch in lytische umgewandelt. Der Tuberkulose-Erreger lebt großteils im Innern von menschlichen Zellen. Darum ist unklar, ob Phagentherapie funktionieren würde. Forscher erwägen die Möglichkeit aber.	2, 26 4, 79 ff. 6, 126

Bakterium	Krankheit	Bemerkungen	Phagentherapie[3]	Kapitel, Seite
Pasteurella multocida	Lokale Infektionen nach Tierbiss	–	Laborstudien für Phagentherapie. Historische Fallberichte.	–
Proteus mirabilis	V. a. Harnwegsinfekte	Oft im Zusammenhang mit langfristig eingesetzten Blasenkathetern.	Wenige Fallberichte. Regelmäßig in Georgien, Polen und Russland angewendet.	5, 95
Pseudomonas aeruginosa	Verschiedene Infektionen, u. a. Wund-, Transplantatinfektionen; Lungeninfektionen v. a. bei Menschen mit zystischer Fibrose	*P. aeruginosa* ist von Natur aus gegen viele Antibiotika unempfindlich. Infiziert v. a. (immun-)geschwächte Menschen. Es gibt sehr problematische multiresistente Stämme.	Regelmäßig in Georgien, Polen und Russland angewendet. Klinische Studie (Brandwunden). Klinische Studie (chronische Ohrenentzündungen). Mehrere klinische Studien angekündigt (u. a. Lungeninfekte bei Patienten mit zystischer Fibrose). Einige Fallberichte.	1, 15 ff. 2, 39, 42 4, 69, 72 ff., 76, 83 f. 5, 92 ff., 97 f., 109 ff., 115 6, 126, 128, 138 f., 142 7, 160, 163 8, 179 ff.
***Salmonella* spp.**	V. a. Gastroenteritis	V. a. durch Eier und Hühnerfleisch übertragen.	Regelmäßig in Georgien, Polen und Russland angewendet. Historisch auch in anderen Ländern. Behandlung von Lebensmitteln, um die Salmonellen zu entfernen.	5, 114
Serratia marcescens	Verschiedene Infektionen, u. a. von Harn- und Atemwegen, Wunden und Augen	Opportunistischer Keim (infiziert v. a. geschwächte Menschen).	Laborstudien für Phagentherapie.	–
***Shigella* spp.**	Bakterienruhr (Dickdarmentzündung mit Diarrhö)	Es gibt eine Reihe von Arten, die unterschiedlich virulent sind.	Regelmäßig in Georgien, Polen und Russland angewendet. Historisch auch in anderen Ländern. Behandlung von Lebensmitteln, um die Shigellen zu entfernen. Klinische Studie angekündigt.	3, 50, 59 4, 69

Bakterium	Krankheit	Bemerkungen	Phagentherapie[3]	Kapitel, Seite
Staphylococcus* spp. v. a. *Staphylococcus aureus	Verschiedenste Infektionen: Knochen (Osteomyelitis), Haut, Wunden (diabetischer Fuß), Lunge; Abszesse	Normaler Bewohner des menschlichen Körpers, v. a. auf der Haut und in den oberen Atemwegen. Infektionen im Krankenhausbereich, nach Operationen. Es gibt sehr problematische multiresistente Stämme.	Mehrere Fallberichte. Regelmäßig in Georgien, Polen und Russland angewendet. Mehrere Fallberichte und eine klinische Studie über den Einsatz von Phagenlysinen. Mehrere klinische Studien angekündigt (u. a. Infekte im Zusammenhang mit Gelenkimplantaten, Blutinfekte, diabetischer Fuß).	1, 18 2, 26 ff., 41 f., 45 3, 55 ff. 4, 83 5, 99, 114 f. 6, 123 ff., 142 f., 148 7, 165 f. 8, 180, 186 f.
***Streptococcus* spp.**	Verschiedene Infektionen, u. a. Lungenentzündung, Blutinfekt, Angina, Erysipel (Hautinfekt)	Einige Arten sind normale Bewohner des menschlichen Körpers.	Wenige Fallberichte. Laborstudien mit Phagenlysinen.	7, 165
Vibrio cholerae	Cholera	–	Laborstudien zur Prophylaxe mit Phagen. Historisch zeitweise im großen Stil als Therapie eingesetzt.	3, 55 5, 94 f. 8, 183 ff.
Yersinia pestis	Pest (Lungen- und Beulenpest)	–	Einige wenige historische Fallberichte. Moderne Tierversuche.	–

KLEINE LITERATURLISTE

Die wissenschaftliche Literatur zur Phagentherapie hat in den letzten Jahren stark zugenommen. Sie richtet sich naturgemäß an ein Fachpublikum. Wir führen hier einige wenige Artikel auf. Die ausführliche Liste der Studien, die in diesen Ratgeber eingeflossen sind, ist auf www.bacteriophagetherapy.info zu finden.

FALLBERICHTE

- Fish R et al. Bacteriophage treatment of intransigent diabetic toe ulcers: a case series. *Journal of Wound Care.* 1. Juli 2016; 25 (7): S27
  Kleine Fallserie, bei der diabetische Geschwüre allein mit Phagen ohne Antibiotikagabe behandelt wurden (Kapitel 6).
- Schooley RT et al. Development and use of personalized bacteriophage-based therapeutic cocktails to treat a patient with a disseminated resistant *Acinetobacter baumannii* infection. *Antimicrobial Agents and Chemotherapy.* 22. September 2017; 61 (10): e00954-17
  Bericht über die Heilung des US-Amerikaners Tom Patterson, der großes Aufsehen erregte und der Phagentherapie viel Schub verliehen hat (Kapitel 3).
- Dedrick RM et al. Engineered bacteriophages for treatment of a patient with a disseminated drug-resistant *Mycobacterium abscessus. Nature Medicine.* Mai 2019; 25 (5): 730–733
  Behandlung einer *M.-abscessus*-Infektion mit gentechnisch veränderten Phagen (Kapitel 4).
- Rubalskii E et al. Bacteriophage therapy for critical infections related to cardiothoracic surgery. *Antibiotics* (Basel). 5. Mai 2020; 9 (5): 232
  Artikel, der einige Fälle beschreibt, die am Nationalen Zentrum für Phagen-Therapie der Medizinischen Hochschule Hannover durchgeführt wurden (Kapitel 3 und 4).

KLINISCHE STUDIEN

- Wright A et al. A controlled clinical trial of a therapeutic bacteriophage preparation in chronic otitis due to antibiotic-resistant *Pseudomonas aeruginosa*; a preliminary report of efficacy. *Clinical Otolaryngology.* August 2009; 34 (4): 349–357
  Erfolgreiche kleine Phase-2-Studie bei chronischen Entzündungen des Ohrs (Kapitel 5).
- Jault P et al. Efficacy and tolerability of a cocktail of bacteriophages to treat burn wounds infected by *Pseudomonas aeruginosa* (PhagoBurn): a randomised, controlled, double-blind phase 1/2 trial. *The Lancet Infectious Diseases.* Januar 2019; 19 (1): 35–45
  PhagoBurn-Studie zu Infektionen von Brandwunden (Kapitel 5).
- Leitner L et al. Intravesical bacteriophages for treating urinary tract infections in patients undergoing transurethral resection of the prostate: a randomised, placebo-controlled, double-blind clinical trial. *The Lancet Infectious Diseases.* März 2021; 21 (3): 427–436
  Georgisch-schweizerische Studie bei Harnwegsinfekten (Kapitel 5).

ÜBERSICHTSARTIKEL

- Chanishvili N. Bacteriophages as therapeutic and prophylactic means: summary of the Soviet and post Soviet experiences. *Current Drug Delivery.* 2016; 13 (3): 309–323
  Diskutiert die Ergebnisse sowjetischer Studien.
- McCallin S et al. Current state of compassionate phage therapy. *Viruses.* 12. April 2019; 11 (4): 343
  Übersicht über das internationale Phagentherapie-Netzwerk; gute Beschreibung aktueller Behandlungsstandards und -hürden.
- Willy C et al. Magistrale Anwendung von Bakteriophagen. *Pharmakon.* 1. November 2021; 6: 476
  Stellt dar, wie das »belgische Modell« der Phagentherapie in Deutschland angewendet werden soll (PhagoFlow-Projekt, Kapitel 6).

- Pirnay JP, Ferry T, Resch G. Recent progress toward the implementation of phage therapy in Western medicine. *FEMS Microbiology Reviews*. 18. Januar 2022; 46 (1): fuab040
Übersicht über den aktuellen Stand in der Phagentherapie.

BILDQUELLEN

Beerens D et al. Survival strategies of Streptococcus pyogenes in response to phage infection. *Viruses* 2021; 13: 612

Dalmasso M et al. Isolation of a novel phage with activity against *Streptococcus mutans* biofilms. *PLoS ONE* 2015; 10 (9): e0138651

Dickey J, Perrot V. Adjunct phage treatment enhances the effectiveness of low antibiotic concentration against Staphylococcus aureus biofilms in vitro. *PLoS ONE* 2019; 14 (1): e0209390

Heymann JB et al. The mottled capsid of the Salmonella giant phage SPN3US, a likely maturation intermediate with a novel internal shell. *Viruses* 2020; 12: 910

Lu S et al. Genomic and proteomic analyses of the terminally redundant genome of the Pseudomonas aeruginosa phage PaP1: establishment of genus PaP1-like phages. *PLoS ONE* 2013; 8 (5): e62933

Mirzaei MK et al. Genomic, proteomic, morphological, and phylogenetic analyses of vB_EcoP_SU10, a Podoviridae phage with C3 morphology. *PLoS ONE* 2014; 9 (12): e116294

Mittal R et al. In vitro interaction of Pseudomonas aeruginosa with human middle ear epithelial cells. *PLoS ONE* 2014; 9 (3): e91885

Šimoliūnas E et al. Klebsiella phage vB_KleM-RaK2 – a giant singleton virus of the family Myoviridae. *PLoS ONE* 2013; 8 (4): e60717

Tuon FF et al. Pathogenesis of the Pseudomonas aeruginosa biofilm: a review. *Pathogens* 2022, 11: 300

Walker D et al. Phage therapy: awakening a sleeping giant. *Emerging Topics in Life Sciences* 2017; 1 (1): 93–103

Xue Y et al. The Yersinia phage X1 administered orally efficiently protects a murine chronic enteritis model against Yersinia enterocolitica infection. *Frontiers in Microbiology* 2020; 11: 351

Cdc; cdc/unsplashed; cellimagelibrary; Medical Illustrator/Meredith Newlove/cdc; NZPT, Hannover; Science Photo Library/Biozentrum/University of Basel

REGISTER

Abedon, Stephen T. 101
Abraham, Edward 28
Abszess 17, 19, 55, 131, 198
– im Fuß 77
– in der Bauchspeicheldrüse 63
– in der Leber 16, 18 f., 35
– in Organen und anderen Geweben 128
Achaogen 43, 45
Achromobacter xylosoxidans 126, 194
Acinetobacter baumannii 42, 63 f., 76, 84, 126, 128, 194, 199
Adaptive Phage Therapeutics (APT) 116, 136, 143, 155 f.
Agathobacter 175
Agence nationale de sécurité du médicament et des produits de santé (ANSM) 84, 142
Amoxicillin 125
Amputation 45, 125, 132 f.
– in Zusammenhang mit Diabetes 34, 124
Antibacterial Resistance Leadership Group 154
Antibiotic Stewardship 40, 44
Antibiotika 8 f., 15 ff., 19 f., 22, 26 f., 30, 32–35, 37, 39 f., 42–47, 52 f., 56, 58 ff., 62 ff., 67, 71–76, 79, 87, 92, 99 ff., 103 f., 110, 112, 117–120, 123–129, 131 ff., 135, 137 f., 152, 156, 159 ff., 166, 176, 190 f., 195, 197, 199
Antibiotikaresistenz 12 f., 25, 28 f., 35, 37 f., 44, 61, 69, 116 f., 123, 148, 153, 187
Antibiotikaresistenz-Gene 29, 37, 61
Anti-CRISPR-Proteine 182
Antikörper 107 f., 113, 118, 180
Anwendung, magistrale 140 ff., 200
Aortendissektion 59
Applikation
– direkte 104, 139
– lokale 124 f., 127, 137
Armata Pharmaceuticals 92, 99, 115 f., 136, 143, 156
Atemwegsinfekt 55, 102, 116, 126, 147 f., 195, 197
– chronischer 107, 154
Australien 83, 99, 114, 132 f., 140, 143 f., 188, 193

Bacillus 163
Bacillus anthracis 194
Bacillus subtilis 181
Bacteroides 174 f., 194
Bakterien
– carbapenemresistente 35 f.
– gramnegative 112
– grampositive 165
Bangladesch 94 f., 105, 111, 184
BARDA (Biomedical Advanced Research and Development Authority) 45
Barr, Jeremy 108 f.
Baylor College of Medicine (TAILOR) 78, 143, 167 193
Behandlungsmöglichkeiten 11, 90, 135
Behandlungsort 136, 190
Behandlungsplan 137, 191
Belgien 22, 58, 68, 97, 134, 140–145, 157 f., 188, 192
Betalactam 76
Bifidobacterium bifidum 153
Bill-und-Melinda-Gates-Stiftung 44
Biocontrol 91 f., 96, 102, 156
Biofilm 33 f., 63, 67, 71–74, 78, 111, 117, 120, 123, 127 f., 179, 190, 202
BioVersys 45
Blasenkatheter 40 f., 72, 197
Blautia 175
Blutvergiftung 28, 35, 128, 180
Breitbandantibiotika 40, 119
Bright, Rick A. 45
Brüssow, Harald 94–97, 102
Bundesamt für Sicherheit im Gesundheitswesen (BASG) 88 f., 134
Bundesinstitut für Arzneimittel und Medizinprodukte (BfArM) 88, 155, 158
Bundeswehrkrankenhaus, Berlin 58, 141
Burkholderia dolosa 126, 195

Carbapeneme 35 ff.
CARB-X 44, 47
Carnell, Isabelle 79–82, 85, 107 f., 139, 162
Carnell-Holdaway, Jo 80
CDC (Centers for Disease Control and Prevention) 39, 46
Ceftazidim 74 f.
Center for Phage Biology and Therapy at Yale 143, 193
Cephalosporine 35
CF (zystische Fibrose) 79, 85, 116
Chain, Ernst 28
Cholera 55, 95, 183 ff., 198
Choleratoxin 185
Citizen Phage Library 84
Clokie, Martha 105
Clostridioides difficile 39 f., 105, 176, 195
Clostridium 163
Cohen, Robert 16
Colimycin 16
Colistin 16, 35, 37, 39, 46, 128
Co-Morbidität 128
ContraFect 165 f.
crAssphage 174 f.
CRIOAc (Centre de référence des infections ostéoarticulaires complexes) 142, 192
CRISPR-Cas 53, 163 f., 182

CTXφ 185
Cyanobakterien 176 ff.
Cystic Fibrosis Foundation 116, 156
Cytomegaloviren 15

Daptomycin 39
Darm 15, 17, 23, 31 f., 54, 69, 77 f., 95 ff., 105 f., 108 f., 167, 174 ff., 183 ff., 194 ff.
Darmflora 39, 119, 126
Darminfekt 78, 105, 186, 195
Debarbieux, Laurent 109
Débridement 72
Deerland 153
Dehio, Christoph 29
Deutsche Antibiotika-Resistenzstrategie (DART) 39
Deutschen Sammlung von Mikroorganismen und Zellkulturen (DSMZ) 58, 141, 146
Deutschland 22, 26, 30, 34–39, 41, 58, 68, 72, 88 f., 124, 133 f., 140 ff., 146, 149, 157, 186, 188, 192, 200
Diabetes mellitus 34, 120, 124
Diabetes Typ 1 152
DNA 61, 163, 166, 171, 179, 181, 186
Dosierung 34, 52, 89, 94, 101, 110
Dosis 52, 81, 106, 110, 191
Durchfall 39 f., 54 f., 69, 94–98, 105, 111, 119, 131, 146, 149, 176, 183 ff.

Eingriff, chirurgischer 30, 92, 123 ff., 127, 137, 191, 194
Eliava-Institut 125, 136, 145 f., 192
Eliava Phage Therapy Center (EPTC) 145 f., 192
Eligo Bioscience 163 f.
EMA (European Medicines Agency) 45, 88 f.
Endokarditis 165, 195
Enterobacter 42, 195
Enterobakterien 43
Enterococcus faecalis 108, 195
Enterococcus faecium 20, 42, 195
Enterokokken 15, 30, 43
– multiresistente 43
– vancomycinresistente (VRE) 32
Entzündung 72, 108, 124 f.
– Blasen- 72
– Dickdarm- 39
– eitrige der Haut (Maus) 89
– Knochen- 166
– Lungen- 166
– Ohren- 92 f., 200
– Ulcus 124 f.
ES17 78
Escherichia coli 15, 28, 30 f., 50 f., 70, 78, 95, 97 f., 105, 111, 115, 128, 131, 142, 146, 153, 161–164, 180, 183, 186, 195
ESKAPE 41, 43
ETEC 95 f.
Ethikkommission 18, 134, 136, 141
EU 30 f., 41, 88, 97, 101, 115, 140, 157
Europäisches Zentrum für die Prävention und die Kontrolle von Krankheiten (ECDC) 38
European Pharmacopoeia Commission (Ph. Eur.) 158

Fallbericht 23, 82, 122 f., 126, 129, 131–134, 137 ff., 143, 146, 148, 152 f., 194–198
Fallstudie 88, 101, 112, 122, 125, 152
FDA (Food and Drug Administration) 42, 45, 58, 88, 116, 143, 155, 164
Ferry, Tristan 72, 83 f., 142, 201
Fibringel 78
Fibrinogen 78
Fibrose, zystische (CF) 8, 72, 79, 102, 126, 131, 139, 145 f., 154, 156, 191 f., 194–197
Fleming, Alexander 26 f.
Formula magistralis 140
Fotosynthese 178
Frankreich 56, 97, 114 f., 134, 136, 141 ff., 145, 157, 188, 192
Fraunhofer-Institut für Toxikologie und Experimentelle Medizin (ITEM) 58, 134, 141
Fuß, diabetischer 102, 104, 116, 124, 137, 198

Gallengangatresie 14
Gefäßchirurgie 34, 59, 134
Gefäßprothese 34, 60, 62, 72, 74, 78, 127
Gelenkprothese 34, 102, 116, 123, 166, 192
Gene 28, 36 ff., 61, 75, 79, 109, 163, 170, 178, 180, 185, 187
– (keine) gefährliche 100, 115, 118, 140, 145, 148, 187
– SASP-Gen 163
General Monograph – Phage Active Pharmaceutical Ingredients 140, 157
Genomsequenzierung 166, 175, 186
Gentechnik 118, 162, 164
Gentransfer
– horizontaler 186
– phagenvermittelter 62
Georgien 9, 56, 68 ff., 88, 98 f., 122, 124 f., 136, 145 ff., 149, 192, 195–198
Good Manufacturing Practice (GMP) 90, 100, 115, 134, 140 f., 155, 158
Griechenland 30, 35
Großbritannien 46, 84

Haldane, J. B. S. 170
Harnwegsinfekte 37, 43, 55, 95, 98, 101 f., 116, 128 f., 133, 138 f., 145–149, 154, 156, 164, 192, 195 ff., 200
– chronische 156
Harper, David 91 f., 102
Hatfull, Graham 80 ff., 85, 107, 162
Haverich, Axel 9
Heilversuch 58, 100 f., 104,

123, 128, 131 f., 134, 141, 153, 166
– individueller 103, 115, 133 ff., 142 f., 149, 153
Helmholtz-Zentrum für Infektionsforschung 45
Helsinki-Deklaration 22, 131, 133 ff., 141, 143, 180
d'Hérelle, Félix 54 ff., 68 f., 95, 183 ff.
Herz 34, 59, 72, 104, 111
– Implantate, unterstützende 127
– Infektionen am 127, 165, 192
– neues 30
Herzchirurgie 8, 34, 59, 134
Herzgefäßkatheter 32
Herzinsuffizienz 72
Herzschrittmacher 63, 72
High-Throughput-Screening 166
Hirszfeld-Institut für Immunologie und experimentelle Therapie 147, 192
HI-Virus/HIV 19, 50, 99, 170
Holin 165
Hygiene 26, 40

IDSA (Infectious Diseases Society of America) 44, 46
IFPMA (International Federation of Pharmaceutical Manufacturers & Associations) 46
Immunsuppressiva 31
Immunsystem 8, 15, 18, 20, 22, 31 f., 34, 53, 55, 64, 71, 76, 81, 99, 103, 106–110, 112, 114, 117 f., 132 147, 152, 154, 160, 162 ff., 179
Implantate, herzunterstützende 127
Indien 38, 83, 95, 184
Infektionen 8, 15, 17 f., 20, 30–34, 39 f., 42 f., 44 ff., 52, 55, 59, 62 f., 70, 72 f., 75, 78, 80 f., 85, 89–92, 94, 96 f., 100, 102 ff., 107–110, 112 ff., 121 f., 125–129, 135 ff., 142 ff., 152, 163, 165 ff., 169, 178, 180 f., 183, 185
– *Acinetobacter-baumannii-* 63
– akute 113, 118, 130, 156
– am Herz 127, 165, 192
– an Gelenkprothese 34
– antibiotikaresistente 187
– Atemwegs- 55, 148, 154
– Augenhornhaut- 146
– bakterielle 26, 104
– Biofilme, mit 120
– Blasen- 70, 78
– Blutstrom, im 128
– carbapenemresistente Klebsiellen 35
– *C.-difficile-* 39
– chronische 71, 139, 180
– Darm- 54, 78, 186
– *Enterococcus-faecalis-* 108
– *Escherichia-coli-* 78, 186
– Gelenkprothesen- 116, 123 f., 165
– Harnwegs- 98, 148
– Haut- 28, 44, 125
– Herz, am 127
– Herzinnenhaut- 165
– HIV- 99
– Knochen- 72, 123, 132, 145, 154
– Knochenbrüchen, nach 123
– Krankenhaus- 41, 148
– lebensgefährliche
– Lungen- 127, 131
– multibakterielle 118
– multiresistente-Keime- 152
– nosokomiale 32, 41, 148
– orthopädische 147, 192 f.
– *P.-aeruginosa-* 79, 180
– Phagen- 182
– *Pseudomonas-* 73, 98
– resistente 49
– *S.-aureus-* 99
– schwere 128, 131 f., 152
– Sekundär- 117, 119
– ST307 mit 37
– Staphylokokken- 29, 55, 148
– systemische 116
– Wund- 79
– zystische Fibrose, mit 145
Influenza 50, 155
Inhalation 105, 109
Injektion
– in die Bauchhöhle 104
– ins Blut (intravenös) 23, 63 f., 86, 103 f., 106 ff., 110, 112 f., 126 ff., 132, 140
– als Gel 127
– an den Infektort 127
Inoviren 179
International Centre for Diarrheal Disease Research (icddr,b) 94 f.
Intralytix 183
IPATH (Center for Innovative Phage Applications and Therapeutics) 85 f., 143, 193
Iredell, Jonathan 143 f.
Italien 30, 146

Jugendliche 130 f.

Keime, multiresistente 38, 45, 79, 152, 190
Kinder 26, 38, 79, 94 ff., 111, 130 ff., 146, 149, 152
Kirchhoff, Burkhard 150
Klebsiella 196, 202
Klebsiella pneumoniae 30 f., 42, 69, 196
Klebsiellen 15, 35 f., 76
Knochenbruch 123, 132
Knochenentzündung 28, 123 f.
Knocheninfektion 72 123, 130, 132, 145, 154
Kombinationstherapie 75 f., 104
Königin-Astrid-Militärkrankenhaus 17 ff., 21, 84 f., 140, 157, 192
Kosten 65, 121, 142, 146 f., 149 f., 159, 164, 191
– Entwicklungs- 43 f.
– Produktions- 158
– Studien- 45, 91
Kronenberg, Andreas 38

Lachnospira 175
»Last line«-Antibiotika 16, 37, 39, 119
Leber 14 f., 17 f., 20, 52, 79, 104, 106, 111 f.

Leberabszess 16, 19, 35
Lebertransplantation 14 f., 17, 21, 108
Lefamulin 46
Lewis, Kim 29
Leynseele, Marc Van 32–35, 52
Linden, Dimitri van der 17, 19, 21, 35
Locus Biosciences 163f.
Lunge 8, 63, 72, 79, 104, 111, 139, 166, 198
Lungenentzündung 26, 35, 44, 109, 126, 194 ff., 198
Lungeninfektion 116, 127, 131, 196 f.
Lungentransplantation 8, 107, 126
Lysin (auch siehe: Phagen-lysin) 165 f.

Maresso, Anthony 78
Mayo Clinic 116, 143
McCallin, Shawna 95 f., 102, 200
Medikamentenzulassungsbehörde, britische (MHRA) 138
Medizin, personalisierte 64, 68, 79
Meropenem 39
Merril, Greg 136
Metagenomik 171–175, 179
Methicillin 29 f., 41
Microgen 95, 148 f.
Mikrobiom 31, 126, 153, 175
Milz 52, 104, 106, 111, 194
Morbus Crohn 183
MRSA 32, 41
Mycobacterium abscessus 79, 107, 126, 196, 199
Mycobacterium kansasii 83
Mycobacterium tuberculosis 26, 114, 196
multiresistent/Multiresistenz 31, 36 ff., 40–43, 45, 58, 63, 75, 79, 92, 148, 152, 166, 190, 194–198
Mykobakterien 80 ff., 107, 162

Nasennebenhöhlenentzündung 111
Nationales Zentrum für Phagen-Therapie der MHH 8, 35, 58, 69, 77, 83, 125, 134 f., 149 f., 157, 190, 192, 199
National Institutes of Health (NIH) 44, 58
Nebenwirkungen 89 f., 97
– von Antibiotika 16, 39 f., 79, 119
– von Phagen 23, 51, 87, 99, 110 f., 117, 124, 132, 146, 149, 152
Nestlé 94 f., 97, 146, 149
Nestlé Research 95
Netzwerk, globales 113
Niederlande 30, 146
Niere 16, 35, 39, 52, 63, 104, 109, 111, 119, 128, 139

»Off-Label«-Modus 130 f.
Ohrenentzündung 92, 138, 147, 197
OMKO1 73 ff., 160
Organtransplantation 15, 30, 32, 131, 193
ORS (Oral Rehydration Solution) 95
Osteomyelitis 123, 130, 198
Österreich 22, 30, 35, 41, 88 f., 133 f., 140, 188

Paratek 43 f.
Pasteur-Institut 56, 109
Patterson, Tom 63 f., 76, 84 f., 143, 199
Paul-Ehrlich-Institut (PEI) 88
Pelagibacter 174
Penicillium notatum 27
Penizillin 26–29, 35
Penizillinase 28
Persister Cells 74
Pew-Stiftung 42, 46
Pf-Phagen 179 f.
Phage4Cure 134
Phage Directory 83, 136, 191
Phagen
– geeignete suchen 136 f.
– lysogene 61, 81, 118, 162, 179 ff., 185, 194, 196
– lytische 61, 81, 100, 118, 162, 178 f., 181, 187, 194 ff.
Phagenbank 69, 118, 136, 140 f., 143 f., 147 f., 155, 157, 159, 190–193
– virtuelle 144, 159
Phagencocktail 19, 60, 63 f., 70, 74 ff., 81, 92 f., 95–99, 107, 115 ff., 129, 137, 139 f., 145 f., 148 f., 155, 159 f., 162, 182 f., 185, 191, 199 f.
Phagenlysin 164, 194, 196, 198
Phagenökologie 173, 183
Phagenpräparate, personalisierte 73, 158 f.
Phagenresistenz 60, 67, 73, 76, 81, 101, 113, 115, 126, 154, 161, 184, 191
Phagentherapie
– Nachteile 118 f.
– Nachteile zu Antibiotika 112 ff.
– personalisierte 65, 67 f., 77, 79, 82, 85, 101, 115 f., 140, 147 f., 155, 157 f.
– Vorteile 117 f.
Phagenzentrum der University of California San Diego (IPATH) 85 f., 142 f., 193
Phage Steering 160
PhagoBurn 97, 115, 200
PhagoFlow 58, 134 f., 141, 157, 190, 192, 200
Pharmakokinetik 22
Pharmakologie 22, 118
Pherecydes 91, 97, 115, 136, 142
phi3T 181
Phico Therapeutics 163
Pirnay, Jean-Paul 21, 84, 141, 167, 201
Placebo 55, 65, 88, 90, 93, 95, 99, 129, 200
Plaques 60, 81
Plasmide 36 f.
Plazomicin 43
Polen 9, 68 f., 103, 122, 124, 147, 149, 192, 195–198
Polymyxin B 39
(Positive) Publication Bias 123, 154
PreforPro 153
Prevotella 175

Prophagen 179 ff.
Prostata 98, 128
Proteine 51, 73, 78, 103, 109, 162 f., 185
– Anti-CRISPR- 182
– Pumpen- 73
– SASP- 163
Prothese 33, 59, 63, 72 f.
– Gefäß- 34, 60, 62, 72, 74, 78, 127
– Gelenk- 34, 72, 102, 116, 123 f., 166, 192
– Knie- 35, 72
Pseudomonaden 17, 73, 93, 109
Pseudomonas aeruginosa 15, 17 f., 20, 42, 69, 72 f., 75, 79, 83 f., 92, 97 f., 109, 111, 115, 123, 126 ff., 138 f., 142, 160, 163, 179 f., 182, 197, 200, 202

Rasen (Bakterienrasen) 60, 81
ReAct 47
Redfield, Robert 46
Resch, Grégory 84, 201
Rezig, Waël 14–21, 23, 30, 33, 35, 39, 46 f., 58, 64, 76, 84, 131, 139, 141
Robert Koch-Institut (RKI) 39, 41
Roche 46
Roseburia 175
Rubalskii, Evgenii 10, 199
Rümke, Stefan 10
Russland 9, 68 f., 88, 148 f., 195–198

SARS-CoV-2 50, 107, 170
Schwangere 130 f., 133, 196
Schweiz 22, 30 f., 35, 38, 40 f., 83, 88 f., 94, 97 f., 101, 133, 140, 146, 150, 188
Schweizerische Akademie der Medizinischen Wissenschaften (SAMW) 133 f.
Schweizerisches Heilmittelinstitut Swissmedic 88 f.
Sepsis 17, 128, 180
Sérvice de Bactériophage 56
Shiga-Toxin 186
Shigella 50, 54, 69, 197
Silbersulfadiazin-Salbe 97
Single Virus Genomics 173
Soentjens, Patrick 17
Soothill, James 80
Sowjetunion 56 f., 80, 92, 145
Soziovirologie 181
Spencer, Helen 79
Standardprotokoll für Phagentherapie (STAMP) 143 f., 154
ST307 36 ff.
Staphylococcus 186, 198
Staphylococcus aureus 18, 26, 28–33, 41 f., 59 f., 83, 99, 115, 123 ff., 127 f., 142, 163, 165 f., 180, 198, 202
Staphylococcus epidermidis 33, 123
Staphylokokken 28 f., 45, 55, 114, 148, 165 f., 186
Stent, Gunther 57
Stenotrophomonas maltophilia 20
Strathdee, Steffanie 63
Streptococcus 198, 202
Streptokokken 165
Streptomycin 26
Studien 12, 30, 37 f., 40 f., 51, 55 ff., 75, 86, 96, 98 ff., 105, 111 f., 114, 116, 124, 128, 132, 147, 155 f., 163, 175, 184, 186, 194, 199
– Fall- 88, 101, 112, 122, 125, 152
– klinische 23, 43, 45 f., 57 f., 65, 87–98, 100–103, 105, 111, 116, 118, 123, 129 ff., 133 f., 138, 143–146, 148, 153–156, 164 f., 183, 188, 193, 195, 197 f., 200
– Labor- 74, 89, 153, 194–198
– Nestlé- 97, 147, 149
– PhagoBurn- 115, 200
– randomisierte doppelblinde 92, 95, 101
– randomisiert, unverblindet 97
– Tier- 111, 125
– Übersichts- 55, 101, 128
Stuhltransplantation 176
Summers, William C. 57
Swissnoso 40 f.

T4 50f.
Therapie, experimentelle im Einzelfall 133
Thoraxchirurgie 59
Tierversuch 23, 56, 72, 89, 103, 111, 127 f., 153, 185, 194, 198
Transaminitis 112
Transplantation 8, 14 f., 17, 20 f., 30, 32 f., 59, 79, 107 f., 126, 131, 176, 193, 197
Tuberkulose 26, 79, 114, 196
Turner, Chan 73
Turner, Paul 73
Typhus 114

Ulcus 124 f.
USA 28, 39, 43–46, 55, 57, 83, 88, 100 f., 114 f., 125, 134, 136, 140, 142–145, 152 ff., 157, 185, 193, 195

Vancomycin 30
Vibrio 184
Vibrio cholerae 94, 184 f., 198
Virocells 176, 178
Virulent Conversion 162

Wellcome Trust 44
Weltgesundheitsorganisation (WHO) 41, 43, 94
Willy, Christian 141, 200
Wirkung
– antagonistische 104
– synergistische 75, 104, 117, 152, 190
Wunden, chronische 34, 124 f.

Zubereitung, magistrale 140
Zugang zur Phagentherapie 9, 11, 21, 56, 144, 146 f., 151, 154
Zulassung der Phagentherapie
– fehlende 21, 83, 133, 150, 164
– reguläre (fehlende) 65, 114, 130, 141, 153, 156

IMPRESSUM

1. Auflage 2022

einem Unternehmen der Penguin Random House Verlagsgruppe GmbH,
Neumarkter Straße 28, 81673 München

Hinweis
Die Ratschläge/Informationen in diesem Buch sind von Autoren und Verlag sorgfältig erwogen und geprüft, dennoch kann eine Garantie nicht übernommen werden. Eine Haftung der Autoren bzw. des Verlags und seiner Beauftragten für Personen-, Sach- und Vermögensschäden ist ausgeschlossen.

Projektleitung: Sarah Gast
Bildredaktion: Sabine Kestler

Bildnachweis
Bildquellen siehe Seite 202
Grafiken Seite 216–218, 224: Christian Martin Weiss, Puchheim

Lektorat: Dr. Doortje Cramer-Scharnagl, Edewecht
Korrektorat: Susanne Schneider, München
Umschlaggestaltung: Veruschkamia, Vera Schlachter, München
Satz: Uhl & Massopust, Aalen
Herstellung: Timo Wenda
Druck und Bindung: CPI books, Leck

Printed in Germany

MIX
Papier | Fördert gute Waldnutzung
FSC® C083411

Penguin Random House Verlagsgruppe FSC® N001967

ISBN 978-3-517-10043-2
www.suedwest-verlag.de

Abbildungen

Die Literaturangaben zu den Bildquellen finden Sie auf Seite 202.

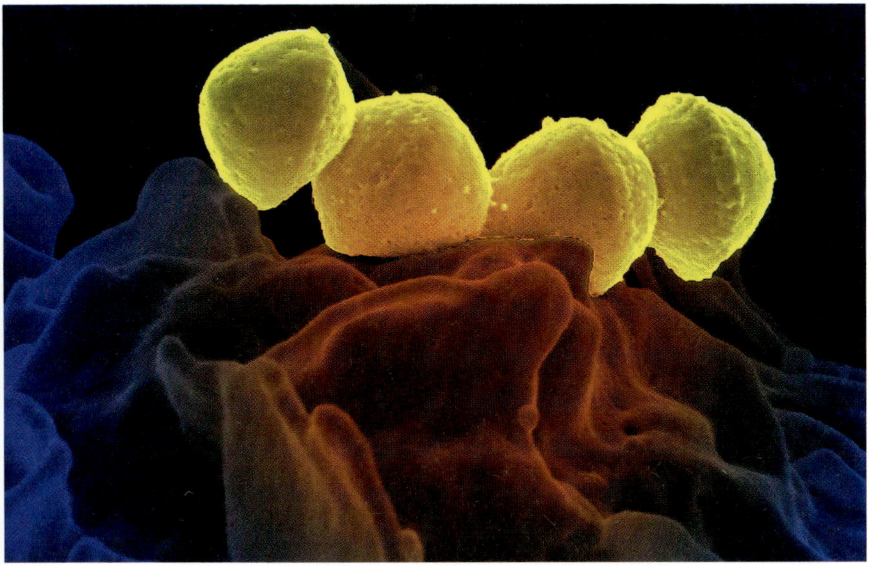

Abb. 1: Vier *Streptococcus-pyogenes*-Bakterien auf einer menschlichen weißen Blutzelle (Leukozyt). Rasterelektronenmikroskop-Aufnahme, eingefärbt.

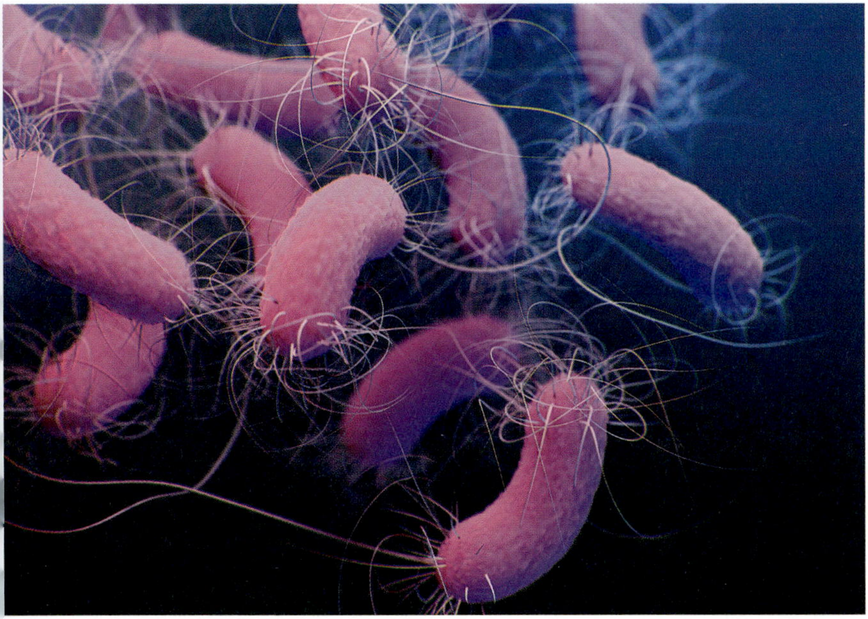

Abb. 2: *Pseudomonas-aeruginosa*-Bakterien (Illustration).

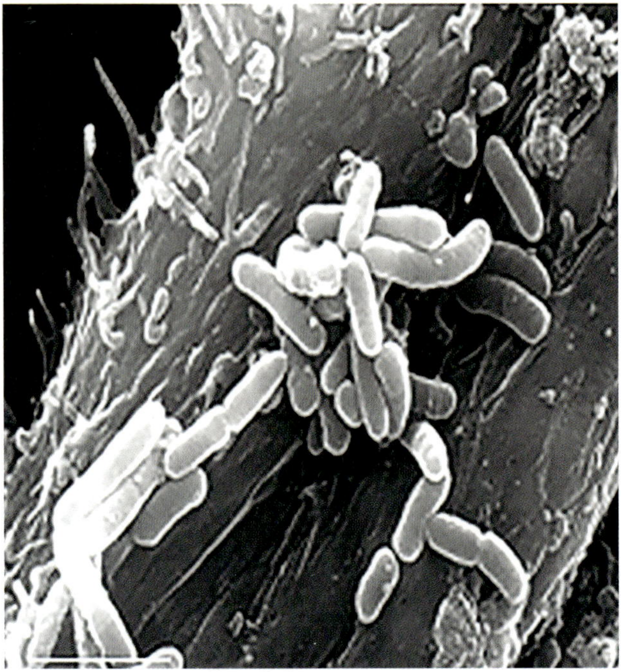

Abb. 3: *Pseudomonas-aeruginosa*-Bakterien auf menschlichen Epithelzellen des Mittelohrs (in Kultur). Rasterelektronenmikroskop-Aufnahme.
© Mittal et al. 2014

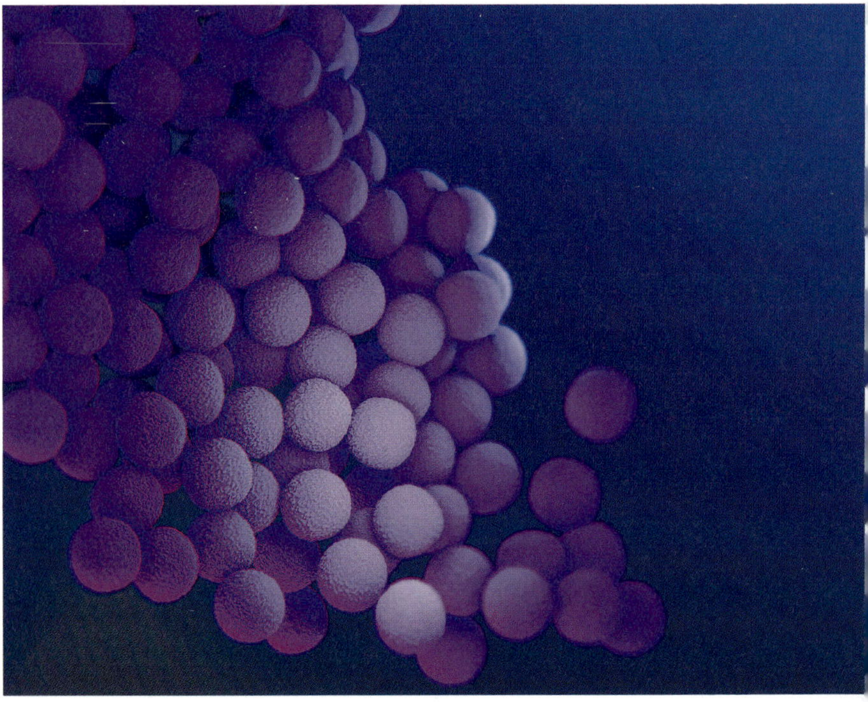

Abb. 4: Multiresistente *Staphylococcus-aureus*-Bakterien (Illustration).
© Medical Illustrator/Meredith Newlove/cdc

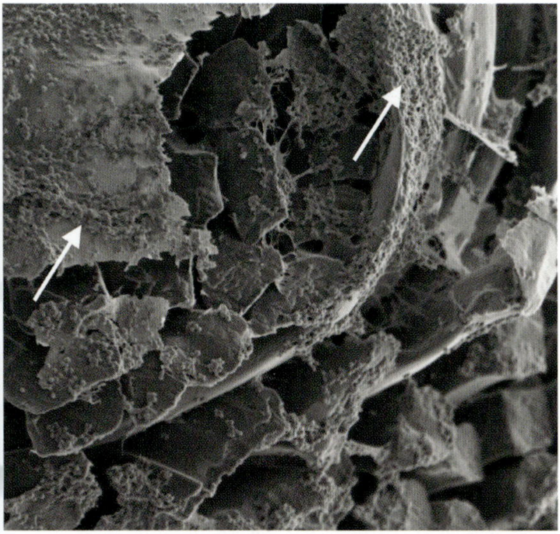

Abb. 5: Biofilm aus *Staphylococcus aureus* (Pfeile) auf gewebtem Polyester-Gefäßprothesenmaterial. Rasterelektronenmikroskop-Aufnahme. © NZPT, Hannover

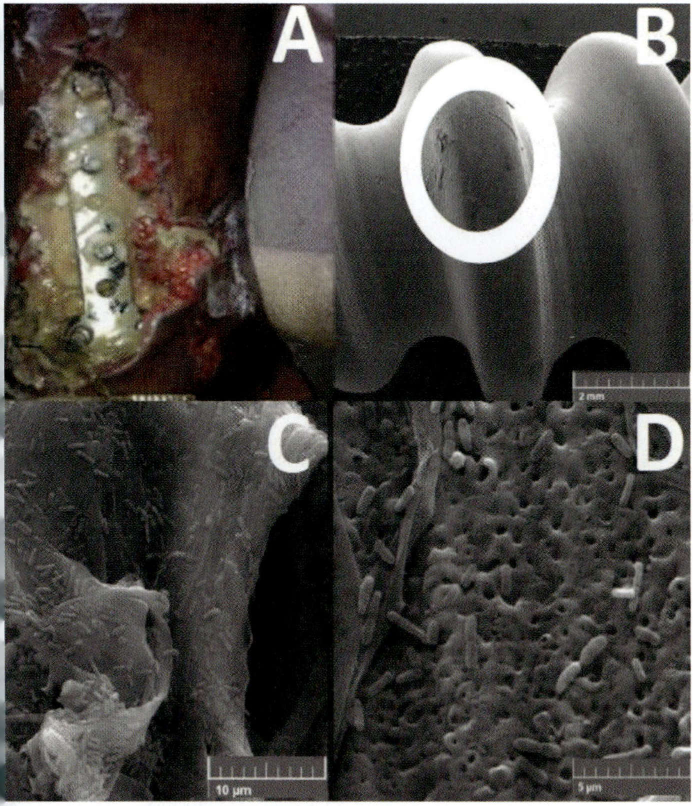

Abb. 6: Biofilm von *Pseudomonas aeruginosa* auf Metallplatte zur Stabilisierung eines Knochenbruchs: (A) Infektion des Schienbeins, (B–D) Biofilm auf der Schraube (verschiedene Vergrößerungen). © Tuon et al. 2022

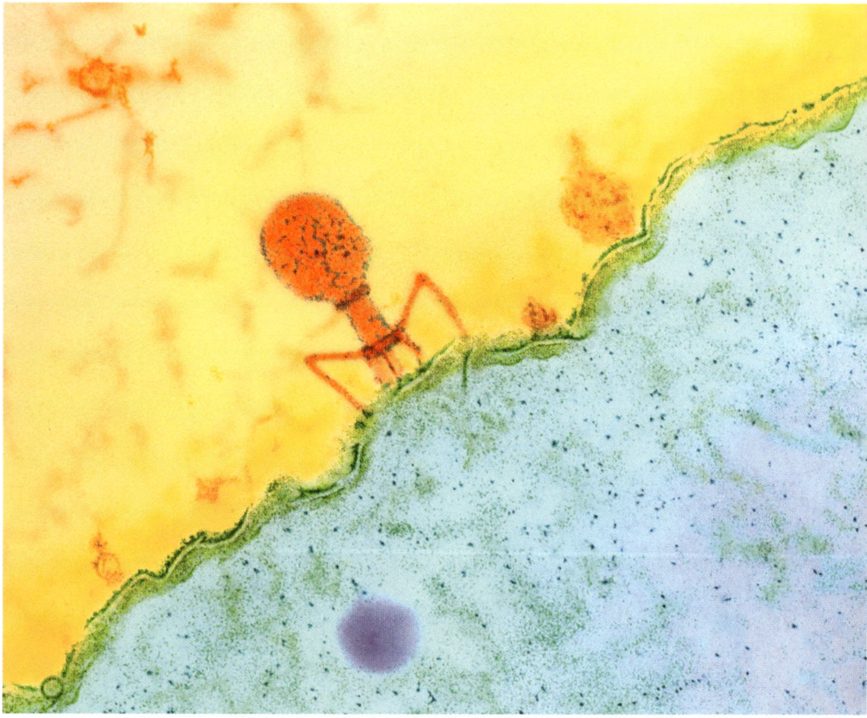

Abb. 7: Ein T4-Bakteriophage (orange) sitzt auf der Zellmembran eines *Escherichia-coli*-Bakteriums (grün). Sein Stiel ist bereits kontrahiert, das Erbgut ins Innere des Bakteriums injiziert. Kolorierte Elektronenmikroskopie-Aufnahme.

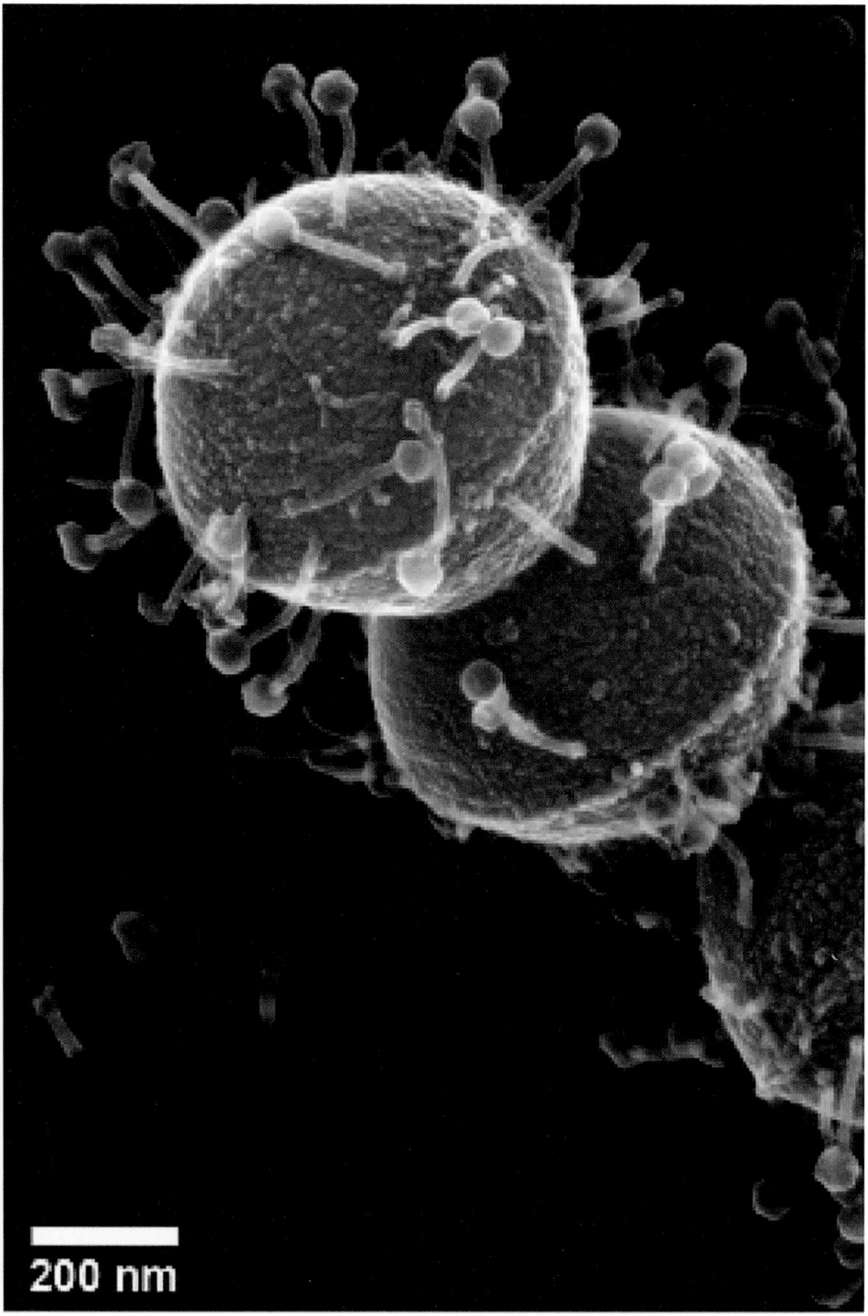

Abb. 8: A1-Phagen auf *Streptococcus-pyogenes*-Bakterien. Rasterelektronenmikroskop-Aufnahme (200 nm = 0,0002 mm).
© Beerens et al. 2021

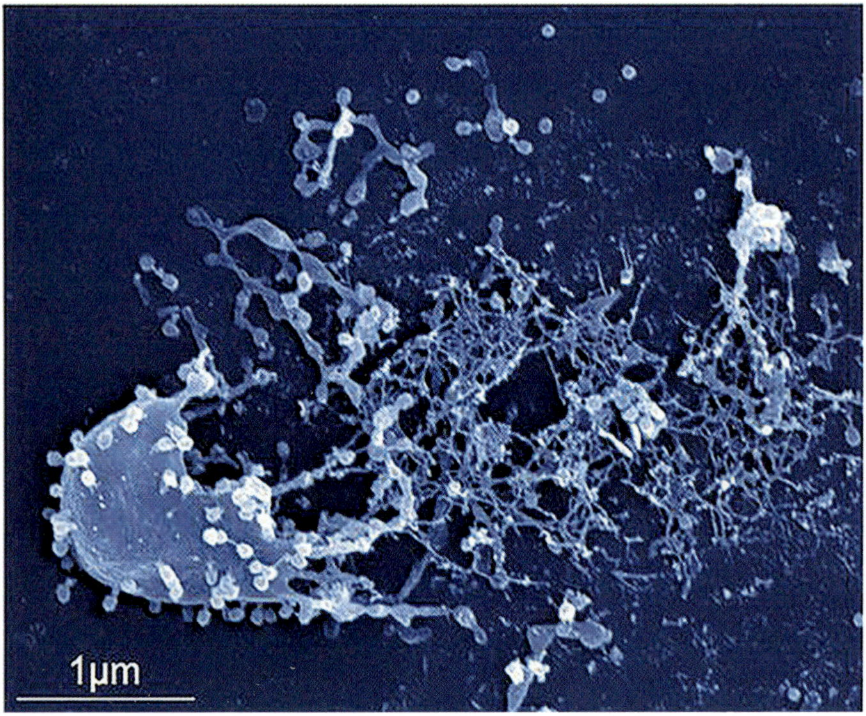

Abb. 9: Ein *Acinetobacter-baumannii*-Bakterium ist von Phagen lysiert, also aufgelöst worden. Rasterelektronenmikroskop-Aufnahme (1 µm = 0,001 mm).
© Walker et al. 2017

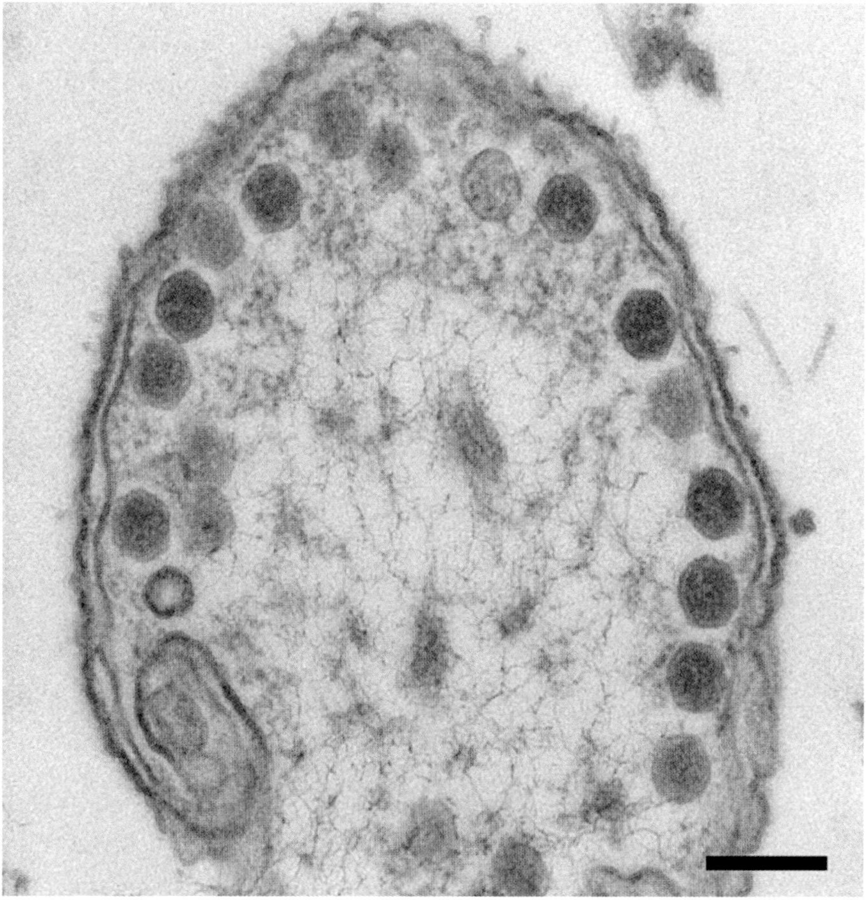

Abb. 10: Ein *Salmonella*-Bakterium, nachdem es von SPN3US-Phagen infiziert wurde. Die sechseckigen Körperchen im Innern der Zelle sind neue Phagenköpfe, die bereits hergestellt wurden. Elektronenmikroskop-Aufnahme (der Maßstabsbalken entspricht 0,0002 mm).
© Heymann et al. 2020

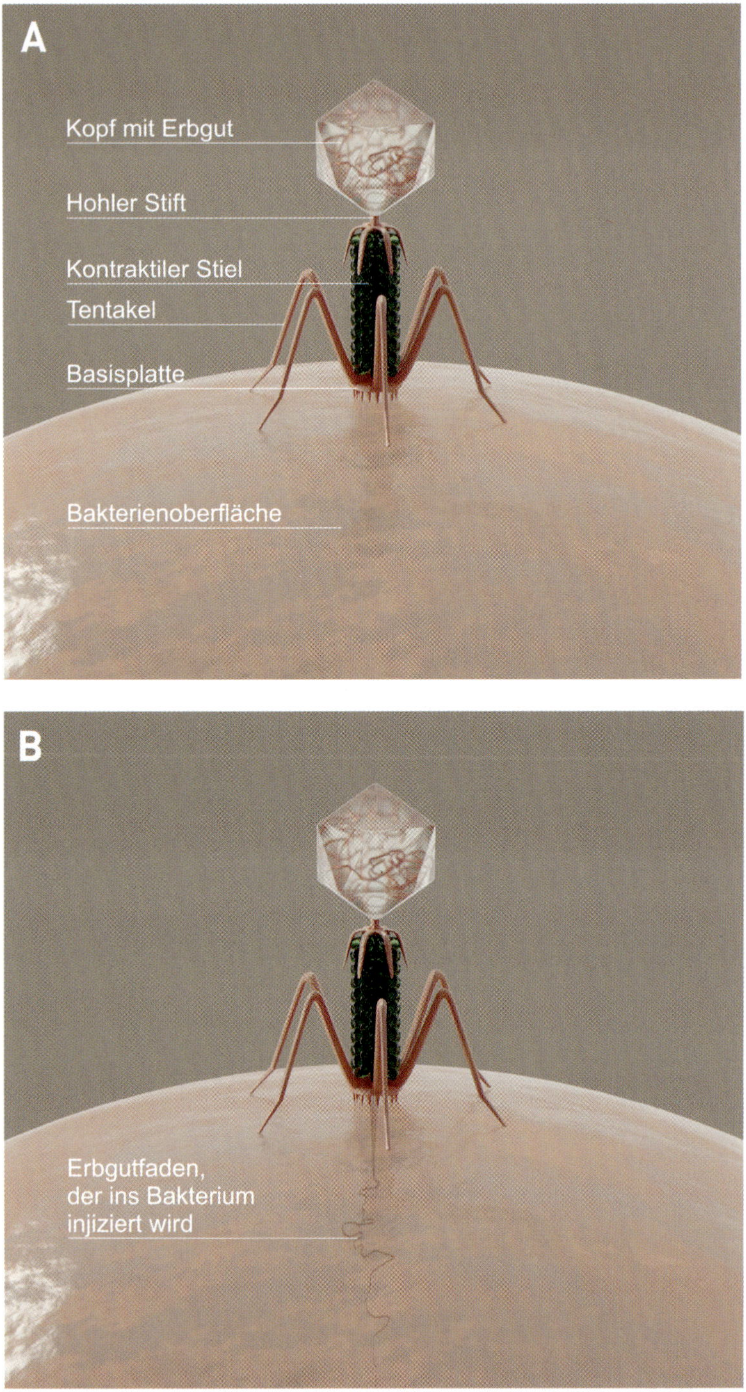

Abb. 11: Schematische Darstellung eines T4-Phagen. (A) Beim Andocken auf der Bakterienoberfläche, (B) beim Injizieren des Erbguts.

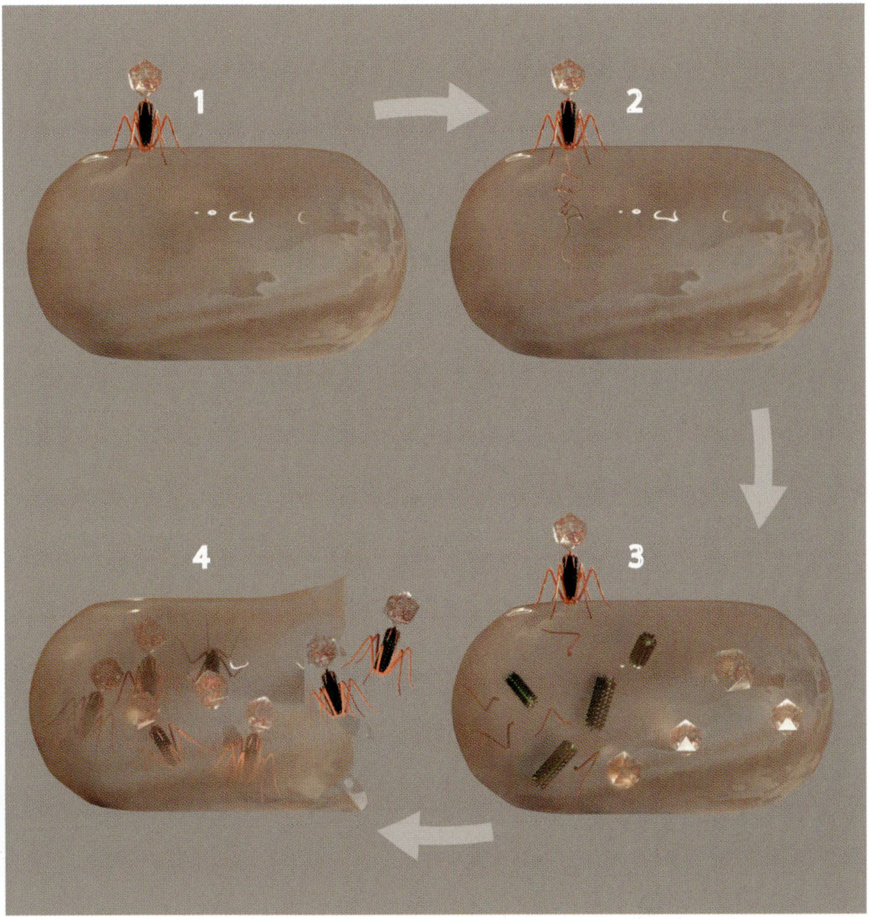

Abb. 12: Lytischer Vermehrungszyklus: (1) Ein Phage heftet sich auf dem Bakterium an. (2) Sein Stiel kontrahiert sich, das Erbgut aus dem Phagenkopf wird injiziert. (3) Das Bakterium beginnt, Phagenproteine und Erbgut zu produzieren. (4) Mithilfe von Enzymen lösen die Phagen die Bakterienmembran auf und gelangen ins Freie. Einen Vergleich der verschiedenen Lebensstile von Phagen zeigt Abbildung 13.

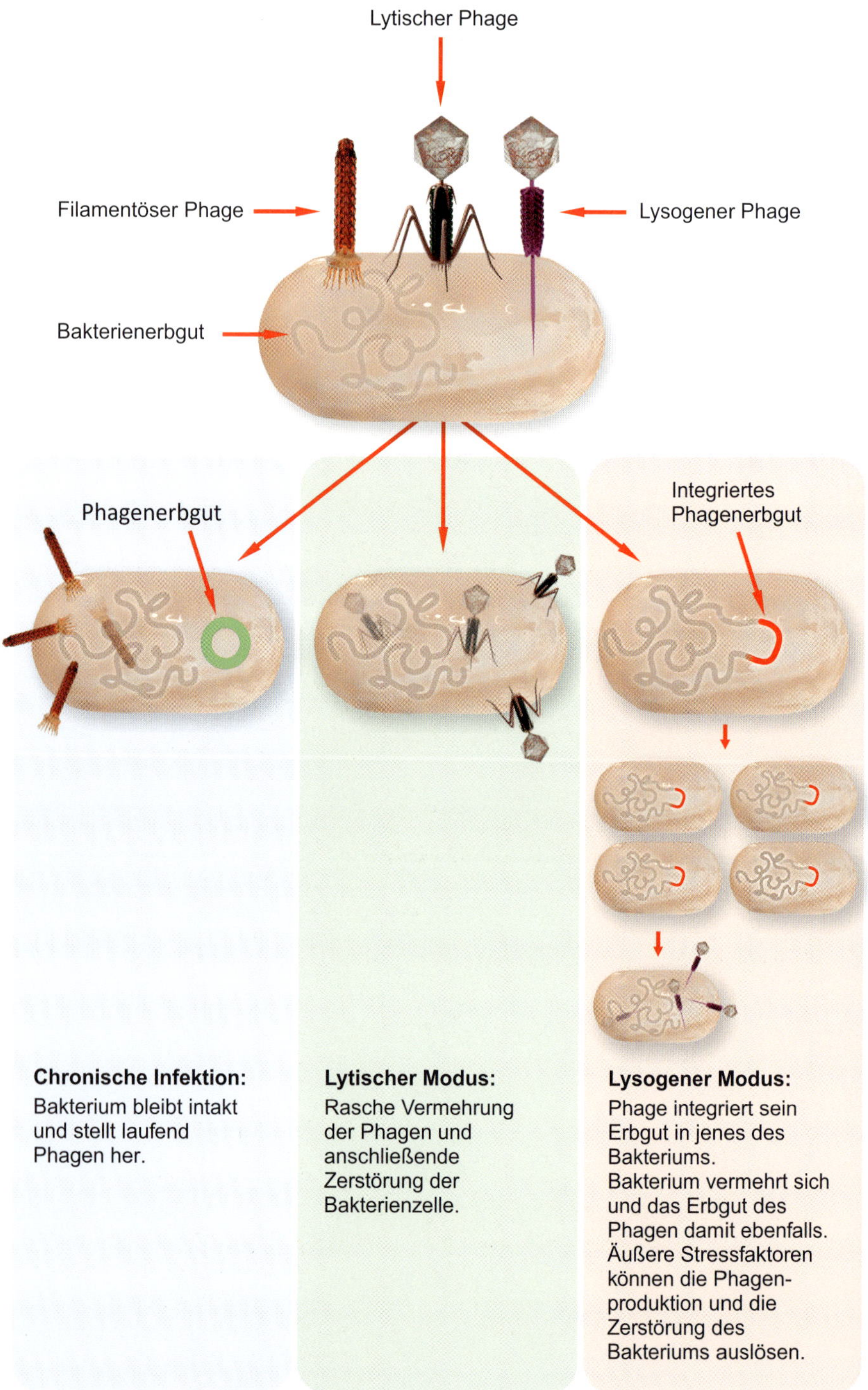

Abb. 13: Vergleich der verschiedenen Lebensstile der Phagen.

Kleines Phagenbilderbuch

Es gibt Hunderttausende verschiedener Phagenarten, die sich in einer Reihe von Eigenschaften unterscheiden, unter anderem in ihrer äußeren Gestalt. Die nächsten Seiten zeigen eine kleine Auswahl.

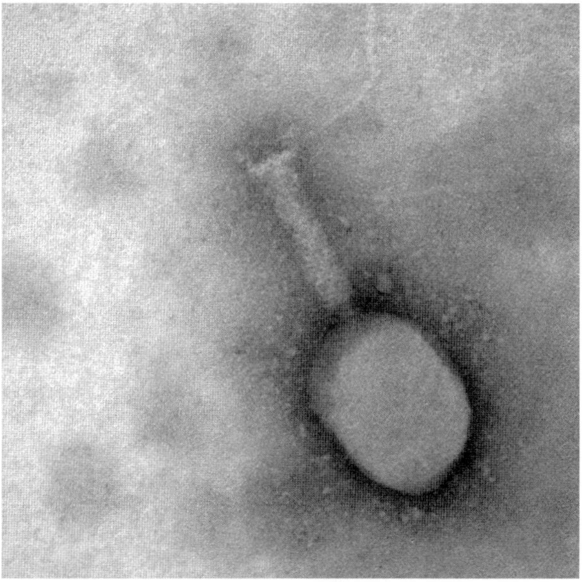

Abb. 14: Phage T4, der *Escherichia coli* angreift. T4 gehört zur Familie *Myoviridae*. Aus dieser Familie kommen viele Phagen, die in der Therapie verwendet werden. Elektronenmikroskop-Aufnahme. © cellimagelibrary

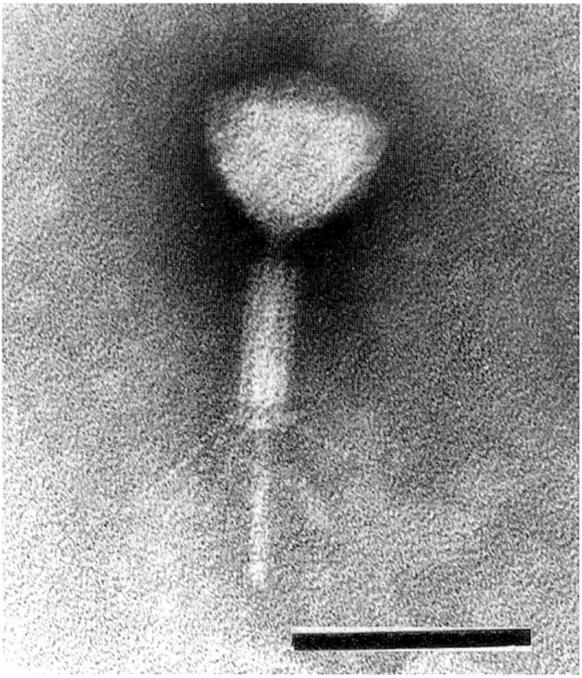

Abb. 15: Phage PAP1 von *Pseudomonas aeruginosa*, ebenfalls zu den *Myoviridae* gehörend. Dieses Exemplar hat seinen Stiel kontrahiert – man sieht die Kanüle, die herausragt. Elektronenmikroskop-Aufnahme (der Maßstabsbalken entspricht 0,0001 mm). © Lu et al. 2013, Aufnahme: Hans-Wolfgang Ackermann

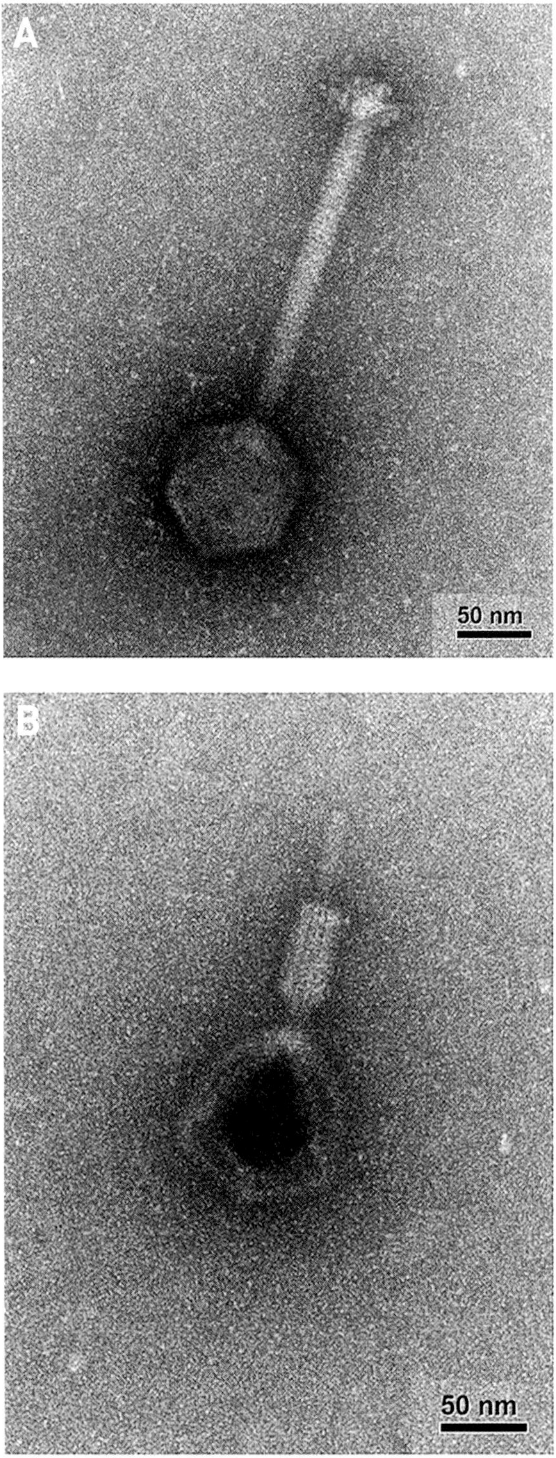

Abb. 16: Der Pyophage, der *Staphylococcus aureus* angreift (auch den *Myoviridae* zugehörig) und in georgischen Phagencocktails enthalten ist, in (B) mit kontrahiertem Stiel. Elektronenmikroskop-Aufnahme (50 nm = 0,00005 mm). © Dickey und Perrot 2019

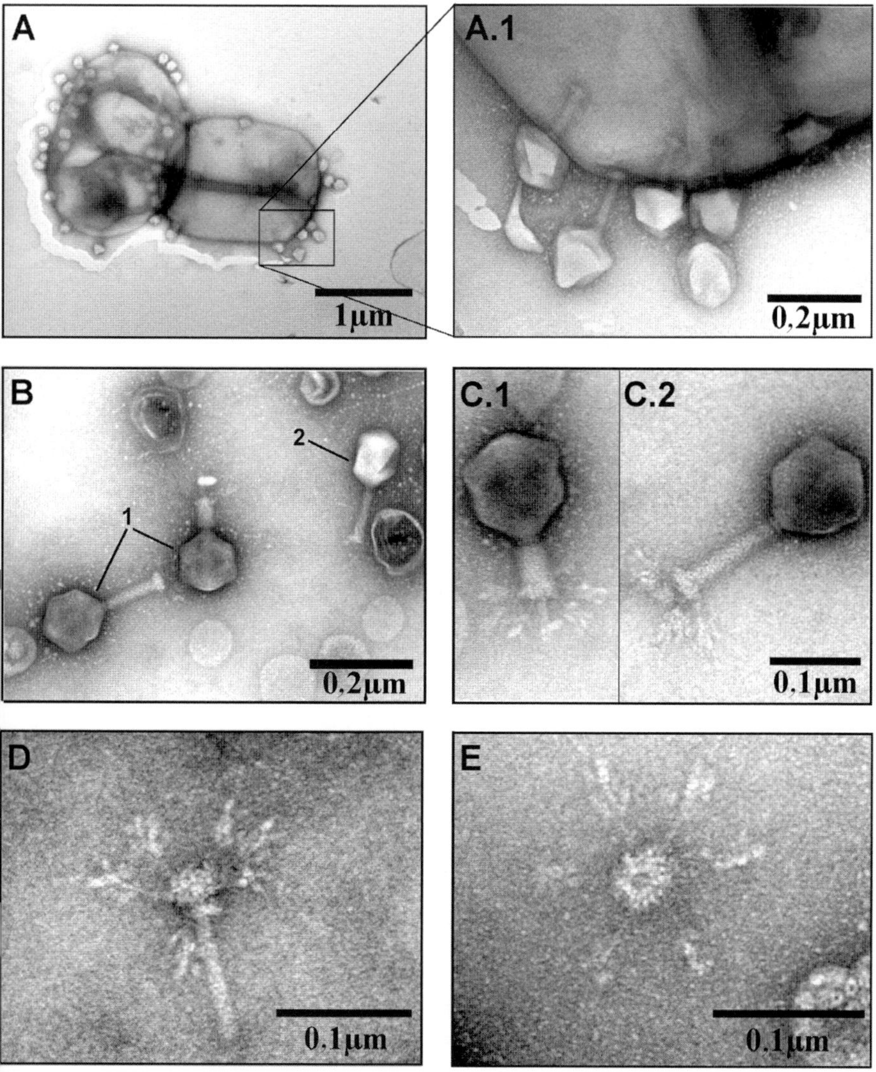

Abb. 17: Phage RaK2, an seine Beute angeheftet: *Klebsiella-pneumoniae*-Bakterien (A und vergrößert A.1). Vergleich von RaK2 (Nr. 1 in B) mit dem *Escherichia-coli*-Phagen T4 (Nr. 2 in B). In C1 ist der Phage mit kontrahiertem Stiel zu sehen. Die Tentakel und die Basisplatte sind sehr gut zu erkennen (C–E). Elektronenmikroskop-Aufnahme (0,1 µm = 0,0001 mm).
© Šimoliūnas et al. 2013

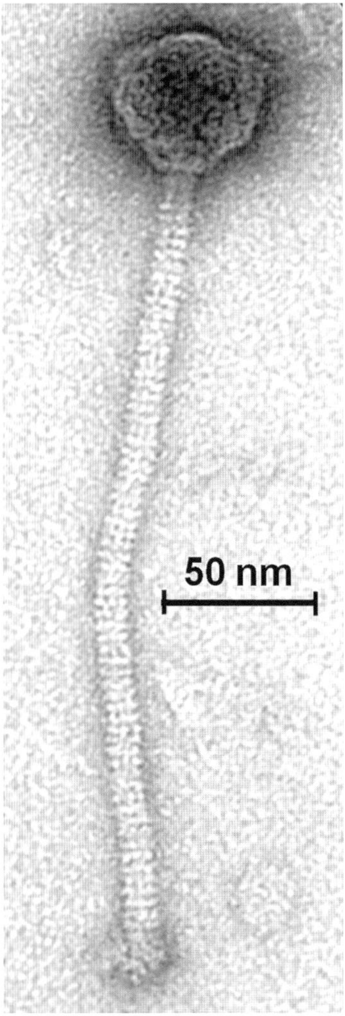

Abb. 18: Phage ϕAPCM01 gehört zur Familie der *Siphoviridae* und befällt *Streptococcus mutans*, das Karies verursacht. ϕAPCM01 wurde in menschlichem Speichel gefunden. Elektronenmikroskop-Aufnahme (50 nm = 0,00005 mm).
© Dalmasso et al. 2015

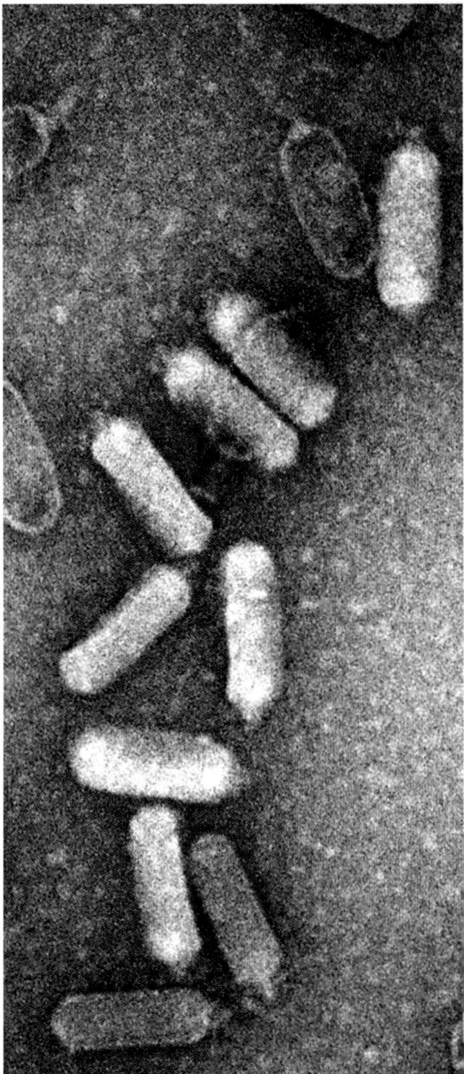

Abb. 19: Phage SU10 infiziert *Escherichia coli* und gehört zur Familie der *Podoviridae*, die keinen Stiel haben. Elektronenmikroskop-Aufnahme.
© Mirzaei et al. 2014

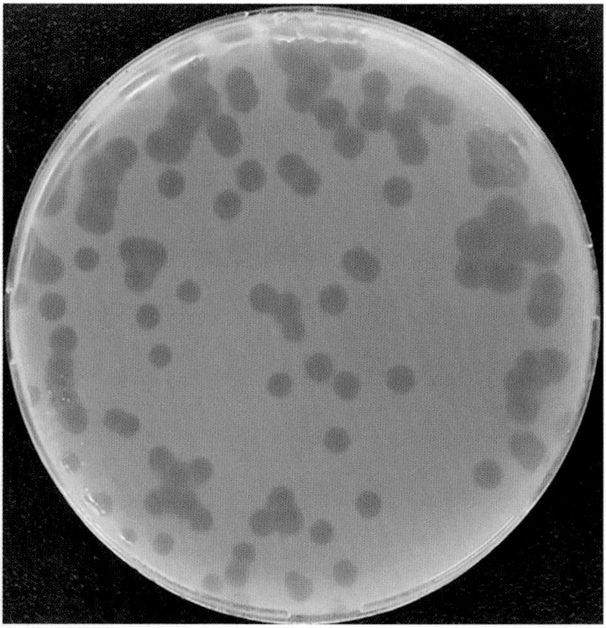

Abb. 20: Phagenplaques in einem Bakterienrasen. Bakterien und Phagen werden auf einem festen Nährmedium ausgebracht und inkubiert. Die Bakterien bilden nach einiger Zeit einen Rasen. Dort, wo ein Phage gelandet ist, entsteht im Rasen ein Loch – eine Plaque. In diesem Fall hat der Phage X1 sich in den Rasen von *Yersinia-enterocolitica*-Bakterien gefressen. Sie sind mit dem Pesterreger *Yersinia pestis* verwandt.
© Xue et al. 2020

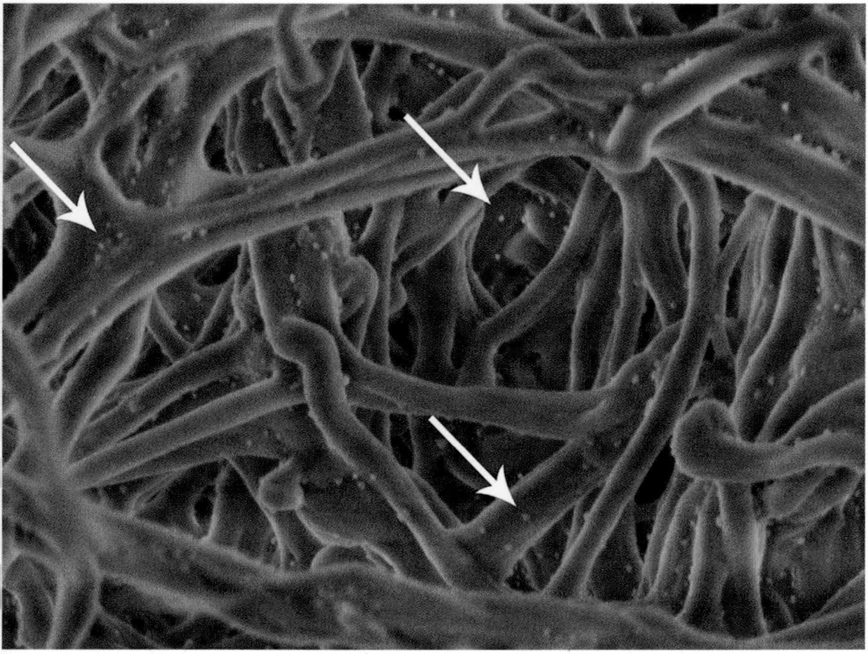

Abb. 21: *Pseudomonas-aeruginosa*-Phagen PA5 (Pfeile) im Innern eines Gels aus Fibrin, das im Körper von Patienten an den Ort des Infekts platziert wird. Das Gel gibt die Phagen über längere Zeit ab. Rasterelektronenmikroskop-Aufnahme.
© NZPT, Hannover

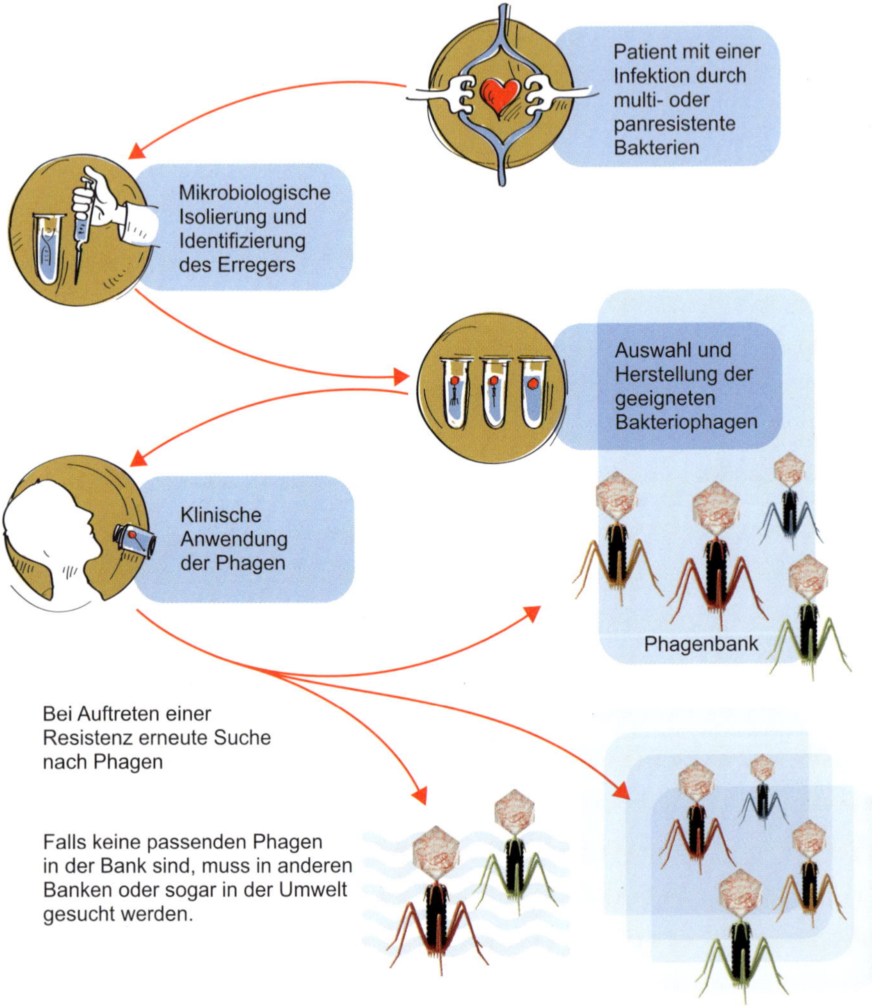

Abb. 22: Schema der Phagentherapie.